Docteur Jean-Christophe Charrié
Marie-Laure de Clermont-Tonnerre

Ma santé au naturel toute l'année

Conseils d'un médecin pour toute la famille

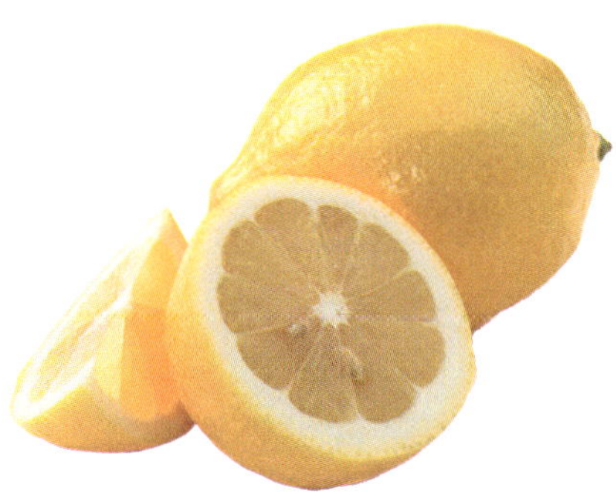

Éditions
France
Loisirs

Composition : Maryse Claisse
Illustrations : Lise Herzog

123, boulevard de Grenelle
75015 Paris
www.franceloisirs.com

ISBN : 978-2-298-06346-2
N° éditeur : 72126
Dépôt légal : février 2013

Achevé d'imprimer en Italie par N.I.I.A.G., avril 2013

C'est toujours au pire moment que cela arrive ! Alors que j'ai trois rendez-vous professionnels importants aujourd'hui, ma fille pleure car elle a mal à l'oreille. C'est sûrement une otite, il faut que je coure chez le pédiatre, que j'affronte avec calme une salle d'attente bondée et souffreteuse. La dernière fois, en catastrophe, c'était ma mère que je devais accompagner de toute urgence voir son médecin car elle ne se sentait pas bien.

Ensuite, c'est toujours pareil : une consultation éclair avec le plus souvent une ordonnance bétonnée en antibiotiques, anti-inflammatoires, etc. Mais que nous propose-t-on d'autre ? Est-il possible de se soigner différemment, de manière moins agressive, afin de prévenir ou de soigner ces maux courants ?

J'ai mené mon enquête et j'ai rencontré un groupe de médecins, dirigé par le docteur Jean-Claude Lapraz, qui propose, au cœur de la science dont ils sont issus, une nouvelle méthode de diagnostic très précise avec des traitements à base de produits d'extraction naturelle comme les plantes, les huiles essentielles, les oligoéléments, adaptés au terrain de chacun.

Dans ce groupe, j'ai rencontré le docteur Jean-Christophe Charrié qui enseigne la phytothérapie clinique, en France et à l'étranger. Nous avons rédigé ensemble ce guide très pratique et concret qui va vous permettre de découvrir les nombreux conseils de ce médecin généraliste. Sa salle d'attente ne désemplit pas et il est difficile d'obtenir un rendez-vous pour les nouveaux patients. À travers ce livre, c'est comme s'il vous offrait une longue consultation afin de vous guider dans la pratique d'une automédication raisonnée.

Ainsi, vous ne vous retrouverez plus seul devant vos symptômes.

À chaque saison, les maux les plus courants sont décrits et trouvent une explication simple et claire avec de nouvelles pistes permettant de les enrayer grâce à des produits naturels, faciles à trouver dans votre cuisine ou à se procurer chez votre pharmacien. Vous saurez comment obtenir de bons résultats avec des produits respectueux de votre physiologie. Sachez en tirer le maximum pour maintenir votre santé ou la retrouver.

Au fil de l'année, des cures spécifiques sont proposées pour vous aider à tracer le chemin d'une santé plus rayonnante. Elles vous permettront de retrouver un équilibre en agissant sur le métabolisme.

Grâce à ces recommandations, vous prendrez soin de vous et de votre famille, en attendant, si cela est nécessaire, de prendre rendez-vous avec votre médecin. Vous comprendrez pourquoi certains symptômes surviennent plutôt à tel moment de la journée, à une saison particulière, de manière plus ou moins chronique, et vous apprendrez à freiner ou à soigner les débuts de la crise. Vous pourrez vous constituer une pharmacie naturelle avec quelques produits indispensables, saison par saison, pour ne pas être pris de court. C'est simple, efficace, peu coûteux.

En fin d'ouvrage, vous pourrez profiter de nos conseils pour une meilleure alimentation, et pour discerner le vrai du faux sur des thèmes majeurs de votre quotidien et de votre santé.

Bien évidemment, tous ces conseils valent tant que l'organisme n'est pas dépassé par le désordre que représente la maladie. Dans le doute, il est indispensable d'appeler votre médecin. Mais prendre toutes les bonnes habitudes décrites dans cet ouvrage devrait permettre à chacun d'entre nous de favoriser la capacité de notre organisme à se restaurer plus facilement.

Ce livre est donc une transmission, à vous lecteur, des instructions utiles d'un médecin à sa patiente. J'espère que vous y trouverez une sorte d'éducation à la santé au quotidien et qu'il vous rendra la vie plus facile.

Marie-Laure de Clermont-Tonnerre

Sommaire

Secrets de médecins pour respirer la santé

Le printemps n'est pas de tout repos

Tordre le cou aux idées reçues

Secrets de médecins pour respirer la santé

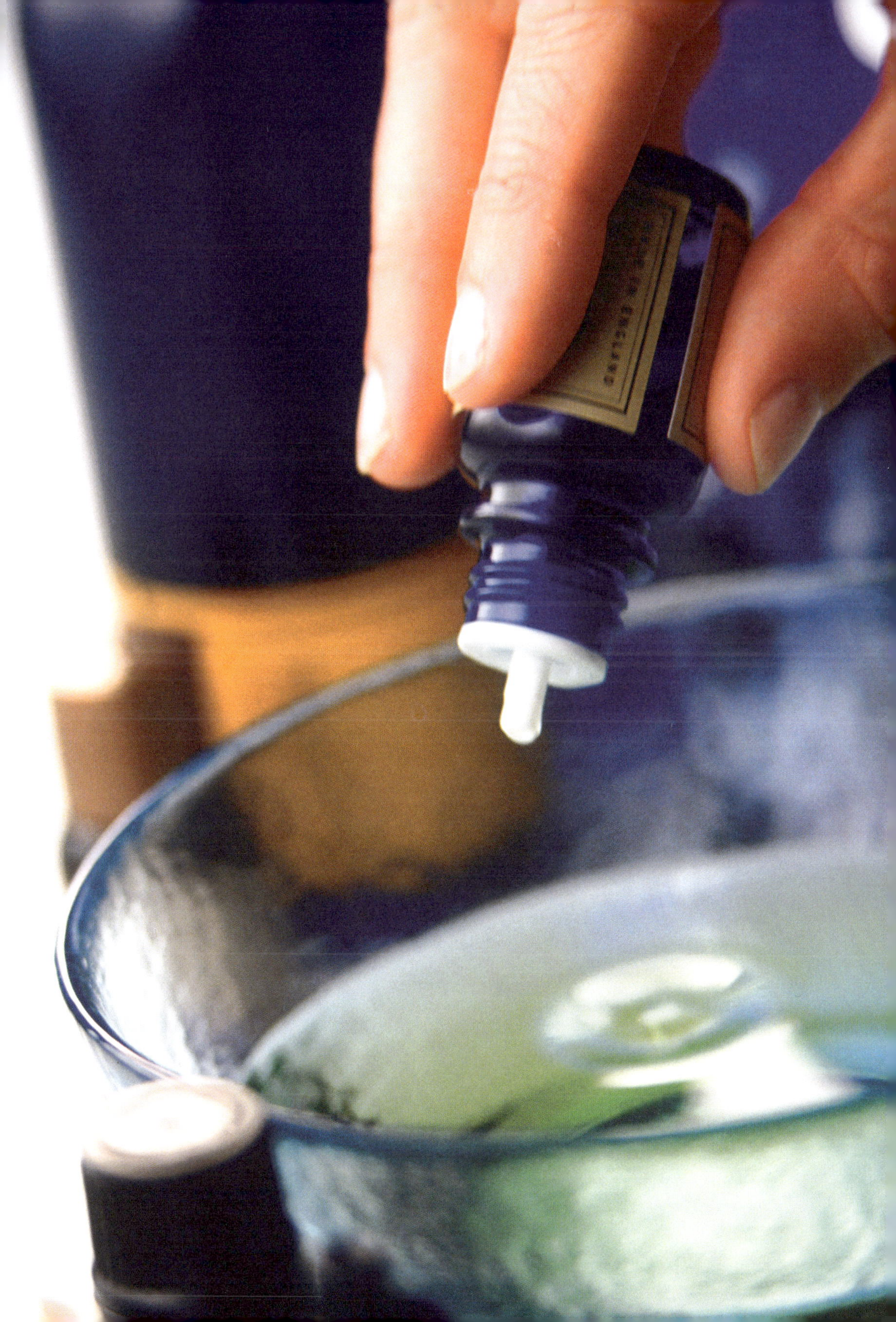

La médecine naturelle : facile, efficace, pas chère et moins toxique !

Le plus gros avantage de la médecine naturelle, c'est qu'elle est déjà chez vous. Votre maison regorge de trésors de santé. Commencez par les produits naturels que vous trouvez dans votre cuisine, chez l'épicier, ou chez le pharmacien. Bien utilisés, ils permettent de gérer de nombreuses situations et d'éviter une consultation chez le médecin.

La médecine naturelle à portée de tous

La richesse des plantes médicinales

Une médecine millénaire

La médecine chimique actuelle a seulement un siècle d'expérience. La médecine naturelle, à base de plantes, a plus de **7 000 ans** ! Elle est donc très riche en expériences et en éléments thérapeutiques disponibles. Il existe encore des médicaments pris en charge par la Sécurité sociale qui sont fabriqués à base de plantes, tels que le Permixon, par exemple, aux extraits de palmier de Floride (*Serenoa repens*) ou son concurrent complémentaire, le Tadenan (prunier d'Afrique ou *Pygeum africanum*), pour les problèmes de prostate. Plus de 70 % des médicaments présents dans le *Vidal* (le gros dictionnaire rouge des médecins) trouvent leur origine dans la plante ou les produits d'extraction naturelle.

Les principes actifs

En médecine chimique on isole, en général, un principe actif qu'on modifie légèrement pour fabriquer le médicament de synthèse. Alors qu'avec la plante médicinale, on utilise **tous les principes actifs de la plante** qui travaillent en synergie. La plante est donc très riche en propriétés. Mais à condition de bien savoir l'utiliser ! C'est-à-dire dans une vision moins symptomatique et partielle de l'individu à traiter. Si l'on pose un regard complet sur un patient en prenant soin d'établir un diagnostic global de sa personne, par exemple en prenant en compte tout son historique et les liens physiologiques qui sous-tendent ses maux, le traitement par la plante médicinale est alors un véritable espoir pour prévenir et guérir des maladies. Un groupe de médecins généralistes, dont je fais partie, n'hésite pas à l'utiliser en complément ou en alternative à des traitements de médicaments de synthèse et obtient de bons résultats, avec moins d'effets secondaires. En intégrant les connaissances de la tradition à celles de la science d'aujourd'hui, on augmente fortement le potentiel de cette médecine naturelle. Mais là, il s'agit du travail du médecin que nous n'aborderons pas ici. L'important, c'est que vous puissiez savoir comment réaliser les premiers soins pour vous soulager, directement chez vous, grâce aux conseils que nous vous transmettons dans cet ouvrage.

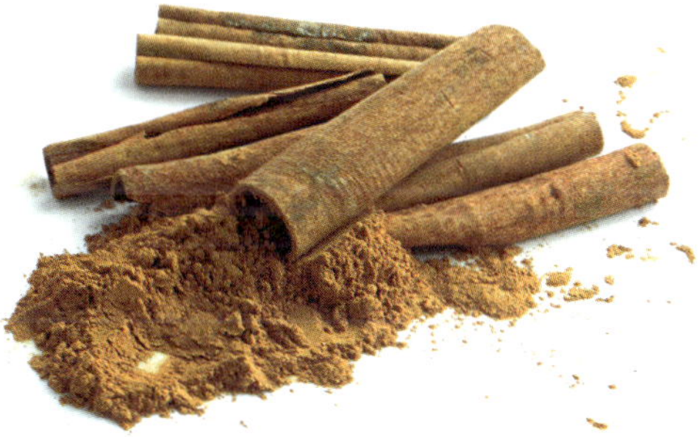

Comment choisir ?

Pour votre usage personnel, sachez que vous pourrez utiliser :

- **des plantes présentes dans la cuisine** : thym, cannelle, moutarde, olive, citron, cumin, ail, oignon, et tant d'autres ;
- **des tisanes issues du commerce** que vous allez apprendre à choisir au mieux : mélisse, oranger, camomille, verveine, eucalyptus ;
- **des tisanes achetées chez le pharmacien** : bouillon-blanc, chrysantellum, coquelicot, tussilage, gentiane, véronique, reine-des-prés... ;
- **des huiles essentielles** (HE, c'est le parfum des plantes), que vous trouverez chez votre pharmacien ou dans certaines boutiques diététiques. C'est très romantique mais c'est surtout extrêmement puissant car très concentré. Donc potentiellement dangereux si mal utilisé (voir p. 6) ;

• **des plantes sous forme de teinture mère**, uniquement vendues chez votre pharmacien : il s'agit d'un moyen d'extraction des principes actifs dans l'alcool ;

• **des extraits fluides** : une autre façon d'extraire les principes actifs dans l'alcool. En général plus riches en principes actifs ;

• **des solutions glycérinées ou des extraits miellés** qui contiennent des plantes sans alcool. À privilégier pour les enfants et les hépatiques ;

• **des poudres** (broyat de plantes sèches) : elles contiennent beaucoup de cellulose et peu de principes actifs libérables ; cette présentation reste malgré tout utile pour certaines plantes, comme la prêle (*Equisetum arvense*), qui contiennent des principes actifs, par exemple la silice, qui ne sont pas extractables sous forme de nébulisats ;

• **des nébulisats** : technique moderne qui consiste à extraire les principes actifs de la cellulose et qui fournit une poudre spéciale très concentrée, permettant ainsi de fabriquer des gélules beaucoup plus petites.

Il existe d'autres présentations mais celles-ci sont maintenant beaucoup moins courantes donc nous ne les évoquerons pas.

Lorsque cela vous est possible, je vous invite à utiliser des **plantes de qualité biologique** (règlement n° 834/2007 du Conseil de l'Europe du 28 juin 2007) n'ayant pas reçu de traitement à base de pesticides ou autres « merveilles » de ce genre.

Cela est encore plus vrai pour les huiles essentielles ou pour les zestes d'agrumes qui contiennent beaucoup de pesticides. En effet, elles ont un fort pouvoir de captation des produits chimiques utilisés dans les cultures intensives, non respectueuses de l'environnement.

Pour les céréales, les produits issus de l'agriculture raisonnée, qui respecte au mieux l'environnement et les écosystèmes, sont un bon compromis.

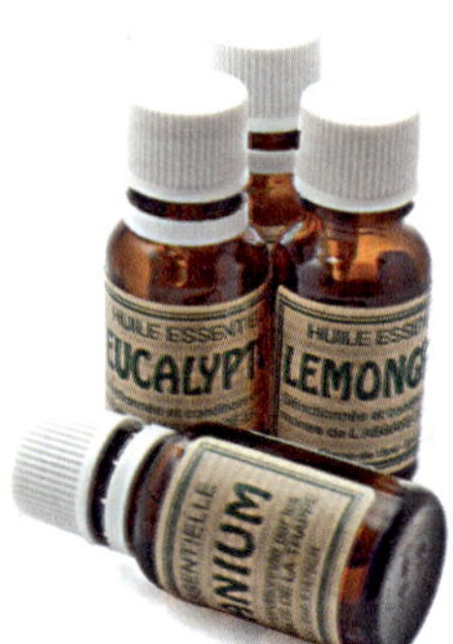

Comment conserver vos produits naturels ?

Concernant les **produits déjà conditionnés par l'industrie** sous forme de teinture mère, d'extrait fluide, de solution glycérinée, d'extrait fluide miellé, il convient de les garder dans leur flacon d'origine qui doit être opaque afin d'être à l'abri de la lumière.

Quant aux **préparations magistrales** (gélule, baume, solution, suppositoire), suivez les recommandations du pharmacien, adaptées à chaque préparation (réfrigérateur, lieu sec, à l'abri de la lumière). Leur délai de péremption est maintenant standardisé à 1 mois, cela sans raison scientifique, mais pour des raisons législatives. En effet, il s'agit de préparations conçues individuellement, et il n'est pas possible de réaliser les tests de conservation particuliers à chaque préparation.

Les **dilutions aqueuses** (dans de l'eau), que l'on peut demander pour les personnes qui ne supportent pas l'alcool, ne se gardent pas plus d'1 mois et au réfrigérateur, car l'eau n'a pas de propriété de conservation.

Il convient également de conserver les **huiles essentielles** dans leur flacon d'origine, à l'abri de la lumière et surtout bien fermé, car ce sont des produits hautement volatils. En théorie, une huile essentielle se garde très longtemps, tant qu'elle n'a pas un aspect résineux.

Pour les **plantes sèches** prévues pour faire des tisanes, il convient surtout de les mettre à l'abri de l'humidité dans des boîtes en fer (à éviter si la plante n'est pas totalement sèche) ou dans du papier kraft (cela respire mieux), afin d'éviter qu'elles ne soient colonisées par des moisissures. Il en est de même pour vos épices. Une plante séchée ne se conserve pas plus de 2 ans, sauf exception.

Une infusion de momies !

Saviez-vous que les momies égyptiennes étaient préparées avec des précurseurs d'huiles essentielles ?
C'est vraisemblablement cela qui leur a permis – entre autres – une excellente conservation, et qui sans doute est à l'origine des « pouvoirs magiques » des momies. Dans les grandes familles du second Empire, il était de bon ton de posséder un morceau de momie et, lorsque quelqu'un était souffrant, d'en rogner un morceau, d'en préparer une infusion et de la faire boire au malade.

Comment faire sécher les plantes ?

Si vous souhaitez faire sécher votre menthe ou une autre plante que vous connaissez parfaitement, vous avez deux façons de procéder :

- pour les plantes à tige, faites-en un petit bouquet que vous laissez sécher la tête en bas dans une pièce sèche et ventilée (une véranda par exemple) ;
- pour les autres plantes, disposez-les bien à plat, en une seule épaisseur, sur un grand linge blanc posé sur le sol de 11 h à 16 h (maximum 17 h) avant la venue de l'humidité du soir. Renouvelez cette opération tous les jours de soleil jusqu'au séchage complet des plantes. Faites bien attention car, si la pluie survient, vous risquez de perdre la totalité de votre récolte.

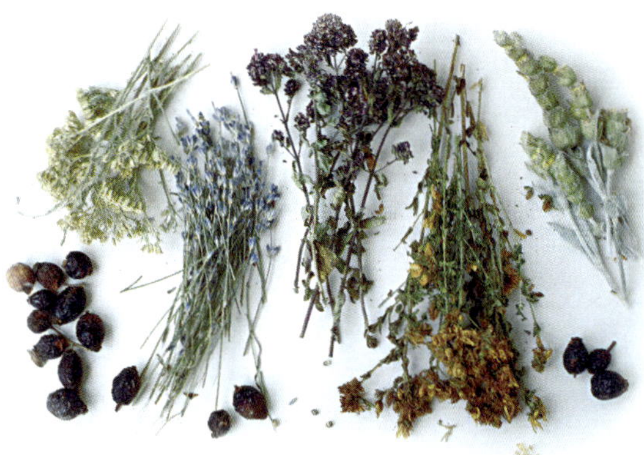

La médecine naturelle n'est pas sans dangers ?

Recommandations et mises en garde

Le terme de médecine douce est inapproprié ; en effet, **la phytothérapie n'est pas dénuée de danger** pour qui ne sait pas l'utiliser. Une seule tasse d'infusion de digitale peut tuer un homme robuste.

N'hésitez jamais à demander conseil à votre pharmacien, il a le diplôme d'herboriste (depuis la loi de 1941). Si, en plus, il s'intéresse aux plantes, il doit pouvoir vous apporter tous les conseils nécessaires. Et de toute façon, devant le moindre doute sur la qualité de l'information ou des produits que l'on vous donne, le mieux est de s'abstenir (par exemple, pour les ventes de plantes par Internet).

Le diagnostic du médecin

Pour agir, il est essentiel d'avoir un bon diagnostic et votre médecin est avant tout là pour cela. Son rôle premier n'est pas de vous rédiger une ordonnance, mais de faire un diagnostic duquel découle son ordonnance. Alors demandez-lui toujours pourquoi il vous prescrit tel médicament et quelle est sa stratégie.

Un mauvais diagnostic entraîne par la suite un traitement non adapté et les conséquences peuvent être catastrophiques. Ainsi, une femme ménopausée présentant des saignements génitaux prend conseil auprès d'une amie qui « s'y connaît en plantes ». Celle-ci lui conseille de prendre de la bourse-à-pasteur (*Capsella bursa-pastoris*). Elle s'exécute, les saignements disparaissent et elle se croit guérie. En fait, sa situation est peut-être beaucoup plus grave qu'il n'y paraît. En effet, elle n'a pas consulté de médecin, n'a donc pas été examinée, ni palpée. Elle n'a pas eu d'examen complémentaire telle une échographie. Elle ne sait donc pas qu'elle a peut-être un cancer de l'utérus dont un des premiers signes cliniques peut être un saignement. Ainsi, dans ce cas, lorsqu'elle prend de la *Capsella bursa-pastoris*, elle ne saigne plus car la plante est très efficace pour arrêter les hémorragies de l'utérus, mais celle-ci ne soigne en aucun cas le cancer de l'utérus ! En se croyant guérie, elle ne fait que retarder le moment du diagnostic de sa maladie, si bien que sa prise en charge en sera retardée et cela peut être fatal.

Pas d'excès

Mieux vaut faire peu mais souvent, que trop d'un coup ! Comme pour le sport, c'est par la **répétition** d'une petite information sur le corps **au quotidien** qu'on arrivera à modifier de façon pérenne un mode de fonctionnement pathologique. Une information massive et brutale ne fera que le transformer de façon artificielle et laissera le chaos se réinstaller, une fois supprimée. Alors, si je vous conseille de boire des infusions de rooibos (plus communément appelé thé rouge) afin de limiter votre vieillissement, ce n'est pas parce que vous en boirez 3 l par jour pendant 3 mois que vous ralentirez ce vieillissement. C'est seulement parce que vous aurez pris l'habitude de l'installer dans votre vie et que, par exemple, vous en prendrez tous les matins pendant des années, que vous obtiendrez un effet bénéfique.

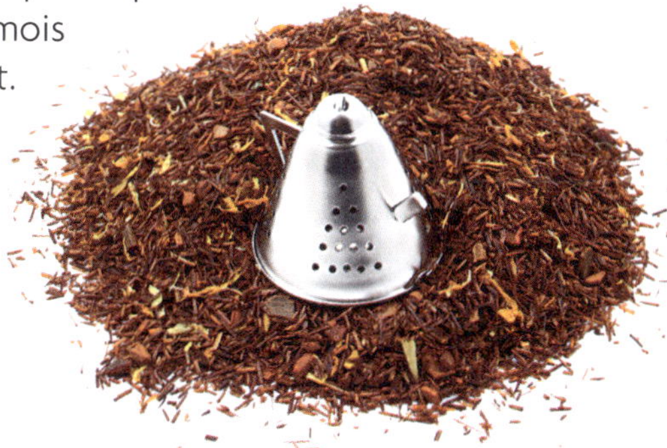

Mais, à l'inverse, si vous êtes sujet à l'hypertension et que vous buvez un café, chaque jour, pendant 20 ans, alors vous pouvez développer votre pathologie beaucoup plus tôt vers 45 ans, au lieu de 75. Faites le compte : vous aurez perdu 30 ans de confort de vie, sans médicament chimique, indispensable pour l'hypertension !

Précautions particulières avec les huiles essentielles

Vous pouvez utiliser les huiles essentielles pour purifier l'intérieur de votre maison. C'est un moyen 100 % naturel, sain et sans danger. Soit vous les vaporisez, soit vous les mettez dans une coupelle sur un radiateur ou sur un buvard ou encore sur un support en plâtre qui sert de diffuseur passif. Vous pouvez aussi acheter un diffuseur actif qui fonctionne par vibration ou par chauffage.

Votre parfum fait maison !

Saviez-vous que votre parfum de marque préférée est fabriqué à base d'huiles essentielles ? Vous pouvez donc choisir de vous parfumer avec un mélange de votre choix ou une huile essentielle seule. Ce choix peut être double : une bonne odeur et un **effet protecteur**. Par exemple, la lavande est agréable et apaisante, et en plus elle protège des infections, mais surtout elle fait fuir les parasites comme les poux : c'est donc le parfum idéal pour la rentrée des classes.

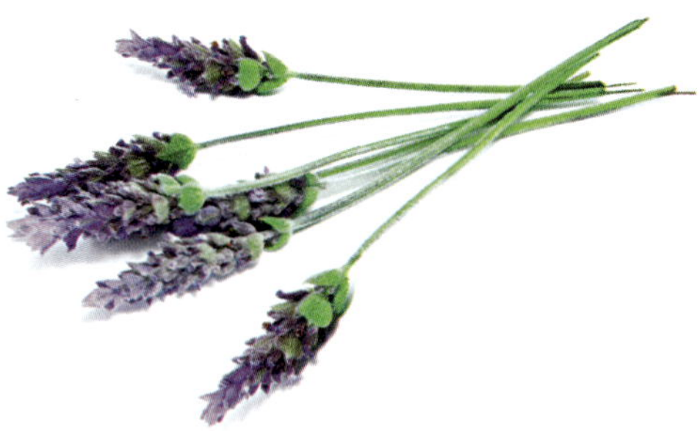

Comment les appliquer ?

Soit pures, une goutte de chaque côté du col (méfiez-vous, certaines huiles essentielles tachent les tissus), soit diluées dans de l'alcool en utilisant un vaporisateur comme le faisait nos grands-mères pour se parfumer.

Les précautions sont les mêmes que pour les parfums de marque : surtout **ne pas les appliquer directement sur la peau** avant une exposition au soleil, sinon des taches indélébiles apparaîtront.

Les huiles essentielles par voie générale dans des cas très particuliers

Attention, il s'agit là d'une thérapeutique extrêmement puissante, donc ne faites pas n'importe quoi et ne suivez pas n'importe quel conseil au hasard des sites Internet ou des magasines !

Il est INTERDIT d'avaler des huiles essentielles pures. Par erreur d'interprétation, certaines personnes ont pu donner une cuillerée à café d'huile essentielle à un malade. C'est ainsi qu'on crée des brûlures de tout l'œsophage et que l'on administre des doses toxiques pouvant aller jusqu'à tuer.

Certains conseillent de les prendre sur de la mie de pain, sur un morceau de sucre ou encore *via* un comprimé neutre d'absorption. JE M'OPPOSE totalement à ces méthodes car elles présentent trop de risques de causticité. Aussi, je pense qu'il ne faut pas absorber d'huiles essentielles par la bouche si celles-ci n'ont pas été prescrites par un médecin ou conseillées par un pharmacien, formés à leur usage. En revanche, il existe des spécialités commerciales à base d'huile essentielle, adaptées à la prise buccale, vendues en pharmacie, qui respectent les règles de l'art et que vous pourrez utiliser en respectant les doses et indications fournies.

Comment les utiliser sur la peau ?

Il vous faut être conseillé pour faire le bon choix. En effet, les huiles essentielles peuvent être caustiques pour la peau. Afin d'éviter cela, le secret est de les diluer à 10 % dans une huile de massage (soit un peu d'huile de massage dans le creux de la main et 1 goutte d'huile essentielle). Il est impératif de bien se laver les mains ensuite et surtout de ne pas se frotter ni les yeux ni la bouche, ou encore les autres muqueuses, sinon brûlure et inconfort garantis. La voie percutanée est très efficace pour faire entrer les huiles essentielles au plus profond de l'organisme. En effet, si l'on frotte l'oreille d'un lapin avec de l'huile essentielle de lavande, dans le quart d'heure qui suit on en retrouve des composants dans ses urines.

La médecine naturelle est mondialement reconnue

L'OMS a établi un rapport sur la « Stratégie pour les médecines traditionnelles pour 2002-2005 ». Elle y invite les pays en voie de développement au recours massif aux médecines traditionnelles, à la qualité et au suivi de l'enseignement, à la protection des écosystèmes, afin de préserver une récolte de plantes médicinales de qualité. Elle préconise aux pays développés un recours au pluralisme thérapeutique, par le biais des médecines complémentaires.

Mexico donne l'exemple !

L'assemblée parlementaire du district fédéral de la ville de Mexico (deux fois la population de la Belgique) a voté une loi, en juillet 2009, obligeant le système de santé public et gratuit de la ville de Mexico à intégrer les médecines alternatives telles que la phytothérapie. La première phase de ce programme a abouti avec l'inauguration par le maire de Mexico, M. Marcelo Ebrard, le 10 octobre 2011 du Centre spécialisé en médecine intégrative (CEMI). C'est une première mondiale à laquelle j'ai participé en étant formateur de leurs médecins et promoteur de projets de recherche.

Votre maison regorge de trésors

Pensez aussi aux fruits, aux épices, aux légumes et à plein d'autres choses, que vous ne soupçonnez même pas et qui se trouvent chez vous, à portée de main.

Migraine et café ! Une forte migraine peut être calmée par un café serré (si vous n'êtes pas consommateur chronique de café, car alors vous perdez cet effet et au contraire vous aggravez le fond migraineux).

Rage de dents et clou de girofle ! Une rage de dents le week-end ou la nuit peut se calmer en mâchant des clous de girofle.

Brûlure et pomme de terre ! Une brûlure légère du « cuisinier du dimanche » peut être apaisée rapidement avec 1 tranche de pomme de terre crue, posée sur la brûlure, après avoir mis la zone brûlée sous l'eau pendant pratiquement 10 minutes pour stopper l'effet de cuisson.
Apaisez aussi des brûlures à l'estomac, le soir, par un jus de pomme de terre crue réalisé à l'aide d'une centrifugeuse et bu immédiatement, à distance du repas.

Acidité et réglisse ! L'acidité peut être aisément calmée par une infusion de réglisse ou un bonbon de pharmacie type cachou à la réglisse. Si vous n'êtes pas sujet à l'hypertension artérielle !

Les vertus du citron ! Une crise d'angoisse ou un choc émotif peut se résoudre à l'aide d'un citron chaud ; un mal de gorge avec un grog (fait avec un citron, son zeste et de la cannelle) ; un début de syndrome fébrile avec ce même grog (voir p. 56) associé à du thym et des clous de

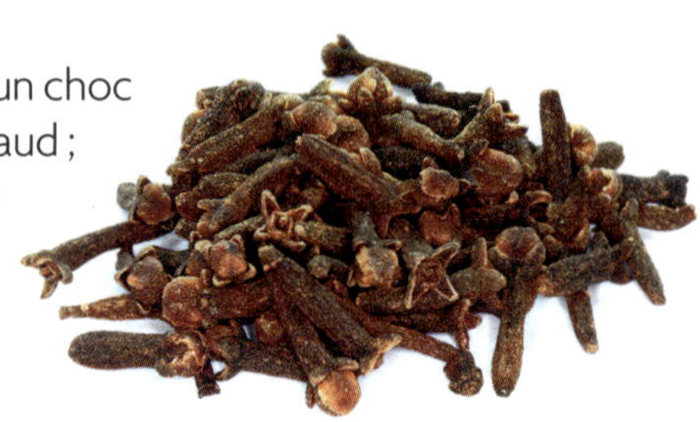

girofle ; des difficultés à digérer accompagnées d'une oppression gastrique à l'aide d'un verre d'eau chaude additionné ou non d'un trait de jus de citron.

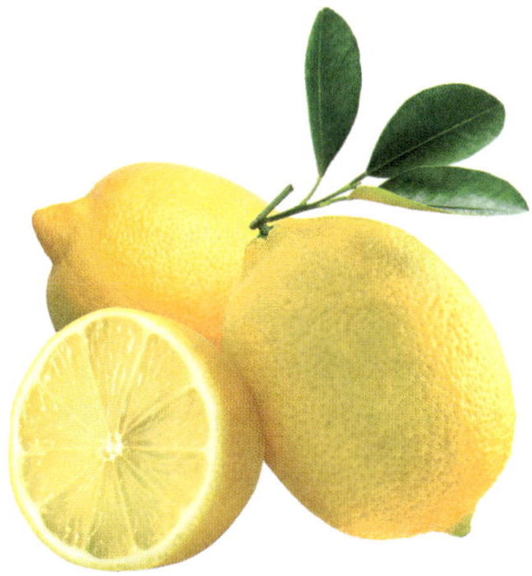

Mais encore...

N'oubiez pas les vitamines, les oligoéléments et de façon complémentaire les cures thermales, cures de saison, massages, cataplasmes et les règles de diététique et d'hygiène.

Comment utiliser la médecine naturelle ?

Commencer par la prévention

La médecine naturelle permet :

- d'**accompagner l'organisme** dans ses modifications fonctionnelles obligatoires, liées aux changements de saison, afin que celui-ci s'économise et ne prenne pas de mauvaises voies ;
- de **rééquilibrer** les grands systèmes régulateurs du corps humain (neurovégétatif et endocrinien), par exemple la régulation des troubles des règles chez la femme ;
- de **soutenir** les systèmes adaptatifs dépendant de la **surrénale** (glande endocrine située au-dessus de chaque rein et qui secrète l'adrénaline et les corticoïdes principalement), avec des plantes riches en vitamine C, mais aussi la **thyroïde**, avec des algues ou de l'avoine ;

• de **drainer** les organes émonctoires : foie, pancréas, tube digestif, reins, peau et poumons, par une alimentation légère, des tisanes spécifiques ;

• de **reminéraliser** l'organisme dans son ensemble, et c'est un point important souvent oublié, l'apport de minéraux permettant une bonne fonctionnalité métabolique de l'organisme. L'ortie (*Urtica urens*), la prêle (*Equisetum arvense*), la renouée des oiseaux (*Polygonum aviculare*) sont des plantes recommandées.

En action curative...

Agir quand ce n'est pas encore trop tard, car dans le cas contraire il faudra consulter votre médecin. Profitez de l'action au niveau symptomatique en ayant recours à des plantes aux propriétés anti-infectieuses, anti-inflammatoires, décongestionnantes, antiallergiques, fébrifuges.

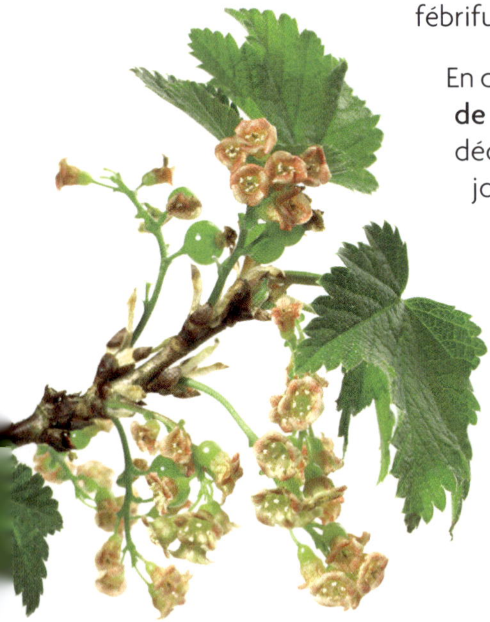

En cas de début d'infection, je préconise les **bourgeons de cassis**, (en macérât glycériné première dilution décimale), à la dose de 1 à 2 gouttes/kg, 3 fois par jour, chez les enfants, et de 50 à 200 gouttes, 3 fois par jour chez les adultes en fonction du poids et de l'intensité des symptômes.

Mon ordonnance naturelle en début d'infection fébrile

Pour les débuts d'infection fébrile, je conseille également la décoction « faite maison » composée de :

* 1 citron entier coupé en 2 et mis à bouillir dans l'équivalent d'un ½ bol d'eau
* 1 bâton de cannelle (ou 1 c. à café de poudre de cannelle)
* 3 à 5 clous de girofle
* 1 c. à café de feuilles de thym

Laissez frémir pendant 10 min, puis écrasez le citron à l'aide d'une fourchette ou d'un presse-purée, puis filtrez l'ensemble et buvez le plus chaud possible.
À faire au moins 3 fois le premier jour, puis selon l'intensité des symptômes 2 ou 3 fois les 2 à 5 jours suivants, puis en convalescence 1 fois/jour pendant 5 jours.
Vous constaterez que, lorsque votre corps sera habitué à ce type de traitement, vous pourrez enrayer les débuts d'infection avec 1 seul citron chaud.

Pour un traitement de fond

Sur le plus long terme, tout dépend de votre structure et de vos défauts de fonctionnement qu'il faudra pallier au mieux. Vous trouverez des conseils au fil de votre lecture et vous pourrez les mettre en application afin d'éviter les rechutes.

Par ailleurs, il faut comprendre qu'avec la médecine naturelle **on ne se substitue pas à l'organisme**, mais on l'accompagne dans ses moyens d'autoréparation. Pour les maladies chroniques, une prise en charge en médecine naturelle, bien que parfois difficile, au tout début, permet à l'organisme de gagner en performance de lutte et d'autoréparation au fur et à mesure des rechutes. Vous noterez une vraie amélioration avec, dans un premier temps, une diminution en intensité et en rythme de l'affection dont vous souffrez, voire à plus ou moins long terme, une totale disparition.

Pendant la convalescence

Quelle que soit la maladie dont vous avez souffert, quelle que soit la thérapeutique dont vous avez bénéficié, pensez à la convalescence. Et là, la médecine naturelle a toute sa place. Dans notre monde moderne où l'on est pressé de tout et où notre vision se réduit au court terme, on en oublie la notion même et le temps nécessaire à la convalescence.

Pourtant, la convalescence est une **période fondamentale** pour l'organisme afin de remettre de l'ordre dans son fonctionnement, après la tempête (maladie) qu'il vient de traverser.

Adoptez une **alimentation légère**, sans matière grasse cuite, sans sucre ajouté, avec dans un premier temps des bouillons de légumes, puis du riz comme premier aliment solide, suivi de près par les fruits et les légumes : c'est là le secret de la remise en forme !

Plus tard (de 1 à 3 jours après), mangez du poisson bouilli ou cuit à la vapeur, voire en papillote, comme première protéine. Cette alimentation progressive permet à l'organisme de reprendre des forces sans se fatiguer.

Consommer des fruits riches en vitamines est important et l'idéal est de commencer la journée par un grand bol de salade de fruits.

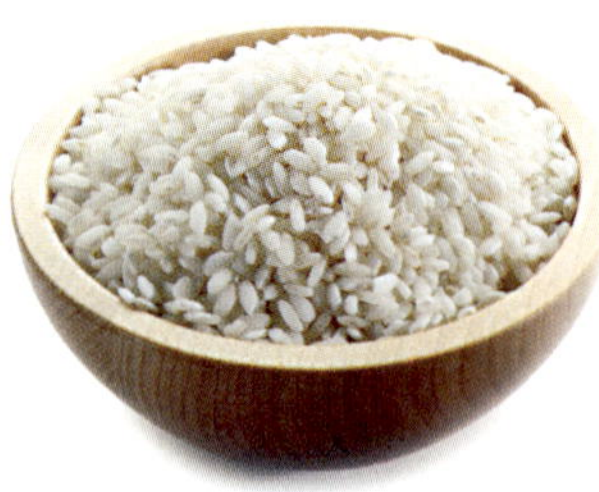

Drainage nécessaire

Si vous avez bénéficié d'un traitement très agressif pour sortir de votre maladie – antibiotique, cortisone, anti-inflammatoire, chimiothérapie, etc. – il est alors impératif de faire un drainage non violent de l'organisme. Pour cela, préparez une **décoction de bâtons d'aubier de tilleul sauvage du Roussillon** à acheter chez votre pharmacien ou en boutique bio. Préférez les bâtons aux copeaux. L'aubier est un bois tendre et les bâtons sont obtenus en coupant des tilleuls vers l'âge de 5 ans. Les copeaux, eux, peuvent être extraits de vieux tilleuls et sont donc moins riches en principes actifs (d'ailleurs le décocté est bien moins foncé).

Recette de la salade de fruits de « convalescence »

Coupez les fruits de saison en gros morceaux (pour limiter leur oxydation). En hiver, rajoutez une grosse poignée de fruits rouges natures surgelés, car le pigment rouge est un grand tonique des surrénales. Versez un jus d'agrume (citron, orange, pamplemousse, mandarine), de façon à avoir une action antioxydante et conservatrice. Enfin, saupoudrez copieusement de cannelle – une épice excellente comme conservateur (limitant le développement des bactéries et moisissures), mais aussi un très grand tonique pour l'organisme (la cannelle stimule la surrénale, le bêta sympathique et draine le côlon).

Cette salade se conserve de 3 à 5 jours au réfrigérateur. Vous pouvez en manger tous les matins un grand bol. Évidemment, si vous avez le temps, mieux vaut la préparer chaque matin.

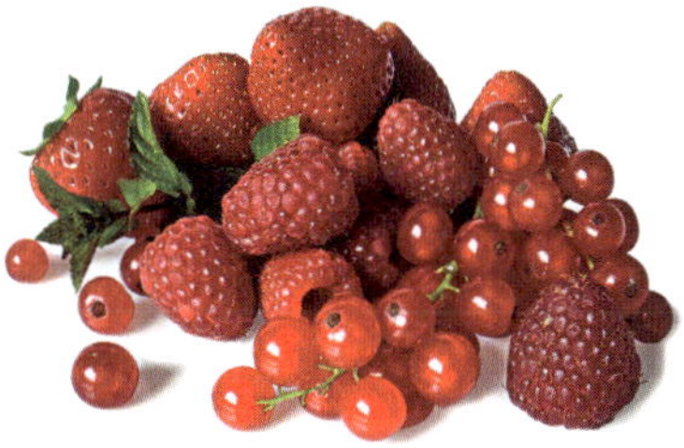

L'artichaut, à éviter

L'organisme vient d'être agressé par la maladie, traitez-le avec douceur. L'artichaut, bien connu comme draineur, a une action trop forte. Dans ce cadre, au lieu d'accompagner l'organisme dans sa convalescence, il va créer **une agression supplémentaire**.

Et la bardane ?

Si l'affection ou le traitement que vous avez eu a fortement affecté votre peau (teint terne, boutons, démangeaisons, ou autres manifestations cutanées), privilégiez plutôt l'infusion de feuilles de bardane.

Versez une poignée dans 1 l d'eau froide, portez à ébullition, puis éteignez le feu et laissez infuser 10 min. Filtrez et buvez dans la journée. Cette tisane est également conseillée pour les **diabétiques** car elle soutient bien le pancréas.

Le thym vous requinque

Enfin, si dans cette période de convalescence, vous êtes très faible, avec une tension artérielle basse, et des défenses immunitaires insuffisantes (des globules blancs : les leucocytes sur le bas des normes), il est possible de rajouter pendant quelques jours, aux tisanes précédentes, au moment de la mise en infusion, 1 c. à soupe bombée de thym.

Décoction réparatrice détox

Placez 2 bâtons d'aubier de tilleul dans l'eau froide, portez l'ensemble à ébullition, puis laissez frémir à feu doux pendant 15 min. Laissez encore infuser 10 min hors du feu, puis filtrez.

En effet, il ne suffit pas d'enlever les bâtons, il reste un petit dépôt âcre, pas très agréable au goût, qui disparaît après la filtration. Buvez chaud ou froid dans la journée.

Cette décoction est un peu longue à réaliser, n'hésitez pas à la préparer la veille au soir, et la boire le lendemain. Toutefois, il ne faut pas la préparer pour plusieurs jours car elle s'oxyde au bout de 24 h, et perd alors son bénéfice thérapeutique.

Elle permet de détoxiner l'organisme par un drainage doux du foie, de la peau et des reins.

Tisane médicinale ou tisane d'agrément ?

Si vous prenez une plante et que vous la trempez dans de l'eau chaude quelques minutes seulement, vous faite une tisane d'agrément (arôme, goût) mais pas médicinale car les principes actifs ne sont encore passés dans le liquide. Pour obtenir une tisane médicinale, il est nécessaire d'**infuser plus longuement**.

Qu'est-ce qu'une décoction ?

Lorsque vous utilisez des racines épaisses ou des bois, beaucoup de cellulose dure emprisonne les principes actifs. Il faut alors faire une décoction. On ne réalise pas de décoction pour les fleurs car elles sont fragiles.

La décoction consiste à mettre la plante dans de l'eau froide, la porter à ébullition. Laissez frémir à feu doux pendant 5, 10 voire 15 min selon qu'il s'agit d'une racine, de copeaux ou de bois (aubier). Laissez ensuite infuser 10 min pour les bois.

La **queue de cerise** est un bois très dense quand il est sec. Il faut donc l'hydrater avant la décoction. Pour 1 l d'eau, mettez une poignée de queues de cerise, laissez reposer au moins 4 h puis portez l'ensemble à ébullition ; décoction 5 min, infusion 10 min.

Comment préparer sa tisane médicinale ?

Pour 1 tasse, mettez 1 c. à café de plantes sèches dans une boule à thé, par exemple, ou 1 branche de plante fraîche du jardin. Versez dessus de l'eau frémissante, couvrez, laissez infuser 10-12 min pour des fleurs, 15 min pour des feuilles.

Quand vous utilisez des feuilles épaisses, il est parfois préférable de les mettre dans de l'eau froide, puis de porter l'eau à ébullition, d'éteindre le feu et de laisser infuser 15 min à couvert.

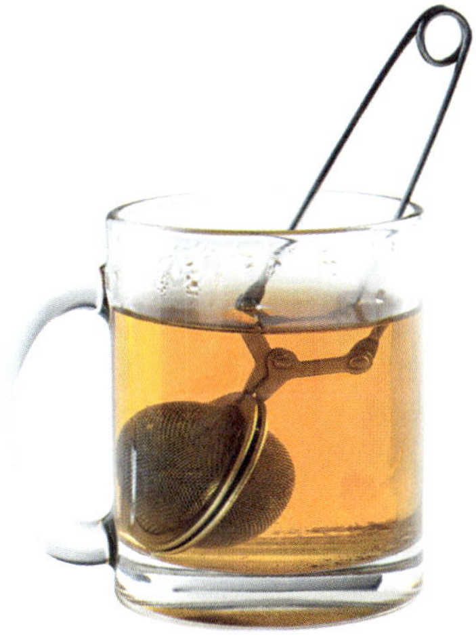

Bien se connaître pour bien se soigner

Vous êtes un être unique
Reconnaissez vos forces et vos faiblesses

À chacun son terrain ?

Qu'est-ce que le terrain ? De quoi est-il principalement constitué ? Voici deux questions auxquelles il faut savoir répondre si l'on veut **prendre sa santé en charge**. Tout d'abord votre terrain, celui que vous avez aujourd'hui, est la résultante de deux éléments : votre structure et votre fonctionnalité.

Structure et fonctionnalité

La structure dépend de votre **génétique** et donc d'une partie du patrimoine que vous ont légué chacun de vos deux parents mais aussi tous vos ancêtres. La seule médecine pouvant agir sur votre structure est une médecine qui n'existe pas encore. Elle n'en est qu'à ses balbutiements, c'est la thérapie génique. Mais si elle soulève beaucoup d'espoirs, il faut savoir que ce n'est pas une médecine naturelle et qu'elle soulève également de nombreux problèmes d'ordre éthique, mais aussi d'ordre pratique. De plus, on s'est rendu compte qu'elle nécessite l'intégration de nouvelles données car corriger le gène seul ne suffit pas. C'est toute la nouvelle voie qui concerne l'environnement du gène, à savoir l'épigénétique.

Votre fonctionnalité est la manière dont vous fonctionnez. Elle dépend de tout ce qui vous est arrivé depuis votre conception jusqu'à aujourd'hui, mais aussi des choix (conscients ou inconscients) que vous avez faits tout au long de votre vie. Vous avez donc une emprise sur une partie de votre fonctionnalité, c'est ce qu'on appelle communément l'« **hygiène de vie** ». Malheureusement, ce serait trop simple, il existe une autre partie de votre fonctionnalité que vous ne pouvez pas maîtriser et qui dépend des agressions de votre environnement sur votre organisme (nous y reviendrons plus loin).

Le terrain parfait n'existe pas

Sommes-nous tous égaux face à la maladie ? Malheureusement non et, dès la naissance, des différences existent entre chacun pour se maintenir dans un bon état de santé. Ainsi, deux enfants de la même fratrie, avec une hygiène de vie identique, auront des manifestations totalement différentes face à la même maladie. L'un peut avoir une varicelle avec seulement deux vésicules en restant actif, l'autre peut rester alité 10 jours en étant couvert de lésions. Vous l'avez compris, c'est la nature du terrain de chaque individu qui explique l'aspect que vont prendre ses maladies. Il est alors légitime d'aborder la question du terrain dès la plus tendre enfance. Celui-ci dépend du capital génétique apporté pour moitié par le spermatozoïde et pour l'autre moitié par l'ovule. Cette fusion crée un être unique : vous. En fonction de ces informations génétiques, on assiste à la mise en place d'un programme idéal (le meilleur de votre génétique) qui va régler toute votre vie. Malheureusement, ce programme ne prévoit pas les accidents de parcours (dénutrition, infection, accident, agression, harcèlement – les orages de grêle sur la voiture). Du coup, pour répondre à une agression particulière, l'organisme, dans l'urgence et afin de vous maintenir en survie, peut entraîner de telles modifications qu'elles perturbent le programme initial. Dès l'agression passée, il fera tout pour se régénérer. Mais, parfois, la dégradation a été si importante que cette remise à niveau est impossible. Dans ce cas, l'organisme choisit une nouvelle programmation qui est alors le meilleur compromis possible. Il crée un nouvel équilibre qui est aussi un déséquilibre. Ainsi, de déséquilibre en déséquilibre, l'organisme se fragilise et se met en situation précritique puis critique aboutissant à la maladie grave (maladie auto-immune, cancer, dégénérescence cérébrale...). C'est en cela que le terrain parfait n'existe pas. Il est toutefois possible de dégager en amont de grands traits à la fois de morphologie, de comportement, des signes cliniques, de prédispositions à certaines maladies et de risques évolutifs rattachables aux différents types de terrain.

Certains naissent avec un moteur de 2 CV, et d'autres avec l'énergie d'une Ferrari !

2 CV ou Ferrari ?

Prenons un exemple simple. Imaginons qu'au cours d'une loterie vous gagniez une voiture. Et voilà, vous naissez avec une Ferrari ou une 2 CV : c'est votre structure, et pour toute la vie !

Mais le fonctionnement de cette voiture va dépendre de nombreux paramètres : du réseau routier que vous allez emprunter (autoroute ou chemins de marais), du climat que vous subirez (chaleur, froid intense, humidité, etc.). Il va relever aussi du type de conduite que vous adopterez (sportive ou plutôt « pépère »), de la qualité du carburant que vous y mettrez (alimentation), du rythme des révisions et de la compétence du mécanicien (suivi médical), du fait qu'elle dorme dans un garage ou dehors en pleine intempérie (condition de vie).

Vous comprenez aisément que vous pouvez avoir une certaine influence en fonction de vos choix et de vos moyens (carburant, mécanicien, chauffeur) sur certaines fonctionnalités de votre voiture. Cependant, il existe d'autres points qui ne dépendent pas de vous (climat, réseaux routiers) et certains même qui vous échappent totalement (un nuage de grêle qui cabosse la carrosserie, un arbre qui s'abat sur la voiture).

La vie est ainsi faite que l'on ne peut pas tout contrôler. Il faut donc savoir tirer le meilleur de ce que l'on a reçu. Alors, faut-il avoir une Ferrari ou une 2 CV ? Là n'est pas la question, elles ont chacune leurs forces et leurs faiblesses. L'important est d'apprendre à se connaître et ainsi faire des choix qui nous correspondent au mieux. Ainsi, chacun peut **exprimer le potentiel de son corps** et aller le plus loin et le plus confortablement possible sur le chemin de sa vie.

De quel terrain êtes-vous ?

Le matin au réveil, vous êtes :

- ☐ **A** Debout en 1 seconde et plein(e) d'énergie.
- ☐ **B** Complètement épuisé, c'est à peine si vous entendez votre réveil et vous vous rendormez en plongeant sous la couette.
- ☐ **C** À moitié sonné et il vous faut au moins 10 bonnes minutes pour être efficace.

Après un bon déjeuner :

- ☐ **A** Vous retournez travailler de bonne humeur.
- ☐ **B** Vous piquez du nez et auriez bien besoin d'une bonne sieste.
- ☐ **C** Vous avez des remontées acides et des difficultés à digérer avec des ballonnements qui vous font desserrer de 2 crans votre ceinture.

→

La nuit, vos rêves sont :

- ☐ **A** Intenses avec des couleurs et des sons et vous vous en souvenez encore au réveil.
- ☐ **B** Vous ne vous souvenez pratiquement jamais de vos rêves.
- ☐ **C** En noir et blanc et ils ne vous procurent pas une grande émotion.

Réponses

✔ Si vous avez une majorité de A, vous êtes plutôt Ferrari

Vous fonctionnez comme une horloge, avec beaucoup de précision et d'efficacité mais vous ne supportez pas les variations de réglage. C'est idéal pour la vitesse, les circuits ou l'autoroute mais il vaut mieux éviter les chemins de campagne et les situations imprévues... Vous pouvez monter très rapidement dans les tours et donc exceller dans les situations d'urgence. Au point de brûler beaucoup d'énergie, parfois trop et la machine peut se briser. Vous exprimez des colères parfois violentes que vous oubliez aussi vite qu'elles sont terminées, mais ce n'est pas très facile à vivre pour votre entourage.

Vos organes de faiblesse : le cœur, l'estomac, les nerfs.

Vos plantes de prédilection : l'agripaume, la lavande, la pivoine.

✔ Si vous avez une majorité de B, vous êtes plutôt 2 CV

Vous êtes un peu difficile au démarrage, surtout s'il fait froid, et il faut pousser les rapports pour que vous avanciez. Mais une fois parti, vous êtes inépuisable... Vous gérez bien les petites routes, c'est-à-dire les petites imprévisions de la vie et la routine, vous êtes endurant et résistant, le plus dur pour vous c'est de démarrer.

Vos organes de faiblesse : le pancréas, la peau, la sphère ORL.

Vos plantes de prédilection : le thym, la ronce, la lavande.

✔ Si vous avez une majorité de C, vous êtes plutôt BMW

Vous êtes plutôt sûr, régulier, vous pouvez avoir confiance en vous. Vous bénéficiez d'un bon démarrage, d'une bonne gestion du stress, mais peut-être vous manque-t-il un peu de fantaisie. Vous êtes le second idéal, vous êtes le travailleur de l'ombre avec qui on est en sécurité !

Vos organes de faiblesse : le tube digestif, la vessie, la vésicule.

Vos plantes de prédilection : la lavande, l'estragon, l'aubépine.

Attention au syndrome du Titanic

Ce n'est pas parce que vous avez une structure « parfaite » que vous devez négliger votre fonctionnalité. Toute structure a sa faille, même le *Titanic* ! Le problème du *Titanic* fut que ses concepteurs étaient tellement certains qu'il était insubmersible, et donc de la qualité de sa structure, qu'ils en négligèrent sa fonctionnalité (une seule paire de jumelles pour les vigies, difficultés de communication entre la passerelle et la machinerie, gouvernail trop petit). Ainsi, par l'addition d'une multitude d'erreurs, le paquebot s'est dirigé directement sur l'iceberg (l'élément extérieur déclenchant la maladie). Vous connaissez la suite, le point d'impact fut tel et la violence du choc si forte (car inattendue) que le navire insubmersible a sombré en un temps très rapide avec des éléments de protection insuffisants comme le manque de canots de sauvetage. Il en va de même pour les personnes qui ont la chance d'avoir une bonne structure mais qui n'ont pas **conscience de leur vulnérabilité**. Certaines s'effondrent parfois très rapidement alors que rien ne le prédisait.

À l'inverse, des personnes à la structure plus fragile sont souvent confrontées à leurs difficultés et connaissent bien ce qu'elles doivent éviter. Ainsi, mon grand-père disait : « Toujours malade, jamais mourir. »

Comment fonctionne votre corps ?

Votre corps fonctionne comme un orchestre avec pour chef l'hypophyse, une petite glande du système hormonal située à la base du crâne derrière les yeux. Cette glande dirige un orchestre, dont chaque instrument est constitué d'une autre de vos glandes (organes qui fabriquent des hormones). Cet orchestre transmet des informations à l'organisme comme une communication de bouche-à-oreille (cela prend donc du temps).

Ce chef d'orchestre a par ailleurs un serviteur : le **système neurovégétatif**. Le système nerveux apparaît à la 7e semaine de vie seulement. Tout ce qui s'est passé avant l'a été sous l'emprise seule des hormones. Ce système nerveux a pour particularité de transmettre l'information à la vitesse de l'électricité comme avec un téléphone. C'est donc un élément qui sert l'orchestre (une sorte de régisseur) et un système de transmission très efficace : de l'ordre de la microseconde quand le système hormonal, lui, pourra mettre plusieurs jours.

L'équilibre de chacun ressemble donc à une musique qui se joue, en boucle, entre le système hormonal et le système neurovégétatif qui s'influencent mutuellement.

Le chef d'orchestre du corps : le système hormonal

Le système hormonal est constitué physiquement de l'hypothalamus, l'hypophyse et des glandes périphériques (surrénale, gonade, thyroïde, foie, pancréas...).

En quelque sorte, pendant que l'orchestre hormonal joue sa partition, à son rythme, le système nerveux s'occupe de la lumière : par exemple, pour faire passer des informations très rapidement comme l'expression du stress et la mise en place de la dynamique d'adaptation faite par certaines glandes du système hormonal. Le système neurovégétatif joue donc un rôle capital.

Votre système hormonal est construit selon 4 axes, allant de l'hypophyse (glande située à la base du cerveau) vers les glandes situées dans le reste du corps :

- l'axe qui gère les **surrénales** (glandes adaptatives par excellence et qui s'occupent de la survie à chaque instant) ;
- l'axe qui gère les **gonades** (ovaires ou testicules : glandes de la construction de l'espèce mais avant tout de l'individu) ;
- l'axe qui gère votre **thyroïde** (la chaudière de l'organisme, qui donne l'énergie et la matière première nécessaire à l'entretien et à la construction de l'organisme) ;
- et enfin celui qui gère le **foie** et le **pancréas** (glandes qui permettent de finaliser les processus de construction).

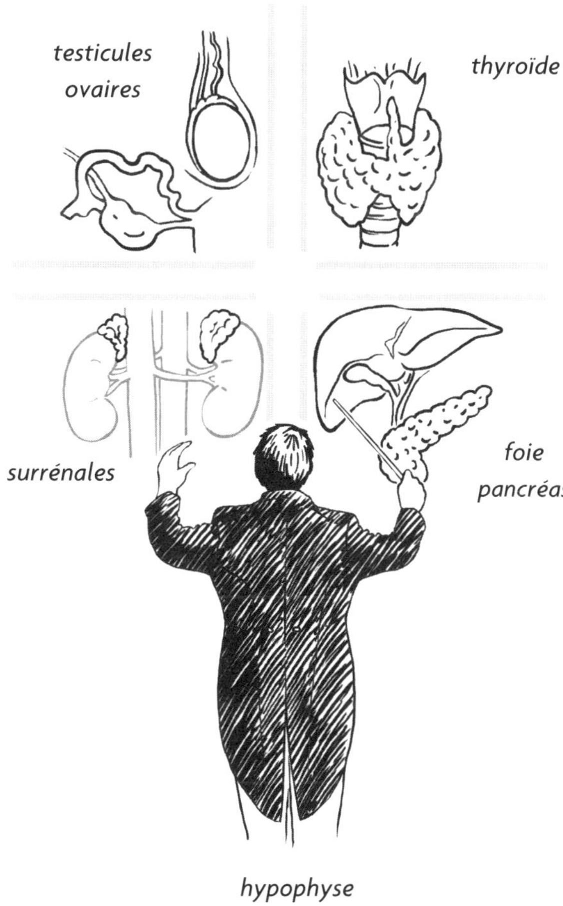

Pour prendre un exemple concret, le corps doit sans cesse s'adapter aux changements climatiques et cela implique tout spécialement certaines glandes hormonales sur lesquelles la médecine naturelle peut avoir un effet !

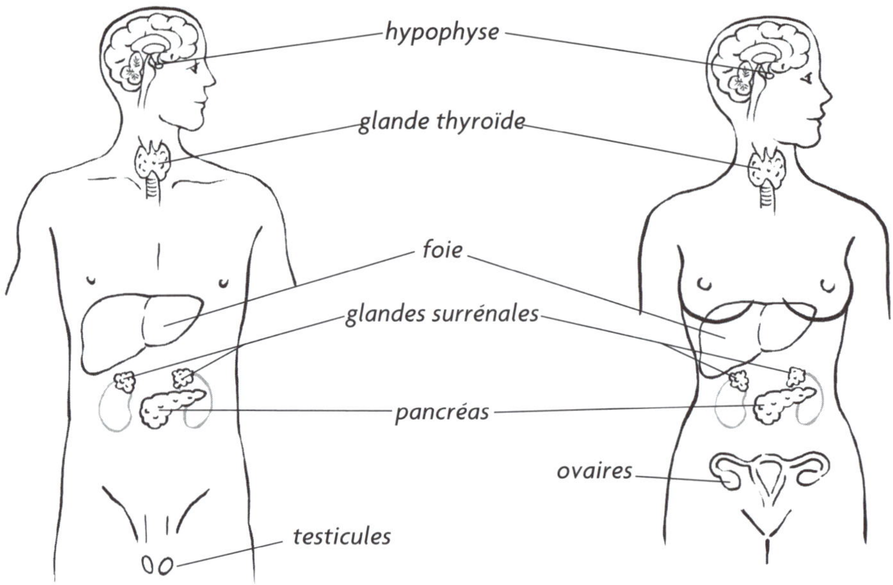

Sollicitation adaptative

Devant une sollicitation adaptative (l'adaptation au changement de saison, par exemple), les deux axes hormonaux importants sont ceux qui gèrent les surrénales et la thyroïde. La thyroïde est principalement sollicitée, particulièrement à l'automne et au printemps. C'est elle qui influe sur la **température du corps** (d'où bouffées de chaleur, frilosité excessive) et ne s'adapte pas toujours bien aux changements de température.

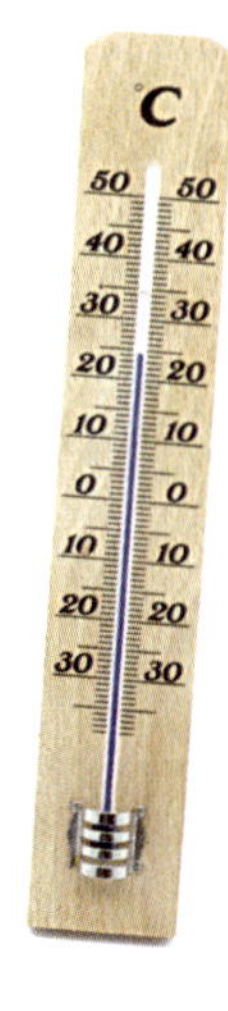

Exactement comme dans votre maison, vous pouvez avoir des difficultés d'adaptation au changement climatique automnal si vous tardez à allumer la chaudière et, du coup, vous avez froid la nuit. De la même façon, la thyroïde n'arrive pas toujours à bien régler la température du corps au bon moment. Au printemps, c'est le même phénomène : on a parfois trop chaud le jour et on a plutôt tendance à ouvrir les fenêtres au lieu d'aller éteindre la chaudière, ce qui serait une meilleure solution adaptative pour notre porte-monnaie, non ?

Des problèmes de santé récurrents au printemps et à l'automne ?

Il est probable que votre point faible de fonctionnement soit en premier lieu, celui de la thyroïde, et en second lieu, celui des surrénales. Et là, attention, nous ne parlons que du fonctionnement, pas de la maladie !

Pour être simple, retenez que les surrénales ont pour fonction de gérer la survie à chaque instant. Ainsi, devant toute agression, quelle qu'elle soit, comme un changement de température par exemple, l'activité surrénalienne est sollicitée. Si elle rencontre des difficultés, elle fera des choix afin de privilégier la survie de l'organisme dans l'instant. C'est une gestion économique à court terme, indispensable, mais qui, comme toutes les actions à court terme, peut fragiliser l'ensemble sur le long terme. Pour être concret, quand vous avez des poussées d'herpès ou des infections respiratoires récidivantes, il est urgent de soutenir votre surrénale.

Le système neurovégétatif

Le système neurovégétatif est l'assistant du système hormonal (rappelez-vous, c'est le serviteur du chef d'orchestre), avec qui il est constamment relié.

Qu'est-ce que le système neurovégétatif ? Il s'agit de la partie du **système nerveux responsable des fonctions automatiques**, qui échappent au contrôle volontaire. L'organisme grandissant et se perfectionnant, ce système nerveux devient fondamental ne serait-ce que pour les battements du cœur, mais aussi plein d'autres fonctions qu'on appelle végétatives. Elles sont indispensables à la vie, et fonctionnent sans l'emprise du conscient (c'est-à-dire de façon simpliste, ce qui fonctionne encore en réanimation médicale quand le cerveau est détruit).

Le système neurovégétatif gère notamment le fonctionnement des muscles lisses (digestion, vascularisation...), du muscle cardiaque, de la majorité des glandes exocrines (digestion, sudation...) et de certaines glandes endocrines (celles qui fabriquent les hormones).

Il comprend ce que l'on appelle le **parasympathique**, et le sympathique. Ce deuxième élément comprenant lui-même l'**alpha sympathique** et le **bêta sympathique**. Oui, mais tout cela, comment ça marche ? Pour faire simple, prenons l'image du chat.

L'exemple du chat

Le chat illustre assez bien le fonctionnement neurovégétatif. Le plus souvent, il dort, digère : il est alors sous l'emprise du parasympathique. Puis, il se réveille, s'étire, c'est la montée en puissance de l'alpha sympathique : il se prépare à l'action. Soudain, il aperçoit un oiseau qui stimule son appétit de chasseur. Il se met en dynamique de chasse, son alpha sympathique monte encore. Imaginez-le, la queue basse, les yeux grands ouverts, il se déplace avec minutie, au ralenti, aucune moustache ne bouge tellement il est en tension contrôlée et de plus en plus proche de sa proie. Il se met dans un état de tension extrême, on le voit presque trembler. C'est alors que le bêta sympathique se met en place jusqu'à une tension ultime qui déclenche l'action préméditée de bondir sur l'oiseau. Le bêta sympathique se libère et le chat se jette sur sa proie. Il la mange et se rendort pour digérer. Il relance alors le cycle par le parasympathique.

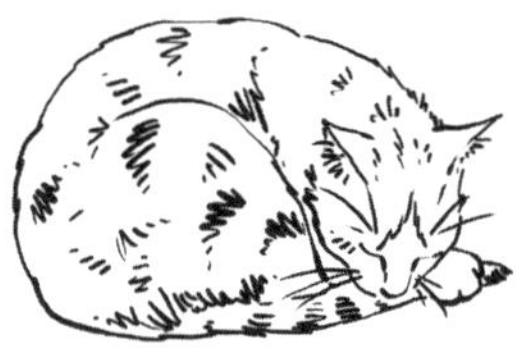

parasympathique

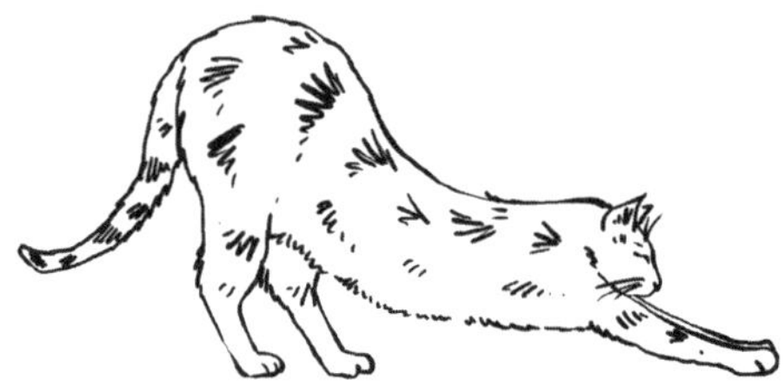

montée en puissance de l'alpha sympathique

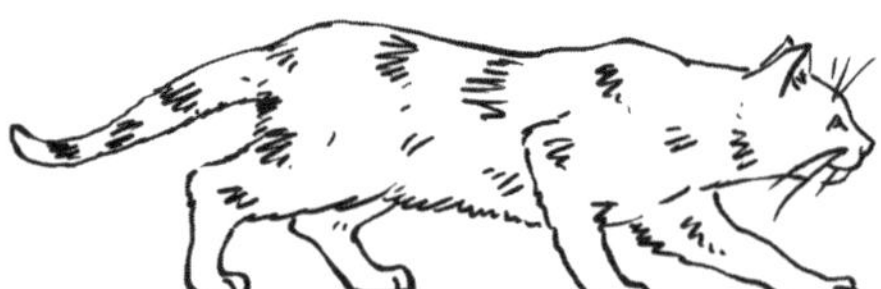

l'alpha sympathique monte encore

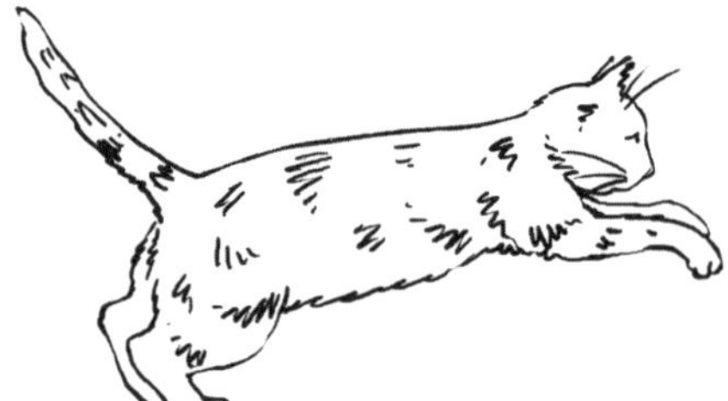

le bêta sympathique se libère

Guetter les dysfonctionnements

Une fonctionnalité excessive ou insuffisante d'un seul de ces trois éléments pendant la croissance peut laisser des marques indélébiles sur le corps. C'est le témoignage de la façon dont nous avons fonctionné pendant cette période clé qui peut expliquer pourquoi nous en sommes arrivés là aujourd'hui. Il est donc utile de déceler au plus tôt un dysfonctionnement. Ceci peut vous permettre de mieux comprendre quelles sont vos prédispositions et aussi d'envisager des mesures préventives adaptées à votre état.

Apprenons à cibler nos points faibles et nos points forts

À travers ces lignes, vous allez apprendre à mettre en place des **stratégies de soins**, simples, pas chères, évidentes, et disponibles au plus près de vous. Tout cela en étant en phase avec votre individualité et avec, en plus, un respect de votre environnement. Il est donc important de faire l'effort de bien se connaître, de décrypter les signes que délivre son corps, pour apprendre à mieux se soigner et à exploiter et maintenir son potentiel. Chacun de nous devrait être capable de reconnaître ses points faibles afin de savoir comment y remédier – comment prévenir une infection chronique ou un début de mal de ventre, par exemple – avant que cela n'empire et ne gâche votre quotidien.

Et vous pourrez ainsi profiter de vos forces et les optimiser. Vous serez alors à même d'exprimer votre potentiel !

Il existe différents archétypes d'états physiologiques, dépendants du système neurovégétatif, à travers lesquels vous vous reconnaîtrez et qui vous permettront de mieux comprendre votre mode de fonctionnement et de déséquilibres potentiels. Vous saurez alors quelles sont vos plantes amies et aurez une meilleure lecture de votre corps.

Comment est-on avec un parasympathique fort ?

Pas de panique, cet excès de fonctionnement est très fréquent. Si vous ne vous reconnaissez pas, vous saurez facilement faire le lien avec l'un de vos proches.

Mais qu'est-ce que le parasympathique ? Il s'agit du système nerveux végétatif qui gouverne les poumons et le système digestif (surtout pancréas et foie). Il les relie par un seul nerf. On l'appelait autrefois le pneumogastrique (nom descriptif anatomique), et maintenant le nerf vague (beaucoup d'entre vous connaissent le « malaise vagal » qui résulte d'une surexcitation de ce nerf). Il s'occupe du tonus général de l'organisme (c'est grâce à lui que l'on tient debout) et il participe à l'entrée dans le sommeil.

Physiologiquement

Les personnes qui ont eu un parasympathique fort pendant l'enfance, comme les enfants asthmatiques par exemple, ont souvent une petite cuvette au niveau du sternum (l'os sur lequel les côtes viennent s'articuler en avant du thorax), ce qui traduit bien la tendance à tout garder en soi, à l'intériorisation. Plus tard, elles ont un thorax plutôt plat, voire enfoncé. Leurs extrémités sont moites et plutôt chaudes.

Comportement

Ces individus sont souvent de grands timides, tout en retenue, introvertis. Ils ont du mal à surmonter leurs inhibitions, à s'exprimer en public. Ils mettent du temps à enclencher les relations avec autrui, mais ils sont plutôt fidèles en amitié (ami d'un jour, ami pour toujours). En contrepartie, ils sont d'une nature rancunière. Une fois qu'on les a déçus, il est difficile de les reconquérir.

Au réveil, des signes qui ne trompent pas

Leurs nuits sont en général profondes, sans souvenir des rêves. Le réveil est difficile, avec la nécessité de faire sonner plusieurs fois le réveille-matin. D'une humeur massacrante pendant les premiers temps de la matinée, il vaut mieux les laisser tranquilles si on ne souhaite pas se faire rabrouer ou obtenir comme unique réponse un grognement bestial. On dit d'eux qu'ils se lèvent du mauvais pied, ou comme m'a dit un jour un patient : « Tous les matins, je sors de ma tombe. »

En revanche, une fois qu'ils ont bien émergé, **plus rien ne les arrête**. Ils présentent une forte endurance et de la ténacité. Ce sont en fait de véritables bulldozers, qui carburent au diesel : difficiles à démarrer, sans préchauffage surtout l'hiver, mais ensuite ils écrasent tout sur leur passage. On dit souvent d'eux qu'ils sont têtus.

Une petite sieste ?

Après le repas, il leur est souvent nécessaire de faire une sieste. Mais attention, celle-ci peut durer 3 heures, et ça ne leur est pas bénéfique. En effet, la digestion sollicite le fonctionnement du pancréas et du foie. Ces glandes, pour fonctionner, mobilisent le parasympathique qui monte donc en puissance avec la digestion. Comme le système parasympathique est aussi mobilisé pour trouver le sommeil, la digestion favorise le besoin de sieste. Par ailleurs, le fait de lutter contre la sieste stimule, lui, l'alpha sympathique qui entre donc en conflit avec le parasympathique.

> ***Une sieste après le déjeuner ? Oui, mais courte !***
>
> Le piège est de partir pour une sieste trop longue, c'est-à-dire un cycle de sommeil, et là, non seulement il ne sera pas facile d'en sortir en forme mais, en plus, celle-ci déstructurera la nuit suivante. Plusieurs études démontrent qu'une sieste bénéfique doit durer de 7 à 25 min !

Cela peut entraîner par exemple une augmentation de la spasmodicité, d'où les ballonnements et l'inconfort digestif.

État congestif

Avec un parasympathique fort, les glandes et les muqueuses fabriquent beaucoup de liquide. Ainsi le nez coule sans cesse de l'eau ou du mucus fluide, les oreilles se congestionnent, la salive est abondante en dehors des repas (si bien qu'on peut retrouver des taches de salive sur l'oreiller le matin), les bronches sont très sécrétantes. L'excès de production de liquide entraîne un état congestif qui peut devenir un véritable bouillon de culture pour les germes, et favoriser les rhinopharyngites, otites, inflammations des glandes salivaires (parotidites, par exemple, dont l'affection la plus connue est les oreillons), ou encore des bronchites chroniques.

Ces personnes présentent facilement des sueurs généralisées, et notamment en début de nuit (c'est particulièrement le cas des nourrissons). Elles sont plus sujettes aux caries dentaires. Le diamètre de leur pupille est rétréci, ce que les médecins appellent « myosis ». Leur tension artérielle est plutôt basse et pincée (par exemple 10/7 alors que le standard est 12/6 mmHg).

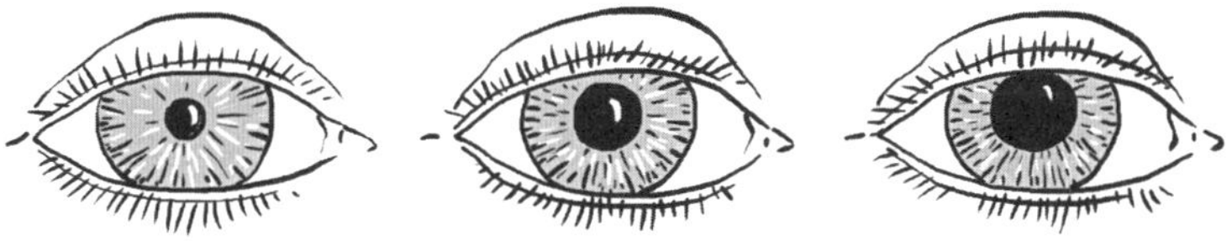

myosis *pupille normale* *mydriase*

Quels risques à long terme ?

L'hyperfonctionnement du « parasympathique » favorise l'apparition d'un état congestif général. Par exemple, la congestion pelvienne (petit bassin) qui peut, avec le temps, jouer un rôle chez l'homme dans l'apparition de problèmes prostatiques avec difficultés urinaires, chez la femme dans la constitution de fibrome (l'utérus qui grossit).

Le système parasympathique est très actif pendant la petite enfance car il stimule la croissance, ce qui permet de comprendre pourquoi, à cet âge, l'enfant développe certains types de maladies, en particulier respiratoires ou digestives (otite, rhinite, bronchique, parotidite) du fait de la congestion excessive de ses organes.

Les sujets avec un fort parasympathique réactionnel témoignent souvent d'une **insuffisance fonctionnelle du pancréas**, que ce soit dans la gestion du sucre (endocrine) avec un risque accru, au long terme, d'installation d'un diabète de type 2 dit gras, ou dans la digestion (exocrine) des graisses et des protéines. Ce qui s'accompagne parfois de problèmes de digestion avec fermentation, gaz malodorants et selles collantes.

Le parasympathique a une action de freinage sur le cœur. Au point qu'à l'extrême, avec le temps, le cœur peut tellement ralentir que le patient aura besoin d'un pacemaker.

Ces sujets ont tendance à l'**hypermétropie**, c'est-à-dire qu'à la différence d'une personne myope, ils peuvent voir net et sans correction, un objet éloigné, mais en vision de près, leur œil doit faire un effort d'accommodation, ce qui peut provoquer une fatigue visuelle ou des maux de tête, surtout après une journée de travail.

Ils peuvent être sujets à des crises dites vagales, qui se manifestent par des vertiges, des nausées, des sueurs profuses. Ces malaises peuvent aller parfois jusqu'à l'évanouissement. Ce type de crises peut survenir en fin de repas, surtout s'ils ont beaucoup mangé, qu'il fait chaud et qu'il n'y a pas de courant d'air frais. Ce malaise peut être également déclenché par une émotion, la vue du sang ou d'une aiguille, mais aussi par une période de jeûne trop longue (absence de petit déjeuner par exemple). Ils peuvent également souffrir de crises d'hypoglycémie, car dans cet état la sécrétion d'insuline augmente, ce qui abaisse le taux de sucre dans le sang (troubles pouvant apparaître alors : sueurs, tremblements, vertiges...).

Conseils et plantes amies

Les principales plantes vagolytiques (qui freinent le parasympathique) présentes dans votre cuisine sont le thym, le serpolet (variété de thym) et l'estragon. Le basilic et la camomille ont une action mixte freinant le para mais aussi l'alpha sympathique. Le cresson, la laitue, la pomme de terre (en jus cru), la gentiane (présente dans certaines maisons sous la forme d'un apéritif bien connu) sont des plantes vagolytiques qui ciblent la dynamique digestive.

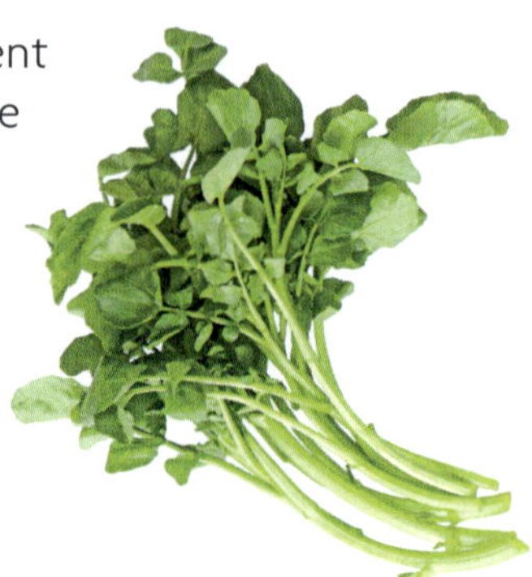

La lavande (moins courante dans la cuisine mais facile à se procurer et si importante en médecine naturelle) freine le parasympathique et l'alpha sympathique, si bien qu'on l'utilisera facilement chez les sujets dont ces systèmes fonctionnent trop fort.

Quand le parasympathique est plutôt faible, comment est-on ?

Lorsque la faiblesse du parasympathique prédomine sur les autres secteurs neurovégétatifs, ce qui est assez rare, nous sommes alors face à une personne qui manque globalement de tonus. Sa musculature est peu développée et ses muscles relâchés. C'est un sujet tout mou n'ayant globalement pas de force un peu comme après un bon massage.

Comportement

Ces personnes très marquées par ce manque de parasympathique sont psychiquement plus fragiles que les autres et peuvent manifester facilement des troubles psychologiques (dépression soudaine, crise de panique, angoisses parfois irréversibles) avec des révélateurs pourtant minimes (petit choc psychologique, agresseur externe médicamenteux).

Physiologiquement

Cette mollesse, exprimant plutôt un état déficient, se traduit aussi sur le plan cardiaque : même leur cœur est mou, il a du mal à se contracter. Du coup, bien qu'ayant une tension artérielle normale, le pouls est plutôt rapide mais sans force, avec un battement difficile à percevoir. Leurs sphincters aussi sont faibles, ces personnes ont donc du mal à bien les maîtriser.

Leur organisme est faiblement producteur de sécrétions, donc, ils sont peu sujets aux congestions, ne souffrent pas (ou peu) d'infections ORL ou bronchiques. En revanche, cela présente un désavantage sur la qualité de leur transit digestif car, par manque de sécrétions, ils ont plutôt tendance à être constipés.

Pour la même raison, leurs extrémités sont froides et sèches.

Quels risques à long terme ?

Leur personnalité fragile peut les entraîner vers des hallucinations, des bouffées délirantes, des cauchemars très forts, et, à l'extrême, des épisodes d'autoagressivité.

Ce sont des sujets très vulnérables à la consommation de psychotropes et qui peuvent rapidement basculer dans des troubles psychologiques sévères, même lors d'une seule prise expérimentale (la prise d'un joint de cannabis unique les faisant totalement décompenser, par exemple). Et cela de façon définitive. J'ai connu un lycéen sans problème qui, à l'âge de 16 ans, a fumé un seul pétard. L'effet fut tel qu'il est parti « en live » et a cassé les toilettes du lycée avec sa force seule. Après cette crise, cet adolescent est devenu agoraphobe (phobique de la foule), angoissé et désociabilisé. Eh oui, toutes les plantes ne sont pas bonnes à prendre et une seule prise suffit parfois.

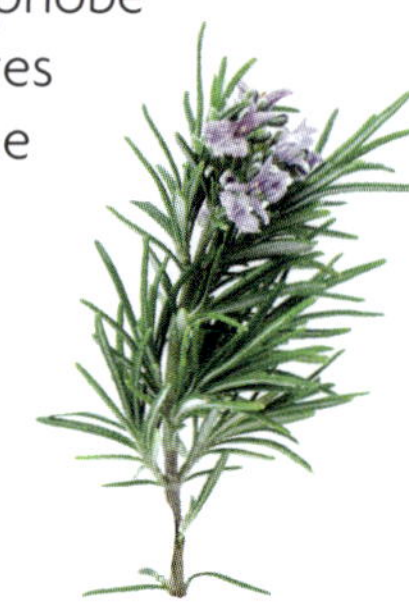

Conseils et plantes amies

Dans votre cuisine, n'hésitez pas à utiliser la chicorée, le romarin, le fenugrec (qui est une épice), la girofle, la verveine. Et au fond du jardin... cherchez l'ortie.

Comment est-on avec un alpha et un bêta sympathique fort ?

L'alpha sympathique permet la mise en tension de l'organisme, c'est lui qui aide à sortir du sommeil et prépare le mouvement. Quant au bêta sympathique, il est la continuité obligatoire de l'alpha sympathique et permet la réalisation de ce qui vient d'être mis en tension.

Comportement

Globalement, il s'agit là de personnalités impulsives, tout en tension, qui peuvent exploser pour un rien. **Toujours sur le qui-vive**, ces sujets sursautent dès qu'on leur effleure l'épaule. Ce sont des individus irritables, expansifs, anxieux, entreprenants. Souvent difficiles à vivre au quotidien, ils sont moteurs dans les groupes du fait de leur autoritarisme mais aussi de leur force de persuasion et de leur capacité à agir.

Physiologiquement

Leur côté explosif s'accompagne d'une tendance à avoir un cœur rapide et à ressentir aisément des palpitations. Du fait de leur nervosité naturelle, ils sont facilement sujets à des tremblements des extrémités (surtout des mains et des doigts) et ils éprouvent fréquemment des bouffées de chaleur, avec des alternances de pâleur et de rougeur du visage.

Pour ces personnes, mieux vaut éviter les boissons excitantes comme le thé et le café qu'elles ont tendance à consommer souvent de façon importante et qui aggravent ce fonctionnement excessif.

Avec un système bêta sympathique dominant, il est aussi possible d'avoir des comportements qui mettent en danger. Ces personnes sont par exemple adeptes des sports de l'extrême, « accros à l'adrénaline » comme on dit communément.

Ils produisent peu de sécrétions des muqueuses et des glandes. Leur bouche est sèche, leur salive épaisse se dépose parfois à la commissure des lèvres, très blanche et très compacte, formant beaucoup de fils. Ils ont rarement soif. La pauvreté de leurs sécrétions peut même se traduire sur le plan urinaire, avec une diminution du volume quotidien d'urine, ce qui peut favoriser la survenue de calculs rénaux, du fait de la concentration de leurs urines. Dans certains cas, les sueurs ont une odeur d'urine, conséquence d'un déséquilibre des sécrétions de chlore par la peau.

Quels risques à long terme ?

Le risque majeur est l'hypertension et l'infarctus.

Du fait des décharges d'adrénaline qu'ils sont à même de déclencher facilement, ces sujets risquent d'augmenter leur taux de sucre dans le sang et de favoriser à long terme l'apparition d'un diabète par épuisement de leur insuline.

La mise en tension excessive de l'organisme retarde les écoulements des sécrétions glandulaires. Ainsi, ils présentent un état congestif chronique. Cela a des répercussions sur le petit bassin pouvant favoriser les poussées hémorroïdaires, mais aussi les varices dans les jambes.

L'alpha sympathique a un effet énergétique fort. De ce fait, ce type de terrain est fréquemment associé à une suractivité de la glande surrénale directement stimulée et de la thyroïde. Ces glandes sont, en plus, en relation étroite avec la mobilisation de l'énergie.

Ainsi, un véritable cycle infernal se met en place avec une surrénale qui fait de « l'autoallumage ». En effet, l'adrénaline est fabriquée par la surrénale et sa sécrétion est stimulée par le bêta sympathique qui, lui-même, stimule la surrénale. Tout cela consomme beaucoup d'énergie. Or, pour avoir de l'énergie, il faut une activité accentuée de la thyroïde. Ces deux glandes en suractivité (la surrénale et la thyroïde) provoquent une sorte de « surchauffe » donnant toute l'énergie nécessaire au vrombissement de la Ferrari.

Chez la femme, ce mode de fonctionnement entraîne une surexpression de son côté féminin avec tout ce que cela implique dans son comportement mais aussi avec tous les risques associés. Ce sont des femmes très coquettes, très possessives, très émotives, très expressives, avec une peau très douce, etc. mais qui peuvent développer plus facilement des cancers féminins comme ceux du sein ou de l'utérus, par exemple.

Mais pour exprimer ces pathologies, le seul rôle de l'alpha ne suffit pas bien sûr.

Conseils et plantes amies

Certaines sont des plantes calmantes favorisant l'entrée dans le sommeil comme la passiflore, le houblon (sous forme de tisane des cônes et non sous forme de bière).

La fleur d'oranger que vous avez en cuisine pour aromatiser vos pâtisseries se trouve être un très bon remède qu'on utilisera facilement.

L'aubépine, la lavande, le basilic, la menthe calmeront tous les excès d'expression de ce système sympathique.

Il est bénéfique de consommer régulièrement des clous de girofle, de l'ail, de l'olivier (sous forme d'huile) et du tilleul pour également tempérer ce système sympathique, mais surtout parce que ces plantes ont d'autres propriétés qui permettent de prévenir les risques cardio-vasculaires que présente ce type de personnes.

Comment est-on avec un système sympathique faible ?

Avec un système sympathique faible, le chat a du mal à se lever et à partir à la chasse aux moineaux (voir p. 26). Ces personnes sont souvent si calmes qu'elles passeraient presque pour des sages. Cela entraîne donc une fonctionnalité là encore différente.

Comportement

Leur déficit énergétique est tel que le moindre effort leur paraît une montagne à soulever. Ces sujets n'ont plus d'envies, ni de désirs, la tranquillité les habite du matin au soir et du soir au matin. Leur libido n'est même pas endormie : elle est éteinte et rien ne semble pouvoir la réveiller.

Physiologiquement

Ce sont des fatigués chroniques, leur batterie est totalement à plat et leur lassitude est constante. Leurs extrémités sont plutôt chaudes, leur cœur bat à un rythme correct, leur tension artérielle est plutôt basse, mais avec une bonne différentielle.

Quels risques à long terme ?

À l'extrême, leur psychisme peut être fragilisé avec des dédoublements de la personnalité, des rêves éveillés. Les risques majeurs sont toutefois l'insuffisance circulatoire, en particulier au niveau des coronaires et des artères du cerveau. Un risque d'affection respiratoire est également à craindre par absence de dilatation des bronches.

Conseils et plantes amies

Dans la cuisine, vous aurez le citron, la cannelle, le cassis, la sarriette qui sont des plantes très toniques sur le système sympathique. Dans le jardin, les feuilles de la sauge et du saule blanc. La sauge réveillera également toute la féminité endormie (à éviter chez les garçons).

Chez l'épicier, le gingembre sera très bien venu, comme l'éleuthérocoque et le ginseng que vous trouverez sous différentes formes chez votre pharmacien. Ils auront une action également stimulante des surrénales et aussi de l'activité génitale chez l'homme comme chez la femme, ce qui devrait aider à réveiller la libido.

Devenez responsable de votre santé ?

En fait, chacun d'entre vous est un mélange subtil et particulier de tout cela. À ce mélange, il faut y ajouter les niveaux hormonaux de fonctionnement propres à chacun. L'équilibre du système hormonal influence sur le neurovégétatif et réciproquement. Ce dernier point étant difficile à expliquer lorsque l'on n'est pas formé à la médecine, je me contenterai de vous donner quelques pistes quand cela sera utile.

À cette complexité, il faut rajouter l'impact du temps et des événements que l'organisme va avoir à gérer tout au long de sa vie. Dans votre terrain, des éléments sont dominants et d'autres suivent ou sont insuffisants. Dans le temps, certains s'effacent et d'autres prennent une place plus importante. Donc, même si certaines dynamiques sont plus ou moins fixées, d'autres sont très malléables.

C'est vous, en prenant conscience de tout cela, qui pourrez modifier, par des choix délibérés, l'**évolution de votre fonctionnalité**. Soyez ainsi responsables de votre santé et aidez votre médecin à mieux prévenir vos maux plutôt qu'à les guérir !

Prévenir vaut mieux que guérir

Avec ce que vous venez d'apprendre, il vous est maintenant facile de comprendre sur quoi vous pouvez agir. Mais ne soyez pas inquiet, nous allons vous accompagner et l'ensemble des conseils que nous allons vous donner sont conçus à partir de toute cette réflexion physiologique développée pour vous, de la façon la plus simple possible.

Si l'on veut réellement prévenir et ne pas seulement avoir une action de guérison symptomatique, il est donc important de bien reconnaître à quel déséquilibre du corps humain un mal peut être associé. Et la force de notre médecine, c'est de tenter de prévenir ou de corriger les déséquilibres du corps à l'origine des symptômes.

Ainsi, les recommandations délivrées dans cet ouvrage tenteront toujours d'aller plus loin qu'une vision purement symptomatique et leurs effets pourraient être visibles sur le plus long terme.

Par exemple, le **thym** et le **romarin** sont deux plantes bien connues pour leurs propriétés antiseptiques. Mais le thym freine le parasympathique alors que le romarin le stimule. Donc, dans la grande majorité des infections ORL, où le parasympathique est dominant, il vaudra mieux choisir en première intention le thym.

Toutefois, vous pouvez avoir un fort parasympathique mais aussi un alpha sympathique dominant qui s'exprimera par une hypertension. Dans ce cas-là, par exemple, il peut être utile d'associer le thym et le romarin afin de profiter de la puissance antiseptique mais de tempérer aussi l'action neurovégétative de chacune de ces plantes.

Pourquoi certains font-ils des rhumes ou des angines toute l'année ?

Si vous êtes sujet à des infections récurrentes, c'est probablement que vous avez déjà une **faiblesse de réponse des surrénales** qui stimulent les défenses contre les microbes. Si ces infections sont très congestives et fortement présentes sur la sphère ORL, alors c'est que votre parasympathique aussi est impliqué. Le système parasympathique ayant la particularité d'augmenter le volume de production des glandes et donc de congestionner celles-ci et leur environnement.

Que signifie avoir de grosses parotides ?

Comment un comportement peut-il favoriser une expression pathologique ? Les parotides sont de grosses glandes salivaires présentes juste devant et sous l'oreille au niveau de l'articulation de la mâchoire.

Regardez-vous devant la glace, de face et de trois quarts, regardez les personnes de votre entourage, certaines ont ces glandes parotides tellement développées qu'elles font gonfler la zone où elles se trouvent.

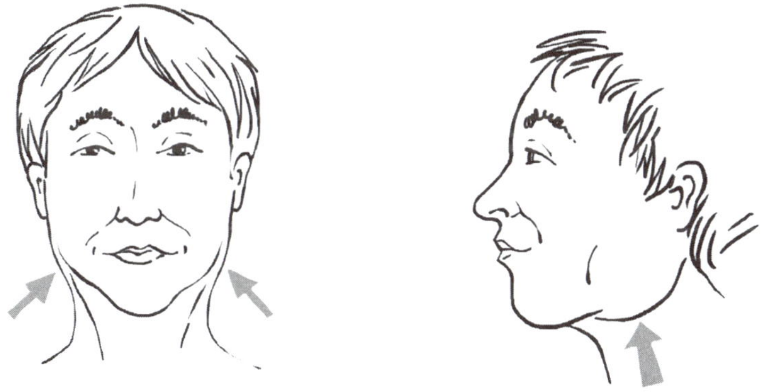

glandes parotides

Les personnes qui ont de grosses glandes parotides mangent souvent trop vite, ne mastiquent pas, avalent de gros morceaux, ne salivent pas sur leurs aliments, consomment beaucoup de graisse cuite, de charcuterie, de sucre et parfois boivent un peu trop d'alcool. Leurs selles peuvent être pâteuses et collantes à la faïence. Elles font souvent la sieste après les repas.

Les glandes parotides sécrètent une enzyme qu'on appelle l'**amylase**. Cette enzyme est également fabriquée par le pancréas. Or, en avalant trop vite, on ne permet pas la sécrétion de salive parotidienne, riche en amylase. Pour compenser, cela nécessite une suractivation du pancréas. Ce mécanisme peut favoriser l'expression pathologique à son tour d'une suractivité de parasympathique et déclencher, par exemple, des malaises vagaux répétitifs.

Une bonne hygiène de vie adaptée à chacun

La bonne nouvelle, qui n'est un secret pour personne, c'est que vous pouvez tout faire, à condition que cela ne soit ni excessif, ni répétitif. Donc pas d'excès ! Mais, attention, l'acte répétitif non maîtrisé est même plus aggravant que l'excès ponctuel.

Il est donc temps de perfectionner votre hygiène de vie. Sachez toutefois que ce qui est bon pour vous ne l'est pas forcément pour l'ensemble de votre entourage. Alors soyez tolérant et comprenez que tout le monde n'est pas obligé de vous accompagner dans vos règles d'hygiène. Vous pouvez être de la même famille, avoir des ancêtres en commun et, malgré tout, posséder des fonctionnalités totalement différentes !

S'adapter aux cycles de l'année et de votre vie

Changements de saisons : un cap difficile à passer

Variations de température et de luminosité

Au cours du passage d'une saison à une autre, surviennent dans notre environnement de nombreux phénomènes qui influencent la nature qui nous entoure. Observez cette nature, même en ville, regardez plus attentivement quand les feuilles tombent, lorsque les bourgeons sortent, ou que les nuages font place au soleil… et vous serez plus en phase avec elle. Dans votre corps les choses bougent aussi, c'est ce qui s'appelle l'**adaptation**. Des changements de la lumière, de son intensité et de sa durée, de même que des modifications de température et du taux d'humidité influencent les cycles et le rythme naturel du corps. À certaines périodes de l'année, l'organisme a davantage de difficultés à s'adapter, ce qui entraîne une fragilité et accentue la vulnérabilité aux maladies.

Aidez votre organisme à mieux s'adapter

Les bons comportements, au moment approprié durant ces périodes, avec un soutien naturel, nous permettent de conserver nos forces. Le fait d'aider l'organisme à **fonctionner à un niveau optimal** lui donne la possibilité de maintenir ses propres régulations. Il devient plus résistant face aux agressions que représentent les changements environnementaux quotidiens.

Alors à l'automne, profitez des belles journées, consommez une boisson en terrasse, sous les derniers rayons chauds du soleil et vous accompagnerez votre organisme dans ce changement de saison. Cela est simple et naturel, mais croyez-moi, très efficace. Si vous vivez enfermé, toute la journée, dans des locaux éclairés à la lumière artificielle et climatisés, bref, si vous vivez coupé du monde extérieur, une solution existe : la luminothérapie avec une lampe de bureau adaptée. Allumez cette lampe, de façon régulière, de la fin de la matinée au milieu de l'après-midi pendant toute la période de l'automne et l'hiver. Et, dès le printemps revenu, profitez à nouveau du plein soleil en terrasse (voir p. 209).

Les années avancent, des changements s'opèrent : accompagnez-les

Pendant toutes les saisons de la vie que nous traversons, une bonne connaissance des mécanismes physiologiques dans notre corps nous permet de recourir à des astuces et secrets de médecine naturelle, qui nous donnent les meilleures chances de construire puis de conserver notre santé. En effet, à chaque âge ses faiblesses, ses forces et ses maladies !

À chaque âge ses faiblesses

Que diriez-vous si, à chaque moment de votre vie, vous pouviez renforcer, corriger ou restaurer, grâce à ces remèdes naturels, le fonctionnement de votre organisme ?

Par exemple, **après l'accouchement**, vous pouvez favoriser la montée de lait en buvant une bière sans alcool, dès le retour dans votre chambre. À partir de **50 ans**, prenez l'habitude de boire une infusion de feuilles et de fleurs de chrysantelle (*Chrysantellum americanum*) à l'arrivée des premières douleurs articulaires, surtout si elles sont associées à des kilos qui s'installent, et à une tendance à avoir trop de cholestérol dans le sang ou à faire des calculs.

Votre petit dernier fait une **poussée dentaire** et il a mal aux gencives ? Massez-lui les gencives avec du sucre de canne sur le doigt afin d'aider les sorties dentaires. Mais aussi, pour les plus grands, n'hésitez pas à mastiquer un clou de girofle en cas de rage de dents en plein week-end en attendant de consulter le dentiste le lundi.

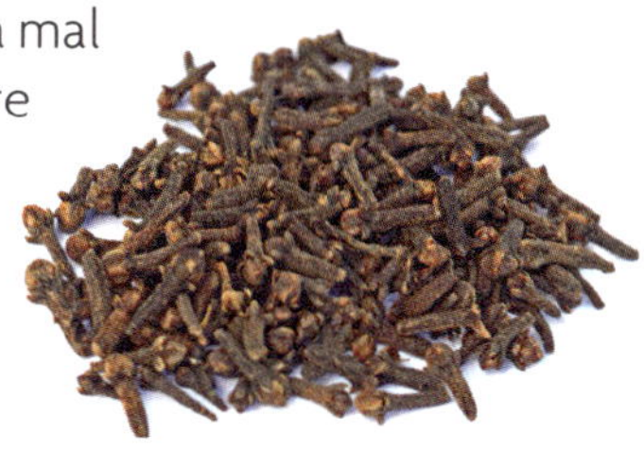

Un simple verre d'eau chaude

Enfin, un repas un peu trop chargé, ou simplement quelques difficultés à digérer, un simple verre d'eau chaude peut vous soulager. L'eau chaude, c'est un moyen simple, disponible dans toutes les maisons même les plus modestes. Pour la petite histoire, c'est même un acte quotidien en Chine après chaque repas. En fait, l'eau chaude entraîne une **action réflexe** qui détend le sphincter d'Oddi et lui permet de libérer ses tensions (ce qui crée l'état nauséeux), et par voie de conséquence la bile, qui elle, permettra de mieux digérer. Un verre d'eau chaude permet d'accélérer la motricité gastrique, exactement comme le fait le citrate de bétaïne.

La médecine naturelle est parfois extrêmement simple mais ce n'est pas pour cela qu'elle ne libère pas des actions complexes... Quand l'eau chaude n'est pas suffisante, on peut y adjoindre des plantes, afin d'en préparer une tisane. De cette façon, on augmente son potentiel thérapeutique, comme par exemple, en ajoutant un jus de citron dans l'eau chaude, ou une infusion de mélisse, de lavande, d'aubépine, ou de boldo (toute la pharmacopée digestive).

Donnez-vous les meilleures chances d'être en bonne santé grâce aux petits secrets que nous allons vous livrer ! Comme si vous aviez, à la maison, un médecin personnel qui vous conseille. Mais surtout veillez à consulter votre médecin de famille au moindre doute.

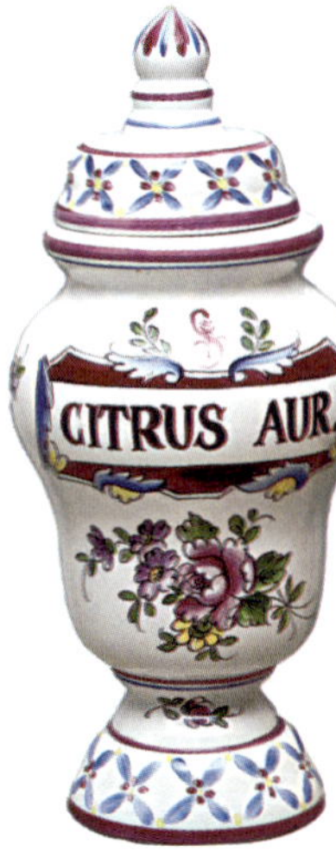

Les cures alimentaires saisonnières : incontournables pour préserver sa forme

Donnez au bon moment de l'année et en fonction des faiblesses de votre corps des temps de repos digestif à votre organisme. La recette est très simple : 1 seul type d'aliment = 1 seul axe de digestion = 1 seul type de déchets à « évacuer », donc plus de place et de facilité pour notre organisme afin de mobiliser les stocks et éliminer les toxines accumulées.

Détox

Parce que votre organisme est vivant, il crée au quotidien par son métabolisme des **toxines**. Ces toxines sont en général dépolluées par le foie puis éliminées par l'intestin, les reins et la peau, mais aussi par les poumons.

Lorsque vous avez de mauvaises conditions de vie (alimentation trop riche, trop grasse, de mauvaise qualité, pleine de produits chimiques...), votre foie a une surcharge de travail. Si vous prenez des médicaments chimiques, ils doivent tous passer par votre foie, et ainsi ce dernier présente encore une surcharge de travail. En cas de destructions cellulaires (choc violent, hématome, chimiothérapie, infarctus, infection...), chaque cellule, du fait de sa destruction et de la rupture de sa membrane qui en découle, libère son contenu dans le milieu intercellulaire. Ces produits sont hautement toxiques pour l'organisme et seront également épurés par le foie.

Faites votre diagnostic personnel à la maison

Faites cette simple expérience clinique : procédez à un palper rouler de la cellulite des cuisses, puis à un palper rouler de chaque côté tout le long de la colonne vertébrale. Normalement cela doit être indolore. Si vous avez mal, c'est le signe que des toxines sont accumulées dans le liquide interstitiel. Il faut donc agir. Et nous allons vous expliquer comment !

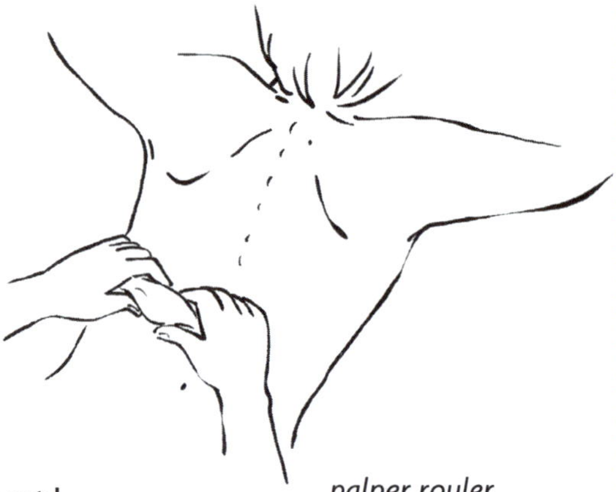

palper rouler

Des résultats parfois impressionnants

Les cures permettent de nombreuses améliorations cliniques sur :

- **le poids**, sa maîtrise, éventuellement sa perte (même à distance de la cure) ;
- **le gain en tour de taille** avec ou sans perte de poids. Et hop, deux crans de moins sur la ceinture !
- **la cellulite** qui diminue et surtout qui n'est plus douloureuse ;
- **la lutte contre le vieillissement** et les radicaux libres ;
- **les douleurs articulaires et ligamentaires** qui diminuent parfois de façon spectaculaire ;
- **le cholestérol** qui se normalise en quantité mais surtout en qualité et vous éloigne des risques encourus ;
- **la glycémie** qui s'améliore et retarde ainsi l'entrée dans le diabète de type II dit gras ;
- **l'immunité** qui se tonifie et vous permet enfin de passer un bon hiver (au loin les rhumes) ;
- **la circulation sanguine** qui s'améliore, les jambes lourdes qui deviennent légères et les hémorroïdes qui sont soulagées ;
- **l'aide à l'arrêt des addictions** (tabac...), favorisé par l'entrée en cure et l'envie d'un changement de mode de vie. De nombreux patients ont ressenti un tel bien-être qu'ils n'ont plus du tout eu envie de reprendre leurs vieilles habitudes néfastes ;

- **la modification du comportement alimentaire**, par la mise en place d'une cure, le fait de manger ponctuellement du cru et le bénéfice que cela apporte quant à la stimulation du centre neurologique de la satiété, entraînant une satiété obtenue avec un volume moindre que le cuit. Mais c'est aussi la découverte ou la redécouverte du goût des aliments.

Un protocole à respecter

Ne pas faire violence à son organisme

Il est important de respecter une **phase préparatoire** et une phase de sortie de la cure. Par exemple, si l'on décide de faire une cure de melon, il ne faut pas commencer tout de suite par du melon et l'arrêter d'un coup. Cela est violent pour l'organisme et ne permet pas de le mettre au repos. Il faut rentrer dans la cure et en sortir progressivement. Ainsi, une de mes patientes a entrecoupé sa cure de melon par un repas au restaurant, elle a déclenché une colite douloureuse qui a duré 3 semaines.

Ne manger que ce qui est indiqué et rien d'autre

Si nous donnons des **classes d'aliments**, il convient de ne pas être monotone et de savoir varier. Par exemple, si l'on recommande une journée de céréales, cela ne veut pas dire qu'il faut manger du riz toute la journée, sinon on aurait précisé une journée de riz. Au contraire, dans ce cas, il faut manger aussi du blé, du quinoa, du boulgour, de l'avoine, etc.

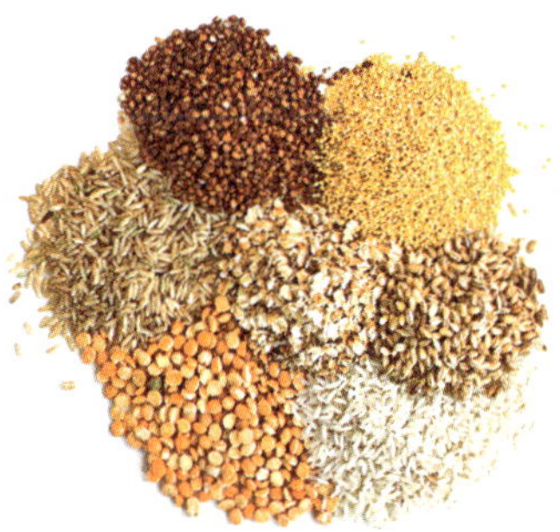

Ne pas se restreindre en volume

Une cure n'est pas un régime, il faut **manger à sa faim**, ni plus ni moins. Pendant les périodes de fruits, par exemple, il faut avoir un apport toutes les heures ou toutes les heures et demi afin de maintenir une glycémie correcte (le fruit n'apportant aucune énergie de réserve). Il faut être très vigilant vers la fin des périodes de cure de fruits, car souvent on a perdu la sensation de faim et on se sous-alimente, ce qui n'est pas bon.

Les cures alimentaires ne doivent **pas être plus longues que la durée indiquée.** Certaines personnes se sentent tellement bien pendant la cure qu'elles les prolongent au-delà du raisonnable. C'est une mauvaise idée. Les cures de cet ouvrage sont réservées **à l'adulte** (plutôt à partir de 30 ans) et ne doivent en aucun cas être suivies par vos enfants. S'il vous est difficile de poursuivre physiquement la cure – malaise, sensation de vertige, ou autres manifestations désagréables –, arrêtez-la.

Enfin, si pour une raison quelconque vous deviez arrêter la cure, faites en sorte de **respecter les consignes de sortie** (même de façon accélérée), quel que soit le moment dans la cure où vous vous arrêtez. Si cela n'est pas possible (on ne maîtrise pas tout dans la vie), optez alors pour une alimentation sans graisses cuites, sans sucre ajouté, sans édulcorant de synthèse, avec beaucoup de légumes cuits essentiellement à la vapeur ou au court-bouillon, et en réintroduisant des protéines animales sous forme de poisson cuit, selon les mêmes modalités, ou en papillote.

En résumé, pour suivre une cure, **soyez motivé**, respectez les consignes, la phase préparatoire et la phase de sortie. Et puis, surtout, choisissez des produits de bonne qualité, les moins pollués possibles.

À chaque saison sa cure

Il n'est pas logique de faire une cure avec des fruits qui ne seraient pas de saison. Il faut être en phase avec son environnement. C'est une question de bon sens !

Les besoins du corps changent d'une saison à l'autre. Une cure à un moment donné peut perdre son intérêt si on la suit à un autre moment de l'année. Par exemple, la cure de pommes qui permet d'améliorer le métabolisme de la gestion du cholestérol se fait en hiver, période où l'alimentation est plus lourde et plus grasse, où l'organisme s'encrasse plus, et où l'on a un cholestérol circulant de mauvaise qualité. Cette cure n'a aucun sens en plein été, saison où l'on mange moins de graisses et plus de fruits et légumes.

Pour vous simplifier la vie, nous avons classé chaque cure en fonction des saisons dans un moment où elles sont les plus bénéfiques physiologiquement pour vous.

À chaque personne sa cure

Ne suivez pas toutes les cures, mais choisissez celles qui vous conviennent le mieux. Je m'efforcerai lors de la présentation de chacune d'elle de vous donner leur intérêt propre afin d'affiner votre choix. Demandez à votre médecin ou votre pharmacien, si celui-ci a la formation adaptée, qu'il vous apporte son expertise et son conseil.

Une cure n'est pas un régime

Ceci est fondamental à comprendre. Une cure doit être brève et il est hors de question de copier ensuite son mode alimentaire sur le schéma d'une cure. Ce serait une erreur.

D'autre part, les cures dont nous parlons ne sont pas faites pour maigrir, mais pour **assainir votre organisme** et lui permettre de fonctionner au mieux, débarrassé de ses toxines. Améliorant ainsi votre métabolisme, vous pouvez perdre du poids parfois jusqu'à plusieurs mois après l'arrêt de la cure. Cet amaigrissement signifie seulement que votre organisme n'a plus besoin de garder les stocks de graisse, et qu'il n'a plus besoin de celle qu'il avait intégrée. La cure s'est alors révélée comme un élément déclencheur vers le mieux-être.

Le corps comme un compte en banque ?

Si vous avez eu du mal à gérer votre compte en banque (votre niveau de réserves énergétiques) et que vous avez eu plusieurs découverts (des manques d'apports, par exemple si vous sautez un repas ou que vous prenez des édulcorants de synthèse), votre banquier (le pancréas) va vous prélever des agios en compensation (du stockage d'énergie), qui vont remplir ses propres caisses (les graisses).

Par ailleurs, ayant perdu la confiance en son client, le banquier ne vous accordera plus de prêt (libération des graisses) ou sous conditions restrictives importantes. Ainsi vous ne pouvez plus perdre du poids. La solution ultime pour vider alors les caisses de la banque (le gras en trop) serait de faire un hold-up (avec une chirurgie par exemple). Ce qu'il faut bien sûr éviter ! L'autre solution consiste à redonner confiance à votre banquier en évitant d'être à découvert (améliorer son hygiène alimentaire dans la régularité et la qualité) pour qu'il accepte d'avoir des caisses moins remplies et que progressivement il libère les stocks (le gras en surplus).

C'est un peu simpliste mais pas très éloigné de la réalité !

Le printemps n'est pas de tout repos

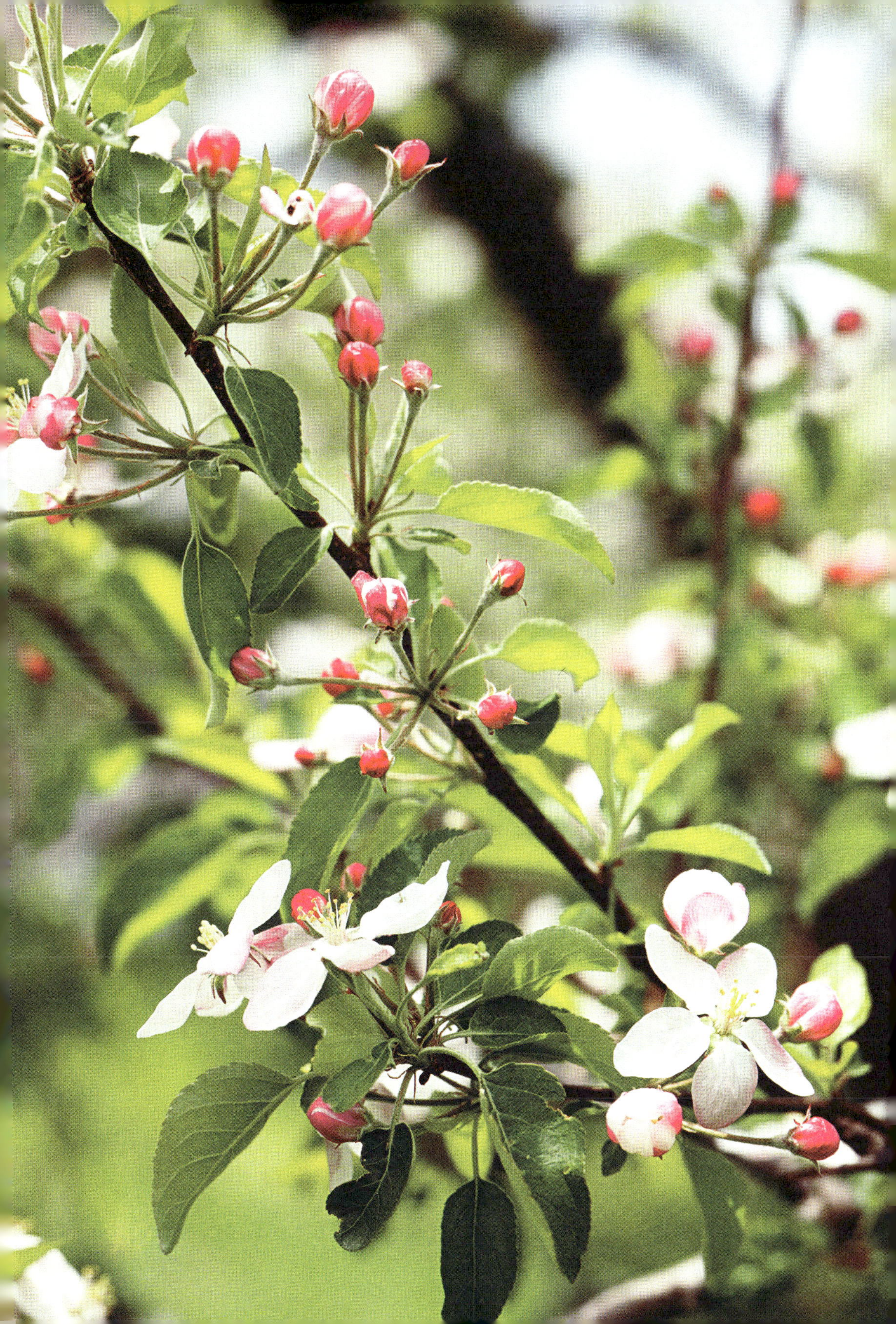

Petits tracas et autres chambardements

« Les oiseaux se remettent à chanter, les arbres se couvrent de bourgeons, l'air devient plus doux... Serait-ce le printemps ? » Les beaux jours arrivent, les terrasses des cafés se remplissent et les jupes raccourcissent. Il est temps de penser à affiner sa silhouette et à profiter des premiers rayons de soleil.

Notre organisme est dans les starting-blocks

La sortie de l'hiver demande une adaptation particulière. Avec l'arrivée du printemps, il y a une **augmentation du métabolisme**, donc une accentuation des déséquilibres et une possible aggravation des maladies.

Il faut donc renforcer certains organes clés qui sont sensibilisés au printemps :

- soutenir la thyroïde, véritable « starter » pour la rentrée dans cette période (comme en automne) ;
- soutenir les surrénales, les piliers du changement ;
- soutenir la montée en puissance de l'axe génital (ovaires ou testicules) qui, sous l'influence du printemps, s'active dans l'objectif de tout mettre en place pour pérenniser l'espèce.

Il ne faut pas rater ce cap ! Même si l'être humain a la capacité de se reproduire tous les mois de l'année, il n'empêche qu'il est lié à son environnement et que l'augmentation de la durée de luminosité stimule sa fonction génitale. La preuve, avez-vous remarqué que sur les campus universitaires, quand le printemps arrive, les étudiants sont plus souvent allongés sur le gazon pour faire de beaux yeux à leurs partenaires qu'à assister aux cours ?

Si ces trois acteurs clés du changement de saison, au moment du printemps, sont faibles ou défaillants, c'est le coup de pompe assuré ! Ce serait trop bête de rater la belle saison pour cause de fatigue. Alors que faire ?

Coup de pompe printanier

Au printemps, les coups de pompe sont ainsi liés à des difficultés d'adaptation de l'organisme. Pour y remédier, voici quelques recettes faciles à réaliser.

Les symptômes

Si à cette période :

- vous êtes fatigué,
- vous perdez vos cheveux,
- vous prenez du poids,
- vos tissus sont infiltrés (vos jambes sont un peu lourdes),
- vous avez du mal à démarrer le matin,
- vous développez de l'eczéma ou d'autres signes allergiques, c'est que votre thyroïde a besoin d'un coup de pouce et votre surrénale également !

Les remèdes

Pour booster votre thyroïde, préparez un porridge au petit déjeuner avec des flocons d'avoine dans du lait d'avoine (voir p. 171).

La **cannelle** est un très bon tonique pour rentrer dans le printemps, à mettre en grande quantité dans vos desserts et vos infusions, cela nourrira vos surrénales.

Vous pourrez faire des petites cures avec de l'**éleuthérocoque** (*Eleutherococcus senticosus*) ou du **ginseng** (*Ginseng panax*) que vous achèterez, sous différentes formes, chez votre pharmacien et avec son conseil. En teinture mère, vous pourrez en prendre 25 gouttes matin et midi (et parfois le soir si besoin et si cela ne vous empêche pas de dormir) en cure de 1 à 2 semaines vous renforcerez ainsi la génitale et la surrénale. Attention, je déconseille le plus souvent de prendre ces 2 dernières plantes toniques chez les patients cancéreux car elles peuvent favoriser la multiplication cellulaire et donc aggraver la maladie.

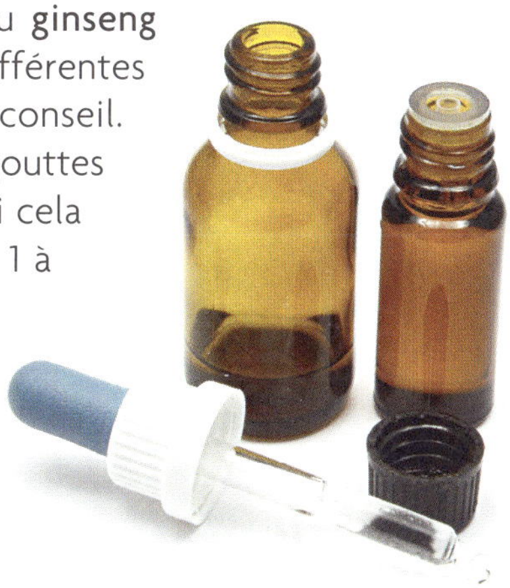

Préférez la vitamine C naturelle

Vous trouverez également de la vitamine C naturelle chez votre pharmacien sous forme de comprimés d'acérola (*Malpighia punicifolia*), une sorte de petite cerise des Antilles très riche en vitamine C. Un comprimé de 500 mg le matin (si nécessaire, un deuxième vers 10 h du matin) vous permettra de lutter contre la fatigue et d'être plus performant face aux agressions du printemps. Vous pouvez aussi boire le matin, dans un grand verre d'eau, 1 à 2 c. à soupe de **jus d'argousier**, que vous trouverez en pharmacie, parapharmacie ou en boutique diététique bio.

L'intérêt de la vitamine C naturelle, c'est qu'elle est **100 % assimilable** par l'organisme, ce qui n'est pas le cas pour la vitamine C artificielle assimilable seulement à 50 %. De plus, la vitamine C naturelle, et surtout le jus d'argousier, vous apporte beaucoup d'oligoéléments, sélectionnés par la nature.

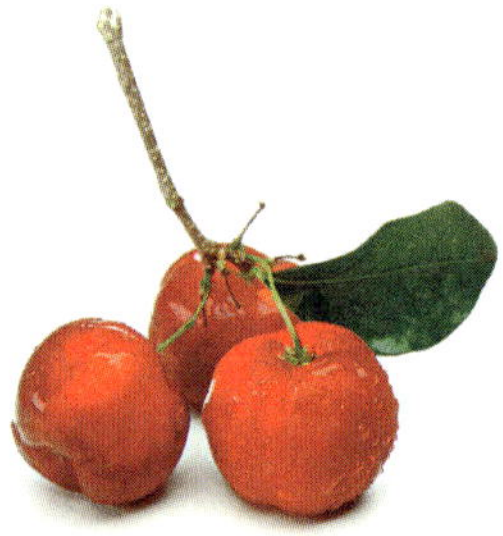

Insomnies et agitations

Certaines insomnies du printemps seront régulées par le porridge d'avoine, consommé le matin. Pour d'autres personnes, c'est la vitamine C le matin qui aura cet effet, aussi étrange que cela puisse paraître.

Une huile de massage faite avec de l'huile d'arnica (*Arnica montana*) additionnée de 10 % d'huile essentielle de lavande (*Lavandula vera*), en application sur la nuque et les épaules, avant de se coucher assure une bonne relaxation (très bénéfique aussi contre l'arthrose cervicale). Ainsi, vous serez prêt à vous endormir comme un bébé.

Et pour passer une bonne nuit, tisane ou pas tisane ?

Traditionnellement les plantes sont prescrites en tisanes, mais si vous redoutez de vous lever la nuit, à cause de leur effet diurétique, je vous conseille

Recette de petit déjeuner tonique et détoxifiant

- 1 bol de compote de pommes (anti-inflammatoire, régulateur intestinal et draineur hépatique)
- 1 ou 2 c. à soupe de flocons d'avoine (tonique par stimulation de la thyroïde et des œstrogènes)
- de la cannelle en poudre (très fort soutien de la surrénale et draineur intestinal)
- des morceaux de gingembre confit découpés en petits dés (tonique génital et surrénalien)
- quelques amandes effilées ou en poudre (nutritif et draineur urinaire)
- quelques graines de tournesol (draineur du foie et des reins)
- quelques graines de sésame grillées (pour améliorer le transit)
- quelques myrtilles et cassis (en purée de fruits, sans sucre ajouté, ou tout simplement surgelés pour l'apport en vitamines, soutien des surrénales, draineur intestinal, antiallergique...)

Remuez le tout et consommez. Vous pouvez ajouter, seulement si besoin, un peu de sirop d'agave ou de miel foncé.

Les jeunes femmes fatiguées, à faible libido et sans pathologies féminines, pourront l'accompagner d'une infusion de racines d'angélique (*Angelica archangelica*). Celles proches de la ménopause, également sans pathologies féminines, choisiront une infusion de sauge officinale ou sclarée (*Salvia officinalis, Salvia sclarea*). Ces plantes peuvent être associées à des feuilles de cassis.

Les hommes en baisse d'énergie, sans pathologies masculines (prostate essentiellement), pourront associer à la tisane de cassis des morceaux de gingembre frais, à laisser infuser en même temps.

d'acheter des extraits de ces plantes chez le pharmacien. Vous les trouverez facilement en teinture mère (TM) ou sous une autre forme liquide sans alcool ou bien encore en gélules quand elles existent sous cette présentation. Dans ce cas privilégiez les nébulisats aux poudres (voir p. 17).

- L'**aspérule odorante** (*Asperula odorata*) est très efficace contre les troubles du sommeil et les jambes lourdes : 25 à 50 gouttes au coucher en teinture mère.
- Le **coquelicot** (*Papaver rhoeas*) favorise l'endormissement et permet un drainage lymphatique. En plus, il calme les gorges irritées (toux irritatives du printemps) : 25 à 50 gouttes au coucher en teinture mère.

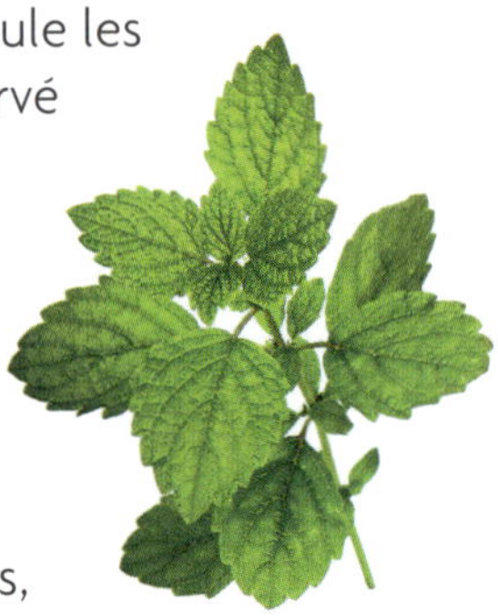

- La **mélisse** (*Melissa officinalis*) calmante, apaisante, régule les spasmes. Elle facilite l'endormissement lorsque l'on est énervé en raison de l'apparition du printemps : 25 à 50 gouttes au coucher en teinture mère.
- La **passiflore** (*Passiflora incarnata*) est une plante calmante et apaisante. Contrairement à ce que beaucoup pensent, ce n'est pas un somnifère. On peut la prendre le matin, par exemple, sans dormir toute la journée. En revanche, associée à des plantes sédatives, elle renforce leur pouvoir. C'est pourquoi elle est souvent présente dans les préparations du soir. Vous pouvez d'ailleurs l'associer à la plante de votre choix citée précédemment afin d'en renforcer son effet sédatif : 25 à 50 gouttes au coucher en teinture mère.

Épidémie de lumbago au mois de mars

Très étonnant ! Nous autres médecins, nous constatons une sorte d'épidémie de mal au dos au printemps. Pour le médecin qui s'intéresse à la physiologie, cela s'explique facilement.

Au printemps, l'activité génitale augmente (et pas uniquement au niveau sexuel, mais surtout anabolique, c'est-à-dire lors de la phase de construction dans l'organisme). L'activité de la surrénale augmente aussi à cette saison (adaptation au changement).

L'augmentation de ces deux activités hormonales entraîne un état congestif dans le bas du dos que l'on retrouve facilement au palper rouler quand on est habitué à ce geste. Cet état congestif fragilise cette région car il favorise l'inflammation. Ainsi, un faux mouvement du bas du dos (sortir les packs d'eau de la voiture par exemple) peut créer une petite inflammation habituellement banale, qui à ce moment de l'année va prendre plus d'ampleur et causer ce mal de dos insupportable.

Que faire en prévention ?

On peut soutenir la génitale avec du gingembre, par exemple, en infusion le matin, mais surtout les surrénales avec une cure de citron (voir p. 94).

Mon ordonnance contre le mal de dos

Le bain antalgique

Prenez 1 bain chaud de façon à détendre les muscles.
Ajoutez-y :

* 1 verre de lait entier (ou à défaut demi écrémé)
* 5 gouttes d'HE de lavande
* 5 gouttes d'HE de genièvre
* 1 c. à soupe de fleur d'oranger (la même que pour parfumer les desserts)

Mélangez activement le tout dans le verre et versez-le dans le bain, en prenant soin de bien le mettre sous le robinet qui coule afin d'améliorer l'émulsion. Si vous n'avez pas d'huile essentielle, faites une infusion très concentrée de fleurs de lavande et de grains de genièvre à mélanger dans le bain. Mais attention : les infusions apportent des tanins qui peuvent tâcher la peau et également la baignoire.

Massage relaxant aux huiles essentielles

Vous pouvez aussi vous faire masser le dos en versant dans le creux de la main :

* de l'huile végétale d'arnica
* 1 goutte d'HE de piment de la Jamaïque
* 3 gouttes d'HE de lavande

Cela apportera une sensation de chaud qui aura une activité antalgique, mais aussi un effet sur le relâchement des tensions musculaires, et encore un effet de drainage de la congestion locale. Vous pouvez remplacer l'huile essentielle de piment de la Jamaïque (Pimenta dioica) par de l'huile de gaulthérie (Gaultheria procumbens), elle « chauffera » moins mais sera plus anesthésiante.

Le cataplasme à la pâte d'argile verte

(voir p. 69)

Appliquez la pâte en couche épaisse sur le bas du dos et gardez-la en place sans laisser sécher, pendant 20 à 30 min. Retirez-la à l'aide d'un linge humide.

Si vous faites ce cataplasme et le massage aux huiles essentielles, commencez d'abord par le cataplasme puis faites-vous masser. Sinon vous pourriez déclencher des irritations cutanées du fait de l'occlusion que créera l'argile sur la peau.

La feuille de chou, le meilleur anti-inflammatoire de la maison

Prenez 1 chou pommé de préférence (évitez le chou rouge qui tache fortement). Enlevez les grosses côtes, scarifiez la feuille à l'aide d'une pointe de couteau, passez par-dessus un rouleau à pâtisserie (ou une bouteille en verre), de façon à ce que le suc commence à sortir (voir p. 177), puis appliquez sur le bas du dos.

Vous pouvez le garder toute la nuit, mais aussi le recouvrir de pâte d'argile ou mélanger le chou à l'argile et appliquer l'ensemble. Un seul défaut : ça sent le chou !

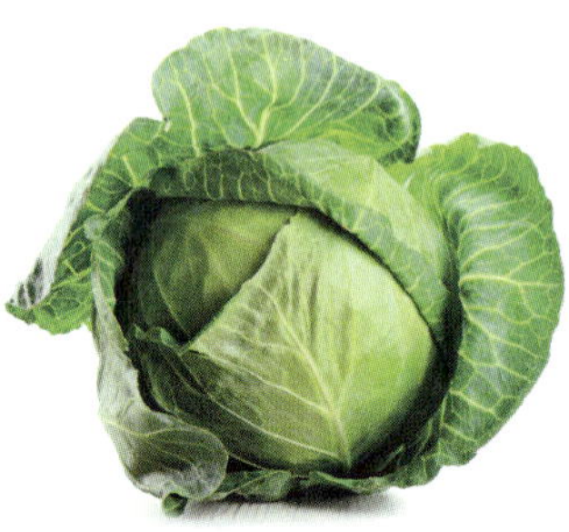

En avril, ne te découvre pas d'un fil

Il fait chaud sous le soleil du printemps et on se découvre. Mais voilà un nuage, ou tout simplement l'heure qui avance et on se met à frissonner. C'est déjà trop tard, on a « attrapé un coup de froid ».

Petite explication : le rayon du soleil est chaud, mais la masse d'air à cette époque de l'année est encore froide. Dès qu'il n'y a plus de contact direct avec le rayon du soleil on est confronté à un choc thermique.

La thyroïde, chaudière de l'organisme

La thyroïde fonctionne comme une chaudière que l'on éteint aux beaux jours, quand il fait chaud, et qu'on rallume quand il fait froid (voir p. 24).

Sous l'exposition du soleil, il fait chaud, alors on coupe sa chaudière, puis brutalement il fait froid et là, on a du mal à la rallumer rapidement. Résultat : on est « glacé jusqu'aux os » ! La surrénale est prise en traître. Comme il fait chaud, cette glande de l'adaptation se dit qu'après avoir travaillé tout l'hiver, elle a bien droit à un peu de repos. Mais quand il se remet subitement à faire froid (nous ne sommes tout de même qu'en avril), elle est surprise en plein « sommeil » et ne répond pas assez vite pour relancer les défenses de l'organisme. Ainsi, les microbes aux alentours ont tout le temps pour s'installer, et voilà la belle angine !

Que faire ?

Dès le premier frisson, vite : un jus de citron chaud ! Dans le premier café ou salon de thé trouvé, ou rapidement de retour à la maison.

Un porridge à l'avoine (voir p. 171), le matin pour soutenir la thyroïde, et du cassis en jus bio, sans sucre ajouté, à boire toute la journée ou encore, chez le pharmacien en bourgeons macérât glycériné première dilution décimale (50 gouttes 3 fois/jour). Vous pouvez aussi prendre des feuilles de cassis pour en préparer une bonne tisane.

Si vous avez très mal à la gorge, faites un gargarisme avec 1 infusion concentrée de feuilles de ronce (*Rubus fruticosus*) (1 c. à soupe pour 1 tasse) dont vous pourrez éventuellement avaler une partie.

Le fameux grog

- Coupez 1 citron en 2.
- Mettez-le dans 1 casserole avec 1 tasse et demie d'eau (pour compenser l'évaporation).
- Ajoutez 1 bâton de cannelle et faites bouillir le tout pendant 10 à 15 min, puis écrasez le citron dans l'eau de cuisson.
- Filtrez et buvez le plus chaud possible.

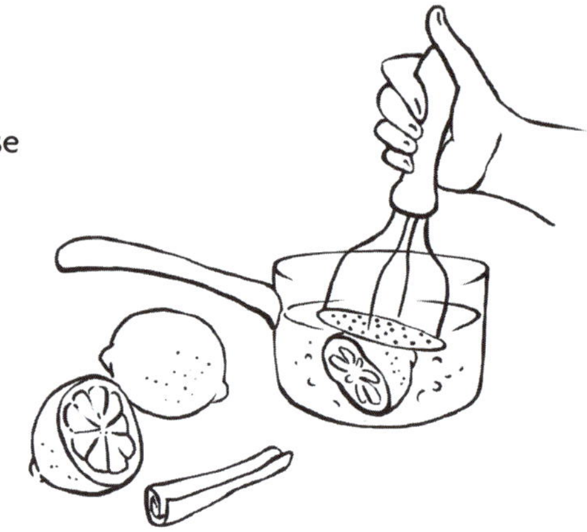

Les aigreurs sont de saison

Comme la nature, notre corps se réveille au printemps. Il fait son grand ménage, élimine ce qui a été accumulé pendant l'hiver et opère un travail de restauration et de construction (comme l'arbre qui fait ses bourgeons). Ainsi, son activité métabolique de base augmente, et ses besoins en matières premières aussi. La digestion est fondamentale pour apporter ces matières premières et l'étape gastrique subit une « sursollicitation ». Du coup, ouille vous vous sentez brouillé, l'estomac brûle car il fabrique un peu trop d'acidité. Cette acidité sert essentiellement à digérer les protéines (l'endroit le plus hostile qui soit sur terre, c'est votre estomac !). Celui-ci étant lui-même constitué de protéines, il peut aller jusqu'à l'autodigestion et là, c'est l'ulcère. Donc il faut agir avant !

L'**acidité** est aussi le résultat du changement d'alimentation progressive, de l'arrivée des premiers fruits et crudités, et l'adaptation est délicate. En effet, certaines personnes ont du mal à passer d'un type d'alimentation à un autre et continuent à fabriquer beaucoup d'acidité, nécessaire pour digérer les plats riches en viandes et gras de l'hiver.

Pour ralentir cette acidité si désagréable

Ne mangez pas d'oignon à ce moment de l'année ou de manière plus générale si vous avez tendance à l'acidité. En effet, il stimule directement les cellules qui fabriquent l'acide gastrique surtout s'il est mangé cru.

Ne buvez pas trop de café, qui favorise aussi l'augmentation de l'acidité pour des raisons neurovégétatives et peut aller jusqu'à provoquer des ulcères à l'estomac. Un café par jour, tous les jours, c'est déjà trop ! Enfin, supprimez le tabac et l'alcool qui ne font qu'aggraver tout cela.

Petite boisson efficace contre l'acidité

À l'aide d'une centrifugeuse, préparez un jus de pomme de terre crue (de préférence nouvelle) à boire aussitôt le pressage (car le jus s'oxyde très vite) 20 à 30 min après le repas et avant le coucher. En plus de l'amidon, le jus de pomme de terre contient une enzyme cicatrisante des muqueuses.

À condition seulement de ne pas avoir d'hypertension artérielle, vous pouvez prendre 1 c. à café de poudre de racine de réglisse non modifiée (chez votre pharmacien), dans 1 verre d'eau à préparer avant le repas. Remuez, laissez hydrater tout le temps du repas et jusqu'à 20 min après le repas, remuez à nouveau et buvez d'un trait. C'est radical !

Enfin, découvrez les **vertus de l'argile verte**, ultra-ventilée de qualité alimentaire. Versez 1 c. à café dans 1 verre d'eau, laissez reposer au moins 4 h et buvez le surnageant (l'eau trouble au-dessus de l'argile), à distance des repas, pendant 3 semaines au printemps. Cette petite préparation protège l'estomac des aigreurs, et permet à l'organisme de faire le plein d'oligoéléments.

Et la libido qui monte, qui monte...

S'il y a une saison dans l'année où la libido doit être physiologiquement en phase croissante, c'est bien le printemps ! Elle doit monter progressivement de façon à atteindre son optimum au plein cœur de l'été. Alors, si globalement votre libido est peu active, ne ratez pas le coche et profitez de cette saison pour optimiser son réveil. Vous en aurez un bénéfice pour le restant de l'année.

Optimiser sa libido

C'est le moment de programmer des week-ends en amoureux, loin des enfants. Mangez du **gingembre confit** (à rajouter éventuellement dans le porridge) ou préparez des infusions de gingembre frais (seul ou additionné à votre infusion habituelle).

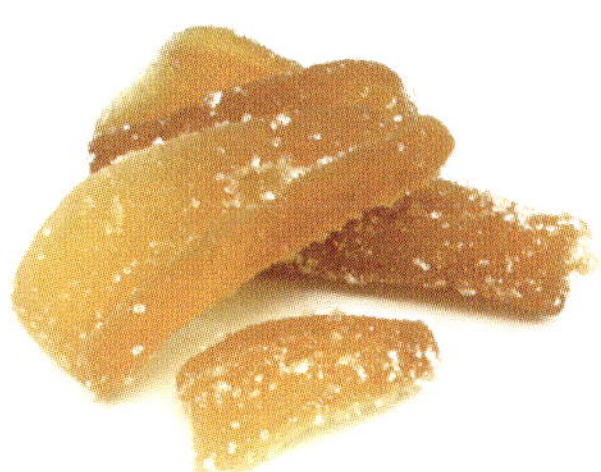

Vous pouvez aussi acheter chez le pharmacien de la damiana (*Turnera aphrodisiaca*) en teinture mère : c'est une plante qui vient du Mexique, avec laquelle un apéritif est concocté dans ce pays. Et faites une petite cure, à l'entrée du printemps, pendant 3 semaines, à raison de 25 gouttes 1 à 2 fois par jour. En plus de stimuler votre libido, vous vous protégerez des allergies respiratoires si vous y êtes sensibles, et aussi des petites déprimes.

Une fois cette cure réalisée, vous pouvez ensuite en reprendre ponctuellement, mais ne consommez pas cette plante au long cours. Elle perdrait son intérêt et, de plus, elle pourrait vous apporter des désagréments, comme des migraines et des insomnies.

Pour vous madame, il est possible d'optimiser cette cure en prenant cette plante pendant le premier cycle hormonal du printemps. Commencez au début des règles, jusqu'à 1 semaine avant les prochaines règles, à la dose de 25 gouttes de 1 à 2 fois par jour.

La **sauge** (*Salvia officinalis*) en tisane aide à réveiller la féminité endormie (à condition de ne pas avoir de maladies liées aux œstrogènes). Cette plante qui améliore également la digestion n'est pas conseillée aux hommes. Elle endort la masculinité jusqu'à l'impuissance.

La sauge ne doit pas être utilisée dans les terrains cancéreux, c'est-à-dire si vous avez déjà fait, ou si vous êtes en train de développer un cancer, mais aussi s'il y a plusieurs cas de cancers parmi vos ascendants et descendants. Soyons très clair, cette plante ne peut pas provoquer un cancer, mais elle apporte des hormones féminines pouvant favoriser son développement, comme le font également les hormones de synthèse.

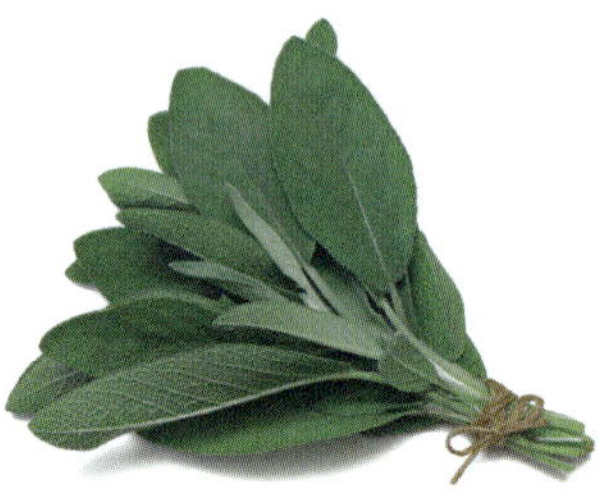

L'urgence : décrasser l'organisme et l'aérer

Pendant l'hiver, on a emmagasiné du gras pour lutter contre le froid. Les beaux jours arrivent et il est temps de se débarrasser de ce stockage, devenu inutile. Il est temps d'opérer un décrassage de l'organisme mais aussi de mettre le nez dehors. Sortez, aérez-vous et profitez des premiers rayons du soleil.

Le décrassage de l'organisme

L'organisme réalise naturellement ce décrassage, de façon adaptative. Il peut être utile de lui donner un petit coup de pouce, surtout pour ceux qui n'ont pas une bonne hygiène alimentaire (alimentation industrielle, trop de graisses cuites, etc.) ou pour ceux qui ont pris des **traitements chimiques** (antibiotiques, traitements longs) pendant l'hiver.

Une petite cure qui désintoxique

Le plus simple, pour éliminer les toxines de l'hiver, c'est de commencer le printemps avec 1 **petite cure de jus de bouleau**, pendant 3 semaines, en mars, à raison d'1 à 3 c. à soupe dans 1 verre d'eau le matin.

Le jus de bouleau a de multiples vertus : c'est avant tout un diurétique qui élimine les déchets de l'organisme, accumulés pendant l'hiver. Il a des propriétés anti-inflammatoires et permet un nettoyage des articulations. Cette cure vous donnera un teint plus lumineux et une belle peau. Vous aurez des compliments ! Elle aidera aussi votre organisme à vous débarrasser de quelques kilos en trop.

Où se procurer du jus de bouleau ?

Chez le pharmacien ou dans les boutiques diététiques bio, mais aussi dans votre jardin. Si vous avez la chance d'avoir un jardin dans lequel pousse un bouleau, alors c'est génial ! Prenez une perceuse et faites un trou peu profond dans l'écorce, de façon à être dans le bois de l'année (l'aubier). Ajustez un petit tuyau (une tubulure de perfusion, par exemple) et fabriquez un montage permettant l'étanchéité vis-à-vis de l'extérieur. En reliant l'arbre à une bouteille par l'intermédiaire de la tubulure, vous récolterez rapidement ce jus qui peut fermenter très vite. Conservez ce jus au réfrigérateur et consommez-le dans les 3 jours. Si vous le buvez au tout début de sa fermentation, vous bénéficierez en plus d'une action de **stimulation de l'immunité**.

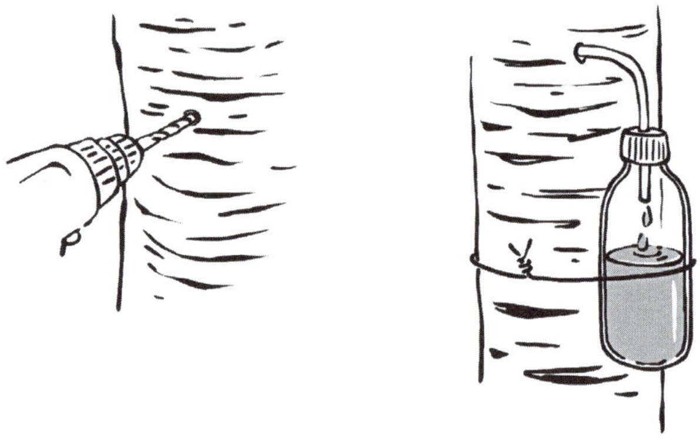

récolter le jus de bouleau

Affiner sa silhouette

Au printemps, l'organisme est prêt pour perdre du poids et ainsi vous ne lui ferez pas violence. Vous pourrez donc faire en plus du bouleau une des cures décrites à la fin de ce chapitre (voir p. 94). Et tout simplement, surveillez le contenu de votre assiette, ne mangez que ce qui est nécessaire à votre satiété, diminuez les portions, ne vous resservez pas du même plat et buvez suffisamment afin d'éliminer.

Les tisanes minceur et drainantes

Choisissez la tisane qui vous convient le mieux !

L'**aubier de tilleul**, que nous avons décrit précédemment, mais aussi une tisane de feuilles et de fleurs de chrysantelle (*Chrysantellum americanum*) – qui n'a rien à voir avec le chrysanthème de nos cimetières – seront bienvenus, surtout si vous avez aussi des problèmes de cholestérol et d'articulation. Cette dernière protège du vieillissement la paroi des vaisseaux ainsi que le foie.

Pour les femmes, un petit secret : si vous buvez quotidiennement une de ces deux tisanes, à partir du 14e jour du cycle et jusqu'au début des prochaines règles, vous constaterez que vous ferez moins de rétention d'eau et vos douleurs menstruelles seront moindres. C'est d'autant plus vrai après 40 ans.

La **camomille romaine** (*Anthemis nobilis*) favorise aussi la détox et décongestionne le foie et ce qui l'entoure. Ce qui permet ensuite un meilleur drainage et un bon « brûlage » des graisses. C'est aussi une plante calmante et qui aide à lutter contre le vieillissement.

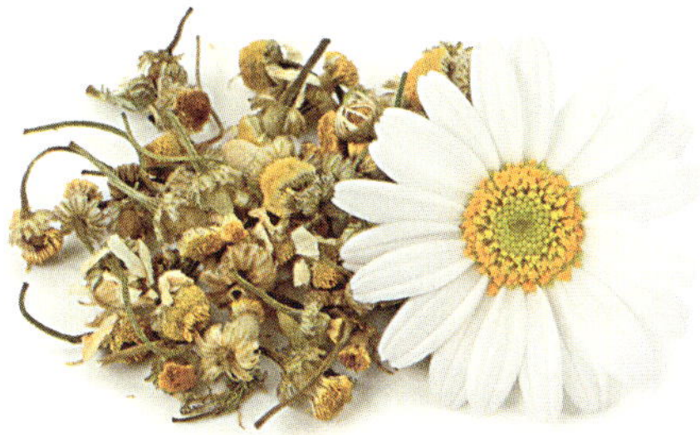

Le **pissenlit** (*Taraxacum dens leonis*) en tisane, mais aussi en salade pour ceux qui aiment son amertume, ou sous d'autres formes chez le pharmacien, est recommandé pour affiner la silhouette. Cette plante aide à combattre le terrain allergique et l'excès de tension (sans la freiner), améliore aussi le transit (laxatif), et draine le rein et le foie. Elle calme les articulations douloureuses.

La **vigne rouge** (*Vitis vinifera*) est également conseillée pendant cette période (en tisane ou sous forme de gélules). Bien connue pour ses effets contre les jambes lourdes, elle permet de réguler les graisses (le cholestérol) et agit sur le foie et les reins. Elle lutte contre les bactéries qui créent des angines compliquées (elle est donc particulièrement indiquée au printemps). Elle est efficace comme anti-inflammatoire ORL, mais aussi articulaire.

Le **plantain** (*Plantago major*) est une plante très importante pour lutter contre les allergies. Elle permet aussi de lutter contre les lipides.

Enfin, une tisane de **bractée de tilleul** (*Tilia sylvestris*) est précieuse, avant le repas du soir : en calmant l'appétit, cette plante favorise également la lutte (bien que modérément) contre l'installation des graisses.

Les trésors de votre cuisine

Dans votre cuisine, vous pourrez utiliser régulièrement le safran qui vous aidera à ne pas fixer les graisses. Vous pourrez consommer pour la même raison du pain de seigle ou de son de blé, des raisins, de l'ananas, de la papaye, de l'artichaut, de l'ortie (en soupe – voir p. 79), du pissenlit (en salade), de l'ail, des oignons (pour ceux qui ne souffrent pas d'acidité), des noix, des fèves, des graines (toutes sortes de graines), de l'orge germé, de l'avoine et du soja (pour le soja : régulièrement pour les femmes sans cancer et occasionnellement pour les hommes). Mais également, pensez à l'huile d'olive, de maïs, de soja, de tournesol, d'arachide et, si vous en trouvez, de l'huile d'argousier.

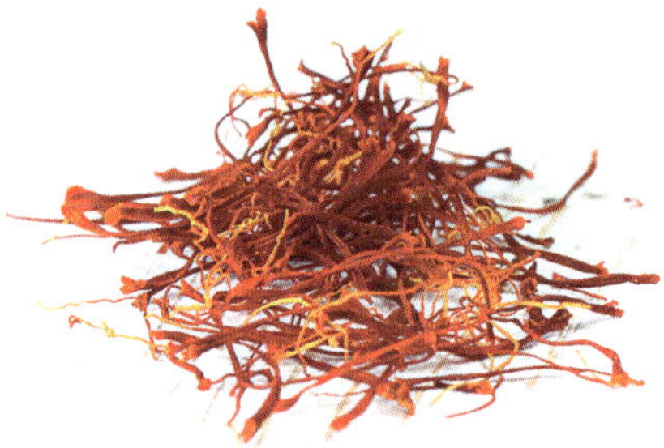

Les bonnes habitudes alimentaires

Dans les rythmes alimentaires, je vous invite :

- à faire un bon petit déjeuner au cours duquel vous pouvez vous offrir tous vos plaisirs ;
- à choisir les féculents et aliments à sucres lents comme le riz, les pommes de terre, pain de seigle, épeautre, légumineuses (lentilles, petits pois, pois chiches, pois cassés, haricots blancs ou rouges, fèves) pour le repas de midi associés à une protéine et d'autres légumes ;
- pour le dîner, à manger léger (poisson vapeur, légumes, compote).

Concernant l'alcool, un verre de vin rouge riche en tanin par repas n'est pas interdit (pour les adultes bien sûr), bien au contraire. Toutefois, une consommation à un niveau supérieur peut être rapidement nuisible.

Enfin, il ne sert à rien de rentrer dans un « monastère » alimentaire car vous perdriez votre capacité d'adaptation. Au contraire : plus votre quotidien sera équilibré, plus vous pourrez vous lâcher avec plaisir et sans crainte quand l'occasion se présentera. Sauf si les occasions de plaisir deviennent une dictature de votre quotidien. Tout est dans la juste mesure ! Alors on ne peut que vous conseiller d'**écouter votre corps** pour comprendre ses besoins, mais attention aux pièges qu'il peut vous tendre, car parfois ce sont les déséquilibres du corps qui réclament ce qui lui nuit le plus. Par exemple, le diabétique a une attirance forte pour le sucre qui est particulièrement mauvais pour lui.

Profitez des premiers rayons de soleil

Après cette période hivernale, où l'on vit souvent enfermé entre 4 murs, sans pratiquement voir la lumière du jour, il est temps de sortir le bout de son nez et de profiter de chaque rayon de soleil. C'est important pour votre vitamine D.

Cette vitamine est principalement fabriquée par photosynthèse (et oui, vous êtes comme une plante verte !) et il est recommandé, en zone tempérée, d'exposer au soleil la surface du visage et des mains, 20 min par jour, tous les jours de l'année, pour obtenir la dose suffisante de vitamine D. Pas toujours facile pour ceux qui travaillent enfermés dans un bureau ! L'hiver, vous êtes donc loin du compte. Pour rattraper ce déficit, dès les premiers beaux jours, retroussez vos manches, réconciliez-vous avec le port du bermuda ou de la jupe. Mais faites attention à ne pas attraper froid quand le soleil se couche.

Le printemps : la saison du gilet

Sous votre petite laine, portez des manches courtes. Ainsi, au premier rayon de soleil vous enlevez votre gilet et l'attachez autour de la taille. Au contraire, dès que le soleil se cache ou que le soir tombe, vous avez votre gilet sous la main. Résultat : pas de coup de froid !

Prendre le soleil quand il faut comme il faut

Au printemps, la terre est encore loin du soleil, donc les rayons nocifs pour la peau ne sont pas au rendez-vous. Alors, aucun risque, pendant cette saison vous pouvez vous exposer le midi. En revanche, dès que vous vous rapprocherez de l'été – la terre étant au plus près du soleil, les rayons nocifs sont très présents –, il faudra éviter des expositions au soleil de 11 h à 16 h, mais également en cas d'alerte concernant un trou dans la couche d'ozone.

Préférez la vitamine D naturelle

Je vous conseille d'utiliser de la vitamine D naturelle car celle-ci suit les règles physiologiques d'assimilation et diminue donc les risques de calcification extra-osseuse. Mais où trouver cette vitamine D ? Une de mes patientes partie vivre dans un pays nordique m'a expliqué que, là-bas, les bébés font leur sieste de l'après-midi, dehors au soleil, bien emmitouflés et à l'abri des courants d'air pour faire le plein de vitamine D. Il existe même des parkings à poussettes devant les grandes surfaces et les bébés restent en plein air, au soleil, pendant que les parents font leurs courses. Inconcevable en France !

Le dosage de vitamine D

Il peut être utile de demander à votre médecin un dosage de la vitamine D. Mais attention, il faut **interpréter cette analyse** en fonction de la saison. En effet, votre meilleur taux sera obtenu à la fin de l'été, alors que le plus faible sera à la fin de l'hiver.

Prenez garde également aux interprétations abusives car tous les laboratoires n'indiquent pas l'interprétation des normes. Aussi, vous pouvez croire que vous êtes en carence alors que vous n'êtes qu'en situation de diminution des stocks et que vous en possédez encore suffisamment pour votre métabolisme. Les taux mesurés sont satisfaisants quand ils sont supérieurs à 30 ng/ml (75 nmol/l). Une personne est en réelle carence quand son taux est en-dessous de 10 ng/ml (25 nmol/l).

C'est comme pour les réserves de vos placards de cuisine. Quand vous êtes au-dessus de 30, les placards sont pleins et vous remplissez le cellier. Entre 10 et 30, le cellier est vide et vous êtes en train de vider les placards. Il n'y a pas urgence, mais il va falloir penser à faire des courses. Quand vous êtes à 15, cela devient urgent et important si ce taux est obtenu à la fin de l'été.

Comment faire ses courses en vitamine D ? Les médecins peuvent vous prescrire des doses ou des gouttes de vitamine D. Le problème, c'est que c'est une vitamine de synthèse et qu'elle est très (trop) efficace, elle peut donc non seulement favoriser l'accrétion (fixation sur la trame protéique) du calcium dans l'os, mais aussi sur les protéines extra-osseuses (ligament, tendons, etc.) et là c'est pas top ! En effet, de l'os dans un tendon, c'est douloureux et cela peut également le cisailler jusqu'à la rupture.

Peu d'aliments apportent de la vitamine D : les **huiles de foie de poisson** (flétan, morue, maquereau, saumon sauvage) et de façon moindre la chair des poissons gras. Les autres aliments représentent des apports trop faibles pour être suffisants. Rassurez-vous, l'huile de foie de morue rance de votre grand-mère n'est plus d'actualité car vous avez maintenant à disposition des « spécialités » sous forme de capsules molles chez votre pharmacien ou en boutiques diététiques bio. Avec les apports naturels, votre bilan sanguin se normalisera moins rapidement qu'avec des produits de synthèse, mais de façon plus physiologique. Alors pensez-y et adoptez plutôt les capsules !

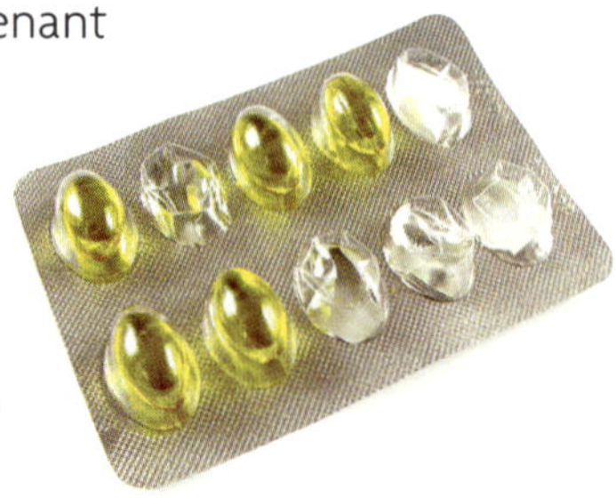

En quoi la vitamine D est-elle importante ?

La vitamine D permet de lutter contre le **rachitisme** car elle favorise l'accrétion du calcium sur les protéines de l'os. On lui reconnaît également un effet protecteur sur les cancers du sein et les cancers digestifs, sur la sclérose en plaques, la maladie de Crohn, les maladies cardio-vasculaires et métaboliques (diabète, obésité), les déficits de mémoire chez les personnes âgées mais agit aussi directement sur le vieillissement. Elle a un effet préventif sur la bronchiolite des nourrissons et permet aussi une normalisation de la testostérone, chez les hommes qui souffrent de ce problème.

S'aérer

L'air pur du printemps nous donne envie d'être dehors, nous fait aspirer à ce renouveau de la nature. Nos poumons méritent d'être libérés. En bref, prenez l'air ! Tous les gestes du quotidien, comme la marche à pied, les balades à vélo, l'équitation ou le jardinage permettent d'éliminer les toxines et de retrouver la grande forme. On préconise au minimum **45 min de marche par jour** (attention, faire les boutiques n'est pas de la marche, c'est du piétinement !). Vous pouvez également pratiquer une activité sportive qui, pour être profitable, doit être régulière et durer plus de 20 min car, pendant les premières minutes, notre organisme brûle davantage les réserves de sucre de nos muscles que les graisses (tendance qui s'inverse au bout de 20 min).

S'aérer, c'est bon pour le moral, la respiration, et aussi les jambes légères ! L'activité physique en plein air favorise une bonne circulation sanguine et c'est bénéfique pour le cœur. Par contre, en cas de problèmes circulatoires, évitez les activités qui accentuent la pesanteur au niveau des jambes, c'est-à-dire les sports dans lesquels les départs, les arrêts mais aussi les sauts sont réguliers (basket-ball, tennis, volley-ball, etc.).

Le printemps est la saison privilégiée pour renouer avec les plaisirs du contact avec la terre. Et si vous en profitiez pour suivre les conseils de l'abbé Kneipp, père de la phyto-balnéothérapie (bain aux plantes), en marchant chaque matin, pieds nus, dans l'herbe couverte de rosée ?

Pensez aussi à aérer vos intérieurs, toutes fenêtres ouvertes au moins 1 h par jour.

La nature bourgeonne, nous aussi !

Autour de nous tout refleurit et s'éveille. Nous ressentons une nouvelle vitalité, à l'image des bourgeons qui éclatent et des arbres fruitiers qui se couvrent de fleurs. Voici quelques conseils pour accompagner cette énergie printanière et maîtriser les bourgeonnements indésirables.

Merci pour les boutons ?

Quel que soit votre âge, si vous avez une poussée de boutons au printemps, c'est que vous vous êtes bien encrassé pendant l'hiver, et comme l'organisme lance ses drainages à cette saison, les surcharges se reportent sur la peau. De plus, avec le printemps, les hormones génitales prennent de la puissance. Donc si vous êtes sujet à l'acné, celle-ci peut se manifester en poussée.

Comprendre l'acné de nos ados

Pour les adolescents, à la puberté, c'est également une période de vie où l'axe gonadotrope (l'axe de construction génitale) monte en puissance et l'apparition de l'acné est la conséquence du déséquilibre des informations générales données par les hormones sexuelles à l'organisme (androgènes, œstrogènes, car que l'on soit un garçon ou une fille nous fabriquons les deux hormones), par l'intermédiaire des récepteurs (sorte de petites antennes comme des petites oreilles de la cellule). Ce mécanisme permet entre autres la transformation du corps (poussée des seins, mue, pilosité, etc.). Cette information transmise est reçue par les cellules au niveau des **récepteurs hormonaux**, présents dans les follicules. L'acné est liée à un problème de réactivité de ces récepteurs qui perçoivent mal l'information. Cette dynamique de la mise en place de la génitale est souvent accentuée au printemps, à la puberté avec plus de force mais aussi à tous les âges, avec parfois l'acné de 40 ans.

Il y a ainsi une apparence de faible fonctionnement des glandes génitales (ovaires ou testicules), alors que le problème vient surtout des récepteurs. Cela explique pourquoi les médecins prescrivent aux jeunes filles la pilule œstroprogestative qui s'oppose à l'action des hormones masculines (androgènes), laissant alors toute la place aux hormones féminines (œstrogènes). Cette action substitutive régule en apparence l'effet de l'acné mais sans en traiter la cause réelle.

La réalité est tout autre et nécessite une approche plus subtile qui, au lieu d'être substitutive, doit être régulatrice, ce qui donne alors toute la place aux thérapeutiques naturelles.

Des réactions en chaîne

Cette apparence de faible fonctionnement des glandes génitales entraîne une suractivité de l'hypophyse (voir p. 23) avec, en compensation, une surstimulation des glandes périphériques dans leur ensemble. Mais comme la glande génitale est en fait au maximum de son fonctionnement, l'information donnée par le chef d'orchestre se répercute sur une autre glande capable, elle aussi, de fabriquer des hormones de type génital : la surrénale et sa fabrication de DHEA. La **DHEA** est une hormone précurseur d'hormone génitale (androgène, œstrogène) naturellement fabriquée par l'organisme. Elle est considérée par certains comme étant une hormone de jouvence, ce avec quoi je ne suis absolument pas d'accord. Elle agit dans les phases adaptatives de l'organisme. L'information primaire donnée à l'organisme par la DHEA est de type masculine et c'est la première information qu'entendent les cellules. Donc, les boutons apparaissent. Toutefois ces hormones surrénaliennes masculines peuvent se transformer en hormones féminines et donc diminuer l'acné par une mutation qui a lieu dans les graisses féminines (cellulite, culotte de cheval, etc.).

Des modifications neurovégétatives

À cela s'associent, à cet âge, des modifications neurovégétatives. Il s'agira le plus souvent d'un parasympathique dont l'intensité se renforce et se manifeste entre autre par une augmentation d'envie de sucre et un certain **lymphatisme**, bien connu chez nos ados. Ce fort parasympathique favorise une augmentation de fabrication des sécrétions (en l'occurrence celle du follicule et des glandes sébacées). En réaction, l'alpha sympathique augmente avec comme manifestation une envie forte, cette fois, de nourritures salées (chips, saucissons), accompagnée d'un grand énervement mais également d'un blocage de l'évacuation des sécrétions, d'où la constitution de kystes de sébum au niveau des follicules et des glandes sébacées.

Le sébum ainsi constitué en excès, mais aussi plus ou moins bien évacué, va être colonisé par une bactérie commune de la peau (*Propioni bacterium*) et va alors s'enflammer, d'où l'apparition de kystes purulents inflammatoires.

Combattre localement l'acné : masque du visage à l'argile verte

Tout d'abord, lavez la peau de votre visage avec une eau thermale à indication dermatologique, vendue en aérosol. Pulvérisez sur l'ensemble du visage, puis séchez en tamponnant (pas en essuyant).

Ensuite, appliquez de la pâte d'argile verte (que vous trouverez prête à l'emploi en pharmacie, en boutique bio, ou que vous pouvez préparer vous-même). Puis, laissez reposer le masque pendant 20 à 30 min.

Attention : l'argile ne doit pas sécher, entretenez l'humidité soit en vaporisant de l'eau dessus de temps en temps, soit en le recouvrant d'un papier buvard que vous aurez humidifié au préalable avec l'aérosol.
Enfin, retirez l'argile avec du coton humide.

Pour finir, vaporisez à nouveau de l'eau thermale sur le visage et séchez en tamponnant.

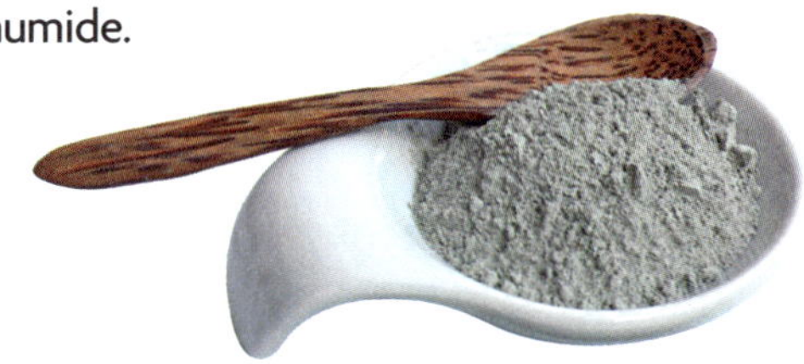

Voilà, votre peau est douce, avec moins d'imperfections !

C'est pourquoi, la plupart des médecins prescrivent, là encore de façon substitutive, des antibiotiques au long cours, masquant le problème, sans traiter la réalité du dysfonctionnement.

Ainsi, vous le comprenez, il y a plusieurs étapes dans la constitution de l'acné, et l'état du terrain du patient explique pourquoi il existe des expressions différentes de l'acné.

Néanmoins, à l'adolescence, il n'est pas toujours bon de traiter l'acné de façon substitutive ! Si l'on met en place un traitement qui freine sa cause, c'est-à-dire la montée des androgènes (hormones masculines), cela peut rendre difficile l'installation définitive de l'équilibre hormonal. Il faut donc accompagner cette tranche de vie et ne pas y apporter de traitement trop intrusif, comme on le voit souvent avec la prescription de la pilule chez les jeunes filles sans nécessité contraceptive.

L'argile verte prête à l'emploi se vend en tube ou en pot.
Il existe aussi des spécialités contenant des huiles essentielles.
Ne les utilisez en masque que de façon ponctuelle sur des boutons très enflammés pendant 20 min.

Le masque sur mesure ?

Pourquoi ne pas apporter d'autres éléments à votre masque fait maison ?

Par exemple, ajoutez, au choix, dans l'eau qui sert à la dilution de l'argile :

- 1 c. à soupe d'eau florale de rose tonique et rafraîchissante pour la peau ;
- de l'eau florale de bleuet lorsque le visage est bouffi ;
- le jus d'1 concombre obtenu à la centrifugeuse lorsque les boutons sont très enflammés ;
- 1 infusion en fonction de l'effet recherché (fleurs de pensée sauvage pour les peaux allergiques et eczémateuses ; feuilles de bardane pour les peaux en grande surcharge ; feuilles de romarin ou fleurs de camomille ou de soucis pour les peaux enflammées et vieillissantes).

Recette de pâte d'argile faite maison

Prenez de l'argile verte de préférence ultra-ventilée pour le visage mais la surfine peut suffire. Mettez-en dans un saladier en verre en quantité suffisante afin de pouvoir recouvrir le visage avec 1 couche épaisse (4 à 5 c. à soupe bombée), et ajoutez de l'eau progressivement en remuant de façon à obtenir une pâte bien souple.

Attention ! Trop d'eau d'un seul coup et vous n'obtiendrez que de la boue (un maçon dirait une barbotine) et non une pâte, il vous faudra ensuite ajouter beaucoup d'argile pour rattraper. Donc, prudence prudence ! Laissez reposer au moins 4 h pour que l'argile s'hydrate profondément. Vous pourrez garder le surplus dans une boîte en plastique étanche.

SOS peaux à problèmes : agir par voie générale

Pour tous les problèmes de peau, les tisanes médicinales vous seront d'un grand secours :

- tisane de feuilles ou de racines de **bardane** (*Arctium lappa*) pour toutes les peaux en surcharge (problème de pancréas), enflammées, infectées (boutons purulents) ;
- tisane de feuilles de **plantain** (*Plantago major*) pour les peaux allergiques, grasses et éventuellement avec des problèmes de mycoses ;
- tisane de feuilles de **noyer** (*Juglans regia*) en cas de mycose, infection, mais attention, cette tisane peut constiper ;
- tisane de fleurs de **pensée sauvage** (*Viola tricolor*) pour toutes les peaux en surcharge et allergiques ;

- tisane de fleurs de **bourrache** (*Borago officinalis*) pour les peaux allergiques chez les personnes constipées et qui sont sujettes à la rétention d'eau ;
- jus de **bouleau** (voir p. 59).

Pour les initiés, il est possible de suivre la fameuse cure de radis noir. Pour les peaux fragiles et afin de commencer dès la sortie de l'hiver le drainage d'entrée dans le printemps, mangez régulièrement des radis noirs, ou buvez-en en cure (1 ampoule dans le jus d'1 citron avant les repas de midi et du soir pendant 5 à 15 jours, ou bien 1 ampoule/jour, 5 jours par semaine pendant tout le mois d'avril). Alors bon courage, car en ampoule (à acheter en pharmacie) ce n'est pas très bon au goût et ça sent dans toute la pièce, mais c'est tellement efficace !

Le regain de vitalité

Le printemps arrive, l'énergie monte en vous. C'est l'heure du ménage de printemps dans la maison comme dans votre corps.

Le pendant de toute cette vitalité qu'il faut savoir canaliser, c'est aussi la croissance des pics dans les maladies graves, ou les chronicités (par exemple, les douleurs articulaires et les rhumatismes qui s'intensifient, les migraines qui s'accentuent, les maladies chroniques qui sont momentanément plus difficiles à vivre). C'est malheureusement la contrepartie de toute cette énergie.

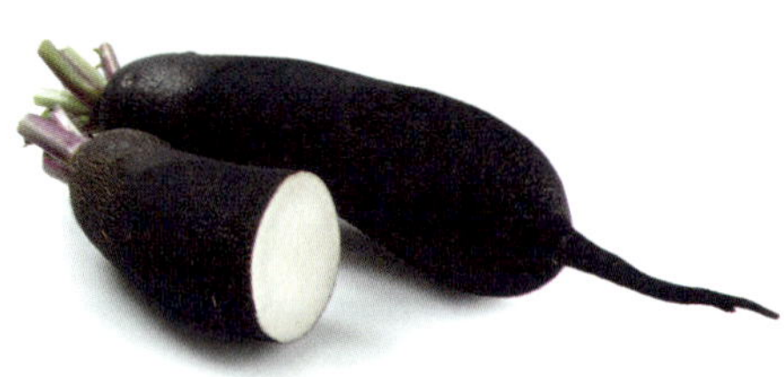

Le retour de ces maudites allergies

Les joies du printemps peuvent vite être gâchées par ces satanées allergies. On est tout content de sortir, de se promener, de faire de grandes balades en forêt et patatras, on tombe sur les pires ennemis des pauvres terrains allergiques dont certains d'entre nous sont victimes !

La pollution verte, vous connaissez ?

Les principales plantes incriminées pour les allergies sont les pollens des poacées (graminées), l'ambroisie, de nombreux arbres (châtaignier, chêne, peuplier, bouleau, olivier, tilleul, saule, cyprès) et certaines plantes vivaces (plantain, armoise, orties). Il suffit même que quelqu'un vous offre un bouquet de fleurs et atchoum ! Au printemps, on observe un pic de cette « pollution verte ». Entre 10 et 40 % de la population mondiale présenterait une **allergie aux pollens** – ces grains microscopiques transportés par le vent. Tous les pollens n'ont pas le même pouvoir allergisant. Le symptôme typique est le fameux « rhume des foins » qui empoisonne la vie d'une grande partie de la population. Malheureusement, le nombre de victimes a été multiplié par 4 depuis 30 ans !

Diététique, oligoéléments, et allergie

Pour lutter au printemps contre le regain des manifestations de l'allergie, quelles soient cutanées ou respiratoires, les règles de diététique à observer sont les mêmes.

La suractivité du pancréas augmente le niveau inflammatoire de l'organisme et donc aggrave l'expression des allergies. Avant de vous précipiter sur les antihistaminiques de synthèse (qui font souvent dormir) ou la cortisone (jamais bonne au final pour l'organisme), adoptez rapidement des règles de diététique simples et prenez des oligoéléments. C'est efficace et moins nocif pour l'organisme !

Mon ordonnance naturelle antiallergie

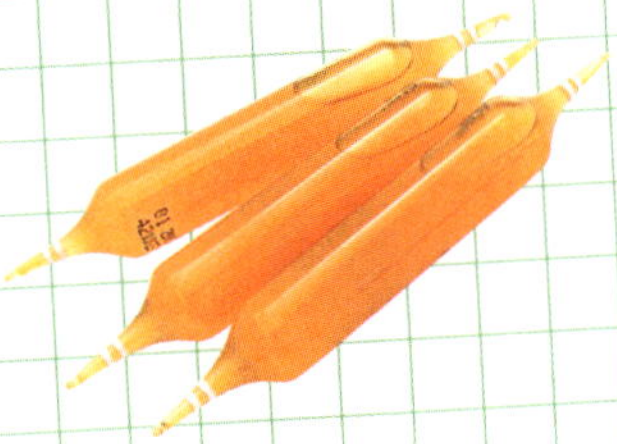

Règle n° 1

1 ampoule/jour d'oligoélément manganèse dans la période de risque de manifestation allergique.

Règle n° 2

Mettez votre pancréas au repos, en évitant principalement les sucres, douceurs et pâtisseries. Bref, tout ce qu'on aime ? Sans les remplacer par du faux sucre, qu'il soit de synthèse (saccharine, cyclamate, aspartame, acésulfame de potassium) ou naturel (comme la stevia : Stevia eupatoria ou Stevia rebaudiana).

Supprimez :

* les graisses cuites, les abats, les fritures et la charcuterie ;
* l'alcool, le tabac, les épices et le chocolat ;
* tout produit laitier pendant la phase d'expression de l'allergie (la protéine du lait de vache est une des protéines les plus difficiles à digérer).

Règle n° 3

En revanche, n'hésitez pas à manger des porridges d'avoine au petit déjeuner en utilisant un lait végétal. Ainsi vous améliorerez votre réactivité antiallergique, en plus d'avoir une bonne pêche (voir p. 171).

En phase aiguë d'allergie, adoptez une alimentation très légère pendant 1 ou 2 jours, constituée essentiellement de bouillon de légumes (non gras) et de jus de fruits.

Privilégiez les jus de carottes, de radis noirs, de choux, de navets, de pissenlits (à l'aide d'une centrifugeuse). Faites des soupes de cresson, d'ortie (voir p. 79). Et de façon préventive pensez à la cure de raisin à l'automne (voir p. 201).

Vous constaterez que vous pouvez très nettement améliorer votre état. J'ai un patient qui n'arrive pas à suivre une ordonnance de traitement, mais qui a respecté à la lettre ces consignes et, depuis, son allergie ne se manifeste pratiquement plus.

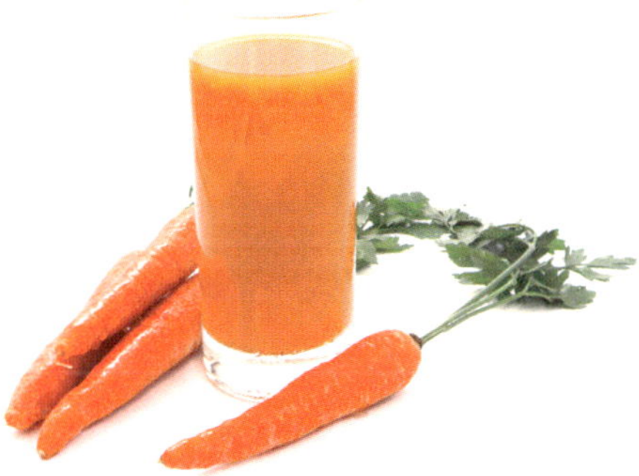

Rhume des foins quand tu nous tiens ?

Qu'est-ce que le rhume des foins ?

C'est tout simplement de l'eau translucide qui coule du nez, des éternuements à la chaîne ou des signes oculaires : bref, de quoi vous transformer en véritable fontaine. Ce n'est pas infecté comme pour les gros rhumes de l'hiver, ce n'est que de l'allergie ou une simple réaction neurovégétative vasomotrice. Voici plusieurs façons de soulager le rhume des foins, choisissez celle qui vous convient le mieux.

Mon ordonnance antirhume des foins

La ronce (Rubus fruticosus) est la plante qui a le meilleur effet astringent sur les muqueuses ORL.

Préparez les feuilles en infusion, ou demandez-les chez votre pharmacien en teinture mère, ou mieux encore, en bourgeons macérât glycériné :

* chez l'enfant 1 goutte/kg
* chez l'adulte 25, 50 ou 100 gouttes 3 fois/jour en fonction du poids mais aussi de l'intensité des signes

On peut débuter un traitement d'attaque avec 100 gouttes 3 fois les 2 premiers jours, puis 50 gouttes les jours suivants pendant 3 à 10 jours.

Vous éternuez et votre gorge est irritée ?

L'idéal c'est alors le coquelicot (*Papavers rhoeas*) en tisane de fleurs ou en teinture mère (10 à 30 gouttes 3 fois/jour). Cette plante calme bien les symptômes. Toutefois elle est un peu sédative et certains s'endormiront facilement pendant la journée, donc attention au volant.

Pour être bien protégé, vous pouvez rajouter une plante antiallergique comme la réglisse (sauf chez les sujets à risque d'hypertension), du plantain (*Plantago major*) en feuilles ou en teinture mère (10 à 30 gouttes 3 fois/jour), ou du sureau (*Sambucus nigra*) en fleurs ou en teinture mère (10 à 30 gouttes 3 fois/jour).

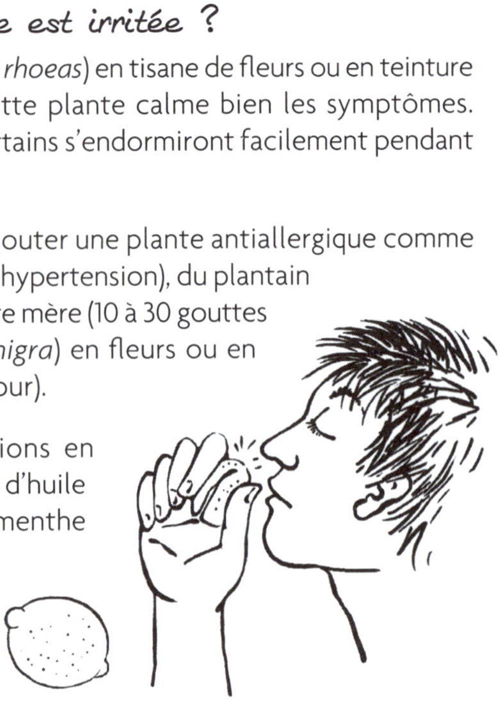

Vous pouvez aussi faire des inhalations en déposant simplement quelques gouttes d'huile essentielle de menthe ou d'alcool de menthe sur un mouchoir. Ou bien prenez 1 écorce de citron et, la tête en arrière, pressez sur l'écorce de façon à en extraire les essences qu'elle contient dans les narines et ainsi à les inhaler. Cela est aussi possible avec l'écorce de mandarine.

Les yeux qui piquent

L'allergie aussi peut vous sortir par les yeux ! Et oui, vous connaissez peut-être : yeux rouges qui piquent, larmoiements, conjonctivites allergiques.

Lavez-vous les yeux avec du **sérum physiologique**, en unidoses stériles (ou avec de l'eau bouillie refroidie). Puis, mais il faut en avoir chez soi, lavez vos yeux avec de l'eau florale de bleuet. C'est l'idéal, mais cela ne se conserve pas longtemps : alors une astuce, avoir des fleurs de bleuet et préparer une petite infusion à laisser refroidir avant de se laver les yeux avec.

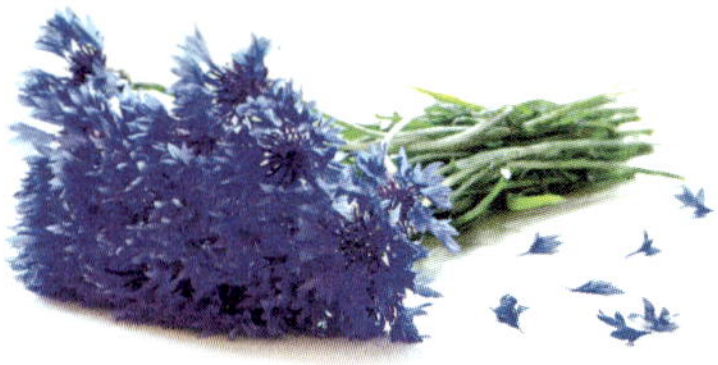

La fleur de camomille est un bon remède également.

Asthme : un besoin d'oxygène

L'asthme est une maladie qui, d'un seul coup, peut devenir très grave, voire mortelle. Il convient donc d'être sérieusement suivi par votre médecin.

Les conseils que l'on vous donne ici concernent les soins complémentaires à apporter au terrain asthmatique. Ils doivent permettre à la personne de mieux vivre avec cette maladie, mais ils ne prétendent pas la soigner !

Veillez à respecter les **consignes alimentaires** (voir p. 72), de façon stricte en période d'expression de la maladie asthmatique, de façon moins stricte quand tout va bien.

Les petits plus à prendre régulièrement en tisane ou en teinture mère et qui vous aideront sont l'estragon (*Artemisia dracunculus*) et la cannelle (*Cinnamomum zeylanicum*). Chez les sujets très nerveux, rajouter de la lavande (*Lavandula officinalis*).

La tisane pour lutter contre l'asthme

Buvez régulièrement 1 tisane avec des feuilles d'estragon, des copeaux de cannelle et des morceaux de gingembre frais. Vous pouvez y associer des plantes de régulation et de soutien du pancréas, avec en plus une action antiallergique, comme le plantain (*Plantago major*) et le noyer (*Juglans regia*) que vous trouverez en gélules chez votre pharmacien, à prendre au cours du repas.

Une des raisons pour laquelle l'asthme apparaît fortement au printemps tient au fait que les hormones génitales ont du mal, chez ces sujets, à monter en puissance pendant cette période (on le constate surtout dans l'asthme des adolescents). On conseille alors de prendre du gingembre (*Zingiber officinale*) pour renforcer la montée génitale.

Des inhalations faciles à faire où que vous soyez

L'idéal, dans ce cas, est l'huile essentielle de cyprès (*Cupressus sempervirens*) : quelques gouttes sur un mouchoir à respirer régulièrement. Quelques gouttes sur l'oreiller pour la nuit protégeront également des virus votre amoureux ou amoureuse.

Eczéma allergique

L'eczéma allergique est une réaction localisée provoquée par des substances allergisantes (poussières, acariens, poils de chats...). Il peut être exacerbé par des poussées de stress quand on est « mal dans sa peau ». Mais ce n'est pas une raison pour refuser de faire le ménage, au contraire.

La priorité, soulager l'irritation

L'eczéma se calme avec l'**eau de mer** mais pas avec l'eau douce, alors si vous avez la chance d'habiter à proximité de la mer baignez-vous autant que possible. Pour les autres, recréez « Paris Plages » à la maison en prenant du sel de mer non raffiné (ou du sel de la mer Morte), diluez-le dans l'eau et appliquez cette « eau de mer reconstituée » à l'aide de compresses sur les zones hyper prurigineuses. Il existe aussi des ampoules d'eau de mer chez le pharmacien.

L'eczéma diminue aussi au soleil, alors profitez-en et c'est gratuit ! Au lieu de cacher vos plaques, laissez-les à l'air libre et au soleil. Mais attention alors de ne pas avoir appliqué ou pris des produits ou médicaments photosensibilisants.

Quand je prescris cela à mes patients, certains n'ont plus besoin de revenir en consultation ! Au début de mon activité j'ai eu quelques malades que je ne revoyais plus après leur première consultation. J'ai alors pensé que j'étais peut-être un mauvais médecin. Et puis 3, 4, 5 ans plus tard, ils se représentaient au cabinet, le plus souvent pour d'autres motifs en me disant : « Docteur, mon eczéma est terminé depuis que je suis venu vous voir, je n'ai pas eu besoin de consulter un autre médecin pour cela. Si je reviens aujourd'hui c'est pour tout autre chose, et j'espère que ce sera aussi efficace. » Alors là, le praticien est heureux, même s'il a rudement la pression pour être aussi performant pour le reste !

Les fleurs bienfaitrices en phytothérapie externe

Vous pouvez faire des infusions très concentrées de fleurs (ou de vrac – c'est un mélange de fleurs, de feuilles et de tiges, moins pur et moins cher, mais suffisant ici) de pensée sauvage (*Viola tricolor*). Utilisez ce breuvage refroidi comme une lotion à appliquer sur les plaques d'eczéma.

Vous pouvez aussi, sur les grosses lésions, faire des **emplâtres** avec les fleurs qui ont servi à l'infusion. Pour cela, récupérez les fleurs ayant servi à l'infusion et faites-en un petit paquet que vous appliquez directement sur la lésion, puis recouvrez d'une compresse et d'un bandage pour le garder en place au moins 20 min.

Vous pouvez faire de même avec des fleurs de camomille.

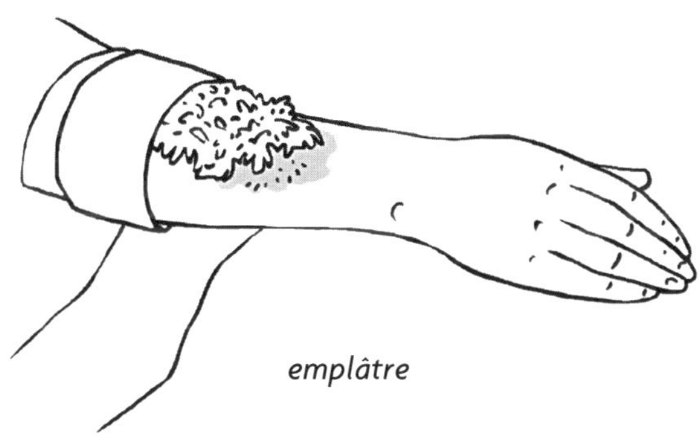

emplâtre

Des bains apaisants

Faites des bains du corps entier en mettant dans l'eau de la baignoire une poignée d'amidon de blé que vous trouverez en pharmacie, ou des bains à base d'avoine colloïdale, vendue également en pharmacie ou parapharmacie.

En revanche, en cas d'eczéma, évitez les huiles essentielles sur la peau, vous risqueriez de créer une sensibilisation qui vous rendra allergique à cette huile essentielle pour le restant de vos jours.

Par voie interne : combattre le symptôme mais aussi les causes plus profondes

Au niveau symptomatique, la pensée sauvage (*Viola tricolor*) et la bardane (*Arctium lappa*) sont deux plantes maîtresses. Au quotidien, en période de poussée d'eczéma, l'estragon, la cannelle et la lavande toujours associés en tisane (à prendre tous les jours) réguleront le déséquilibre de fond neurovégétatif (qui a permis à l'eczéma d'apparaître !). Mais il faut aussi agir sur les reins afin d'améliorer l'élimination des toxines. Pour cela, il existe des spécialités dépuratives chez le pharmacien, celui-ci vous indiquera celle qui vous conviendra le mieux. Sachez toutefois que la bardane est un bon draineur rénal.

Distinguez les eczémas secs et les suintants

Il est important de ne pas vous tromper dans les préparations à appliquer ou à avaler.

Préparations pour traiter les eczémas secs :

- privilégiez les huiles de bourrache et d'onagre en capsule à avaler ;
- et localement, les fleurs de pensée sauvage en emplâtre ou l'eau de mer.

Préparations pour les eczémas suintants :

- privilégiez, en application locale, des compresses avec des infusions de feuilles de noyer (*Juglans regia*). Si c'est très inflammatoire et d'aspect infecté, utilisez la feuille de choux.

Vous pourrez également préparer des soupes d'ortie (*Urtica urens*), et manger des salades de pissenlits (*Taraxacum dens leonis*). Ces plantes existent aussi en teinture mère chez votre pharmacien (10 gouttes de chaque, 3 fois/jour).

Enfin, dans cette pathologie, plus encore qu'ailleurs, le cassis (*Ribes nigrum*) est très important. À boire en jus, mais aussi dans les périodes difficiles en bourgeons macérât glycériné première dilution en pharmacie (25 gouttes 3 fois/jour). Pour réguler le déséquilibre digestif, ce qui est primordial pour mieux se défendre contre l'eczéma, vous pouvez boire de la myrtille (*Vaccinium myrtillus*) en jus. Enfin, prenez des capsules d'huile de bourrache ou d'onagre pour bien nourrir la peau par l'intérieur et stimuler ses défenses.

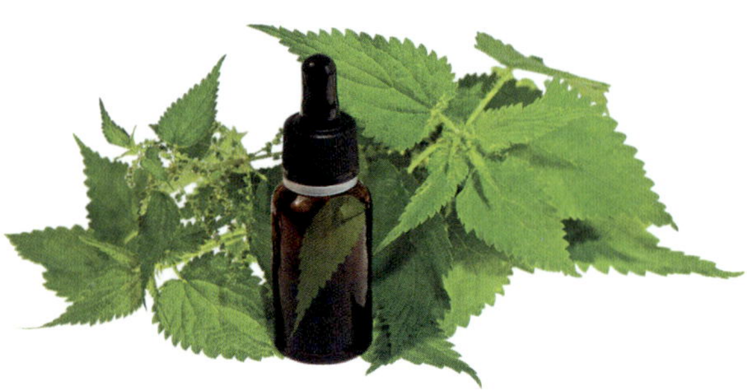

Recette de la soupe d'ortie antieczéma

Goûtez, c'est délicieux et bon pour toute la famille :

- 1 l d'eau
- 500 g de feuilles d'orties. Ne mettez pas les tiges !
- 300 g de pommes de terre
- huile d'olive ou de pépins de raisin
- 2 oignons
- 15 cl de crème fleurette, sel, poivre, origan

Facultatif : croûtons aillés

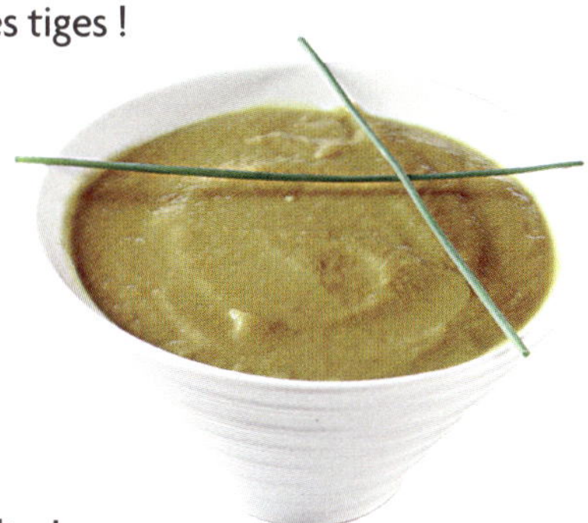

Préparation

L'outil indispensable : les gants pour la récolte !
Cette recette se fait avec les premières feuilles au printemps.
Choisissez celles en haut des tiges et rincez-les bien.

Dans une cocotte, faites chauffer l'huile, mettez l'oignon émincé à feu très doux et faites revenir pendant 5 min. Ajoutez les orties à fondre et couvrez. Lorsqu'elles ont changé de couleur et réduit de volume, ajoutez l'eau et les pommes de terre coupées en cubes. Portez à ébullition puis réduisez le feu et laissez cuire 30 min à feu doux. Réservez un peu de jus de cuisson. Hors du feu, passez au mixeur, ajoutez du jus, selon la consistance désirée. Salez, poivrez, mettez l'origan, laissez mijoter à feu doux. Ajoutez la crème au moment de servir pour ceux qui aiment.

Préparez vos croûtons : tranchez du pain, frottez chaque côté avec de l'ail et passez-le à la poêle.

Servez et régalez-vous.

Un dernier conseil si vos enfants ne veulent pas goûter cette soupe verte (pourtant très bonne pour leur santé), racontez-leur que c'est une potion magique et qu'elle leur donnera des supers pouvoirs anti-gratte-gratte !

Le bonheur est dans le pré ?

Comme toujours il y a le bien et le mal, le positif et le négatif. Dans la nature, vous trouverez donc le meilleur comme le pire ! Il faut savoir que Dame Nature n'est pas toujours aussi aimable, bienfaisante et paisible que l'on pourrait le croire... Petit mode d'emploi pour s'y retrouver.

Ces plantes qui nous veulent du mal

Des plantes pas si inoffensives...

Depuis la nuit des temps, l'homme a appris à reconnaître les plantes toxiques pour les éviter, mais aussi pour les utiliser. Les poisons issus des végétaux ont ainsi eu un certain « succès » jusqu'à la fin du XVIIe siècle. La tristement célèbre marquise de Brinvilliers ne les utilisait-elle pas pour empoisonner toute sa famille et une partie de la cour du roi...

Le promeneur ne se doute pas toujours qu'au cours d'une simple petite balade à la campagne, il frôle tous les ingrédients d'un « **bouillon de onze heures** ». Ces plantes, tout autour de nous, dans notre appartement ou notre jardin, dans nos prairies ou nos forêts, avec leurs baies noires ou rouges, décoratives sont souvent porteuses de poison. Et l'on sait qu'une décoction de ciguë fut fatale à Socrate.

Méfiez-vous des apparences

Les fleurs et plantes les plus agréables à l'œil ne sont pas les moins dangereuses, et l'enfant habitué à manger groseilles et myrtilles risque un jour de confondre des baies nocives avec ces fruits familiers.

En réalité, la prudence la plus élémentaire est suffisante pour se prémunir des dangers de la végétation qui nous entoure.

Voici un exemple historique où le laurier-rose (*Nerium oleander*), présent dans les jardins du Sud (origine méditerranéenne), a eu un rôle important. Cette belle plante de jardin possède un fort pouvoir toxique dans toutes ses parties. Ainsi, en 1808 lors de la bataille d'Espagne, des soldats de Napoléon se sont servi des branches du laurier-rose comme broches ou brochettes pour cuire leur viande lors de leur campement. Sur les douze soldats concernés, huit en sont morts et quatre ont eu une intoxication grave.

Alors faites attention lors de vos bivouacs de campagne.

En prévention, gardez les jeunes enfants sous surveillance constante. Ne les laissez pas près d'une plante ou d'un rameau qu'ils pourraient saisir. Très vite, apprenez-leur à ne pas toucher aux plantes, herbes, baies. Empêchez-les de mâchonner les tiges, feuilles ou fleurs qu'ils rencontrent sur le chemin. Surveillez-les de près s'ils ramassent en forêt fraises, framboises ou myrtilles. Évitez vous-même de cueillir ou de manipuler des plantes sauvages. Adaptez votre activité de cueillette à vos connaissances botaniques.

Que faire face à une intoxication ?

Pensez toujours à une intoxication lorsqu'un enfant – ou un adulte – a un malaise inexplicable et présente des symptômes qui vous laissent désarmés.

Le premier geste, en cas d'intoxication, est de provoquer le vomissement.

Ne rien donner à boire : ni eau, ni lait et alertez au plus tôt un médecin et un centre antipoison (www.centres-antipoison.net) ou le SAMU (15). Si possible, gardez les éléments permettant d'identifier la plante, la baie ou le fruit présumé responsable du mal.

Plantes communes allergisantes au toucher

C'est la faute aux lactones et aux quinones ! En effet, ces substances que l'on retrouve dans les plantes provoquent des allergies cutanées de contact. Les **astéracées** : artichaut, artémis, armoise, chrysanthème, dahlia, marguerite, pissenlit, souci, etc. Les **liliacées** : ail, tulipes (bulbes), etc. Mais aussi : géranium des balcons, laurier, lichen (la mousse du chêne), magnolia, pin, primevère, sapin, rue des chèvres, etc.

Plantes urticantes ou irritantes : attention danger ?

Il y a bien sûr les orties ! Elles mesurent de 60 cm à 1,50 m de hauteur. Vous en trouverez au voisinage des habitations, dans les broussailles, les prairies et les champs. Les feuilles et les tiges ont la particularité d'être couvertes de poils urticants, visibles à l'œil nu.

Reconnaître les plantes qui piquent ou qui grattent

Certaines plantes allergisantes ne provoquent de réactions cutanées que chez les personnes qui ont un terrain allergique. En revanche, les plantes urticantes, irritantes, provoquent des irruptions dermatologiques chez n'importe qui.

Le mieux est de savoir les reconnaître (et avertir les enfants) car les deux sont présentes dans le jardin ou aux abords de votre maison !

Astuces pour les ramasser sans risques et pour les aventuriers : attrapez-les par le dessous et par temps de pluie. Il est de tradition populaire de dire qu'en retenant sa respiration au moment de la cueillette à main nue, cela diminue la réactivité de l'organisme à la piqûre urticante. Moi je préfère les gants !

Souvenez-vous toutefois qu'à proximité de l'ortie se trouve le plantain, qui lui, viendra calmer le prurit déclenché par l'ortie.

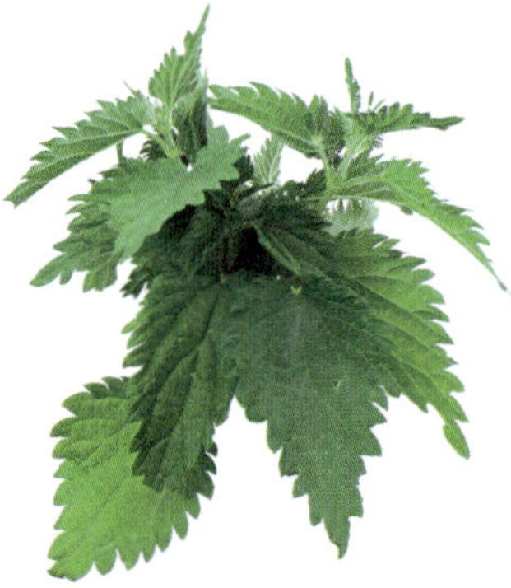

ortie

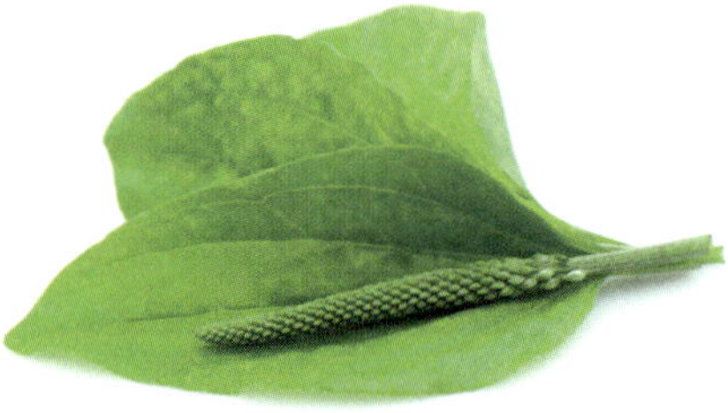

plantain

• Parmi les exotiques : les **euphorbes** (2 300 espèces) ont en commun ce lait (latex) qui s'écoule de la tige quand on la coupe et qui est très urticant. Cette plante est connue pour causer des brûlures, par le latex qu'elle contient, très irritant pour la peau et les muqueuses, de même que le **sumac ou herbe à puce** (*Toxicodendron radicans*), d'origine américaine, dont le seul contact des feuilles suffit à provoquer une réaction allergique sévère.

• Le **poinsettia ou étoile de Noël** (*Euphorbia pulcherrima*), au joli feuillage contrasté vert et rouge vif, peut être lui aussi agressif. Attention également au **fustet ou arbre à perruques** (*Cotinus coggygria, Rhus cotinus*). Très courant dans les jardins, cet arbuste d'ornement à feuilles rondes et inflorescences rosâtres légères contient un suc vénéneux parfois agressif sur les peaux sensibles.

• Le **chardon** et le **rosier** ont des épines, visibles à l'œil nu, très dissuasives. Communes en France, la **berce ou angélique sauvage** (*Heracleum maximum*) et la **berce du Caucase** *(Heracleum mantegazzianum)*, cultivée dans nos jardins, sont irritantes par les feuilles, ainsi que le **panais urticant** (*Pastinaca sativa*) et la **rue** (*Ruta graveolens*). Méfiez-vous également des **boutons d'or** (*Ranunculus repens*) de nos prairies : ces renoncules libèrent une sève vésicante qui peut causer des brûlures si les queues des fleurs sont portées à la bouche. Or, je suis sûr que vous avez joué, enfant, à cueillir des boutons d'or et à les placer sous le menton d'un copain pour savoir « s'il aime le beurre » (car la peau avec le reflet du soleil devient jaune). Attention, au cours de ces jeux, il n'est pas rare qu'un enfant porte ses doigts à la bouche avec de la sève dessus, il faut donc bien l'informer afin qu'il ne se fasse pas de mal.

• Les **liliacées et bulbes** : jacinthe, jonquille, narcisse, tulipe, lis des Incas. Mais aussi : bois-gentil, daphné, ginkgo (au Japon où le ginkgo est endémique, les écoliers en culottes courtes savent très vite qu'il ne faut pas marcher sur les fruits tombés au sol, car sinon ils se brûlent les jambes), philodendron, sédum âcre...

• Le **figuier redoutable** : gare au figuier ! Si ses fruits sont succulents, sa sève est très caustique. On l'utilise d'ailleurs en petites gouttes pour brûler les verrues (voir p. 134). Attention donc lorsque vous taillerez votre arbre. Pour la petite anecdote, j'ai eu à soigner, lorsque j'étais médecin hospitalier, un homme qui avait fait une grande taille de son figuier. Après avoir coupé les branches, il les a transportées dans sa remorque en direction de la déchetterie. Comme il faisait chaud, il a travaillé torse nu. Résultat, il a été hospitalisé pour des brûlures étendues du second degré sur tout le corps avec des douleurs terribles.

Mon conseil : les substances qui font mal sont souvent présentes dans le latex : attention donc au contact avec le suc de ces plantes.

Et celles qui nous soignent immédiatement

Nous nous sommes longtemps soignés, dans les campagnes, avec les « simples » (terme qui désigne les plantes à action thérapeutique). Aujourd'hui encore, de nombreux médicaments vendus en pharmacie sont à base d'extraits végétaux.

Les plantes qui tuent et les plantes qui sauvent sont souvent les mêmes. La digitaline, extraite de la digitale, est un tonique cardiaque connu ; l'atropine, issue de la belladone, est un antispasmodique ; la quinine, souveraine contre la fièvre, vient du quinquina. Mais une dose excessive de digitaline peut tuer. Et la strychnine, extraite d'une plante tropicale, peut stimuler le système nerveux de l'homme... ou l'empoisonner. Tout est une question de dose et c'est pour cela que leur prescription devrait être réserver aux médecins.

Les plantes médicinales, même les plus courantes et même en tisane, ne sont pas innocentes. Selon la formule traditionnelle, **ne les utilisez pas pour un traitement prolongé sans avis médical**. Ainsi, une infusion de thym tous les jours, toute l'année peut aggraver un glaucome.

Se soigner par les plantes : c'est facile, pas cher et accessible à tous

Prenez la **lavande** : une blessure, une piqûre, on frotte la fleur de lavande dessus et ça calme rapidement.

Le **chou** est très utile : une douleur d'arthrose, une entorse ? Prenez 1 feuille de chou, lavez-la, enlevez la côte, scarifiez la feuille avec une pointe de couteau, écrasez-la modérément en passant dessus un rouleau à pâtisserie et appliquez sur l'articulation à traiter (voir p. 177). Un bandage pour tenir le chou en contact avec la peau et voilà. Donc, n'hésitez pas à planter des choux dans vos jardins et sur vos balcons, cela vous permettra de faire des économies à vous et à la Sécu.

L'**aloès** (*Aloe vera*) présente de nombreuses possibilités : si vous coupez la feuille, vous remarquerez un gel à l'intérieur. On peut l'appliquer sur les coups de soleil et même les brûlures. Dans ce dernier cas, prenez soin de bien laver la feuille avant, afin d'éviter de mettre des microbes sur la brûlure. Idéale aussi pour appliquer sur les plaques d'eczéma sèches. Parfaite pour lutter contre le feu du rasage et apaisante sur les crevasses aux pieds du marcheur.

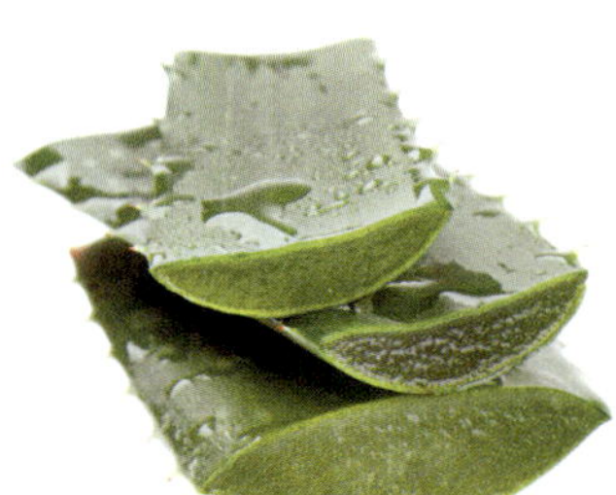

La nature fait bien les choses car le **plantain** pousse souvent près des orties. Une piqûre d'ortie, vite une feuille de plantain qu'on écrase et qu'on applique en frottant là où cela fait mal. *Idem* pour les piqûres de moustiques. Cela marche aussi comme la feuille de choux en cataplasme sur une douleur d'entorse, une plaie, etc.

L'**eucalyptus** est notre ami : froissez quelques feuilles et observez comme vous respirez mieux ! En friction sur les articulations douloureuses, l'eucalyptus est efficace, ou encore écrasez les feuilles et appliquez-les sur les piqûres d'insecte, soulagement garanti ! À faire brûler l'hiver dans la cheminée, ainsi l'air embaumera les essences bienfaitrices de l'eucalyptus et cela dégagera les voies aériennes.

La **ronce** est une plante idéale pour les angines, les aphtes, les maux de gorge divers, le nez qui coule. Je vous conseille d'en rapporter de chacune de vos promenades : coupez des feuilles fraîches, cela servira toujours à un moment ou un autre à la maison. Attention, pensez à prendre les feuilles en hauteur afin d'éviter qu'elles ne soient contaminées par les urines du renard qui peut vous transmettre un parasite grave.

En cas d'entorse, la **menthe** peut être un bon anesthésiant et calmant à appliquer sur la cheville le temps de rentrer à la maison. Sinon, cueillez-en dès que vous en avez l'occasion et vous en ferez un bain de pied décongestionnant.

La **mélisse** est un excellent antimoustique : prenez quelques feuilles et frictionnez-vous les avant-bras, la nuque et les jambes. Je vous garantis que les moustiques iront piquer vos voisins.

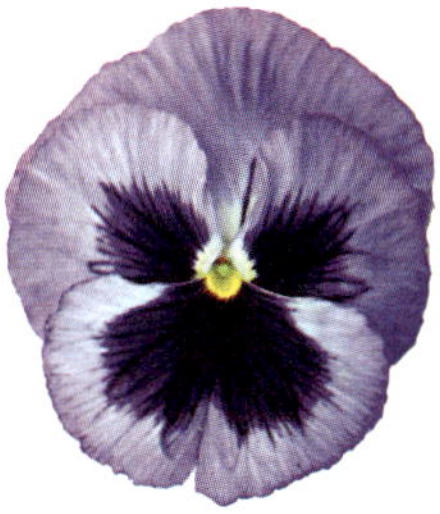

Les **fleurs de pensée sauvage** peuvent être utilisées fraîches en friction sur les réactions allergiques cutanées. Elles calment les démangeaisons liées aux piqûres d'insectes.

Facteur aggravant : le soleil

Attention, certaines plantes « des prés » sont photosensibilisantes. Cela signifie que, en cas de contact avec leur suc, en vous roulant dans l'herbe par exemple, tout en vous exposant au soleil, vous serez victime de réactions cutanées parfois violentes. Alors, avant de vous rouler dans l'herbe, enfilez un tee-shirt et si vous rougissez après une amourette, ce sera pour autre chose !

Quelques exemples de plantes provoquant une photosensibilisation

Certaines plantes, riches en substances photodynamisantes, les furocoumarines, provoquent fréquemment, au soleil, des éruptions accompagnées d'une pigmentation excessive de la peau sur toutes les parties du corps.

Chez les sujets particulièrement sensibles, les troubles s'accompagnent de fortes démangeaisons, de fièvre, de maux de tête. Mais cette affection, appelée dermite des prés ou dermite des baigneurs, est bénigne et ne dure que quelques jours. Le plus souvent, elle s'attrape au contact des ombellifères (apiacées) bien connues de nos campagnes. Parmi les apiacées, l'angélique, la berce commune ou patte d'ours, le céleri, le panais...

Les rutacées sont aussi photosensibilisantes : ce sont tous les agrumes (citronnier, oranger...). Pour finir, les moracées : figuier, mûrier (à ne pas confondre avec la ronce).

Le dard du frelon, l'abeille ou la guêpe

Danger ! Ces piqûres peuvent être parfois (heureusement rarement) mortelles pour toute personne allergique. S'il apparaît une gêne respiratoire, des difficultés à avaler, ou que la gorge gonfle, il est urgent de consulter un médecin ou d'aller directement à l'hôpital. Tout peut se jouer en moins de 30 min !

Heureusement, le plus souvent, c'est bénin et il suffit de retirer à l'aide d'une pince à épiler le dard qui est peut-être resté dans la peau. Quelques gouttes d'huile essentielle de **lavande** (*Lavandula officinalis*) par-dessus la piqûre calment rapidement. On ajoutera si possible 1 goutte d'huile essentielle de menthe (*Mentha piperita*) pour ses effets antalgiques et anesthésiants. Évidemment, si vous n'avez pas ces huiles essentielles dans votre pharmacie familiale, les fleurs et les feuilles fraîches de ces plantes peuvent, dans un premier temps, aider à calmer la piqûre. Renouvelez régulièrement en espaçant progressivement les applications jusqu'à disparition des signes.

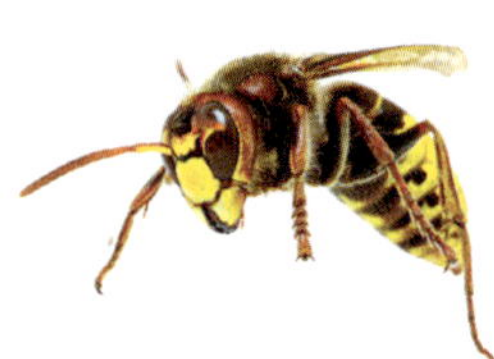

À défaut, du **vinaigre de cidre**, de préférence car c'est le plus acide, fera l'affaire. L'idéal est de le faire chauffer car la chaleur détruit le venin. Mais on n'a jamais de vinaigre chaud immédiatement sous la main : en pratique tamponnez tout de suite avec le vinaigre et dans le même temps faites le chauffer pour l'utiliser ensuite.

Quant à la **piqûre de frelon**, elle diffuse plus de venin. On peut limiter la quantité du venin injecté par la chaleur. Comment faire ? S'il y a un fumeur autour de vous, pour une fois cela sera bénéfique pour la santé. Allumez une cigarette, stimulez l'incandescence de celle-ci, puis rapprochez-la au plus près de la peau (sans la brûler bien sûr) : la chaleur détruira en partie le venin. Pour les non-fumeurs, faites brûler une queue d'ail (en procédant comme avec une cigarette).

La piqûre du scorpion et le baiser de l'araignée

La grande majorité des araignées présentes dans les maisons et les jardins en France sont inoffensives. Il est rare qu'il y ait une injection de venin, mais ces piqûres peuvent entraîner une réaction inflammatoire douloureuse.

Une seule espèce d'araignée peut être plus dangereuse : c'est la malmignatte ou veuve noire que l'on trouve surtout en Corse, parfois dans le Midi de la France et le long du littoral atlantique. Elle est petite (de 14 à 17 mm de long), rouge avec des points noirs. Elle n'est pas agressive et les piqûres, rares, sont souvent dues à un contact accidentel. La piqûre, indolore, entraîne un syndrome caractérisé (malaise général, douleurs musculaires et abdominales, troubles neurovégétatifs) qui peut nécessiter une hospitalisation.

En cas de piqûres

- Pas de panique !
- Procéder calmement comme pour les autres piqûres d'insectes.
- Privilégier les traitements à la chaleur (cigarette) de façon à détruire le plus de venin possible.
- Pour soulager la douleur et la brûlure, appliquez rapidement des compresses de vinaigre de cidre chaud.

Les scorpions aiment mieux la nuit que le jour, il est donc rare de les rencontrer lors d'activités en plein air sauf si on les dérange, en soulevant des pierres par exemple. Bien qu'apparenté aux espèces les plus venimeuses du monde, le scorpion de France est très peu dangereux, d'ailleurs aucune piqûre grave n'a été signalée depuis plus d'un siècle. Toutefois, les signes peuvent être plus sévères chez les petits enfants et les personnes fragiles.

Le venin du serpent

C'est bien connu, la meilleure façon d'éviter les morsures de serpent, c'est de faire du bruit. En effet, les serpents fuient toujours, ils ne mordent que lorsqu'ils sont acculés ou surpris. Avant de vous asseoir sur un tas de pierre, surtout si celui-ci est en plein soleil, tapez dessus bruyamment avec un bâton, cela fera fuir un éventuel reptile. Si en marchant vous voyez un serpent, arrêtez-vous, reculez de façon à laisser au moins 5 m entre vous, puis faites du bruit, tapez des mains, criez... et il fuira.

En France, seule la vipère (elle porte un V sur la tête) est venimeuse. Quant aux couleuvres, elles n'ont pas de venin.

En cas de morsure

Avant tout gardez votre sang-froid et ne courez pas. En effet, plus vous êtes stressé, plus votre cœur bat rapidement et plus le venin circule dans votre corps.

Donc allongez-vous, respirez et reprenez votre calme. Approchez une source de chaleur, si possible, au plus près de la morsure de façon à détruire le maximum du venin (inutile s'il s'agit d'une couleuvre mais encore faut-il avoir eu le temps de voir l'espèce dont il s'agit).

Si vous en avez sous la main, appliquez quelques gouttes d'huiles essentielles de lavande et de menthe sur la morsure.

En plus, appliquez quelques gouttes de lavande en projection du cœur pour le calmer et sur la nuque pour apaiser l'esprit.

Ou encore, faites un cataplasme avec des feuilles de plantain en attendant les secours. Froissez-les bien avant de les mettre en contact avec la peau.

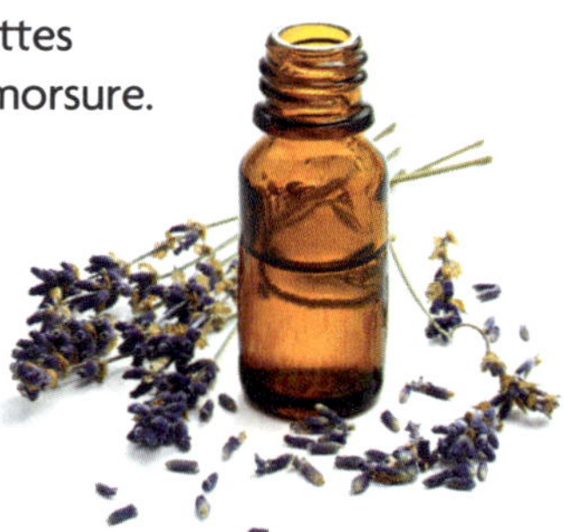

Les tiques dans notre jardin ou sur nos chiens

Un ennemi invisible ?

Les tiques sont des acariens parasites, bien connues des propriétaires de chiens qu'elles adorent. Elles infestent leurs hôtes non pas en tombant des arbres, mais plutôt des herbes basses, voire en grimpant le long des membres. Il est difficile de se rendre compte que l'on a été piqué et, si la tique est jeune, elle est pratiquement invisible, sauf à y regarder de tout près, on la remarque sous la forme d'un point noir qui peut évoquer une petite croûte. La tique se nourrit du sang de ses hôtes. Un vrai vampire ! L'idéal est d'éviter la morsure de ces petites bêtes et d'appliquer un répulsif (voir p. 90).

Dans certaines régions de France, une morsure de tique peut apporter une maladie par l'intermédiaire d'une bactérie présente dans sa salive et qu'on appelle la borréliose ou **maladie de Lyme** chez l'Homme. Cette maladie infectieuse peut entraîner des troubles neurologiques plus ou moins graves et des douleurs musculaires diffuses. En retirant la tique, dans les 24 h, on limite très fortement ce risque car le risque infectieux est proportionnel à la charge microbienne inoculée par la tique dans sa salive. Chez le chien cela peut entraîner la piroplasmose, maladie susceptible de causer la mort de l'animal dans de grandes souffrances.

Comment retirer la tique ?

Il est important d'être le plus rapide possible et le moins agressif pour la tique (ne pas la blesser) afin de ne pas la stresser, et d'éviter qu'elle ne secrète de façon réactionnelle plus de salive infestée de sa bactérie. Donc, contrairement aux idées reçues, pas d'éther et pas de pince à épiler ! L'idéal est d'acheter chez le pharmacien un « tire tique », petit outil astucieux qui retire le parasite en entier (ce qui évite de laisser la tête détachée du corps comme c'est le cas avec la pince à épiler, par exemple).

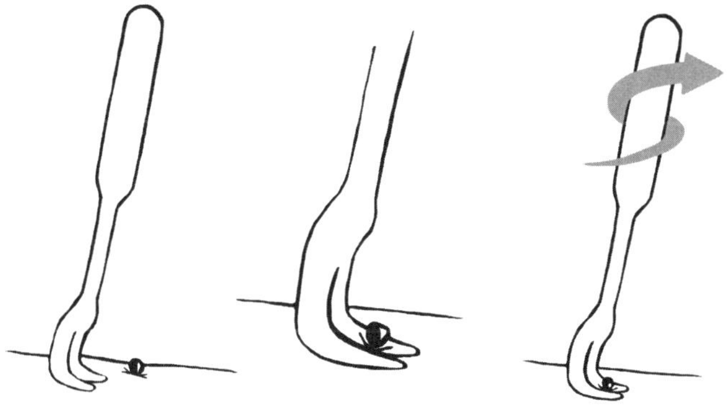

utiliser un « tire tique »

Comment désinfecter ?

Lavez soigneusement l'endroit où vous vous êtes fait mordre avec du sérum physiologique additionné de chlorure de magnésium à 20 ‰ (1 sachet de 20 g dans 1 l de sérum physiologique). Appliquez ensuite 1 goutte pure d'huile essentielle de lavande (*Lavandula officinalis*).

La solution de chlorure de magnésium va stimuler la cytophylaxie (les défenses cellulaires locales contre les bactéries) et la lavande va aseptiser la morsure.

Substances répulsives

La lavande est une plante d'usage historique pour faire fuir les vermines. Autrefois, les lavandières parfumaient le linge propre à la lavande avant de le ranger dans les placards afin de faire fuir les éventuelles vermines présentes dans l'environnement. Le plus astucieux : mettre tous les jours de 1 à 5 gouttes d'huile essentielle de lavande derrière la nuque de votre chien (selon sa taille), ce qui l'aidera à être moins appétissant pour les tiques et les puces. Vous pouvez aussi utiliser du *Tea Tree* (arbre à thé) en huile essentielle.

Je vous conseille également de mettre de la lavande sur les vêtements de vos enfants, ainsi qu'1 goutte de chaque côté de leurs chevilles avant d'aller courir dans les bois. N'utilisez pas d'autre type d'huile essentielle pour vos enfants sans avis spécialisé.

Chez l'adulte, j'utilise aussi la mélisse (*Melissa officinalis*) et le géranium (*Pelargonium roseum*). Ces huiles essentielles s'utilisent en application directe sur les vêtements, l'idéal est de les solubiliser à 10 % dans de l'alcool à 70° et d'utiliser un vaporisateur de parfum.

Vous pouvez aussi les diluer à 10 % dans une huile végétale de pâquerette (*Bellis perenis*), par exemple, et appliquer ce mélange sur les avant-bras, la nuque, le cou, les chevilles et les jambes. Mais attention à la photosensibilisation : ne vous exposez pas au soleil ensuite.

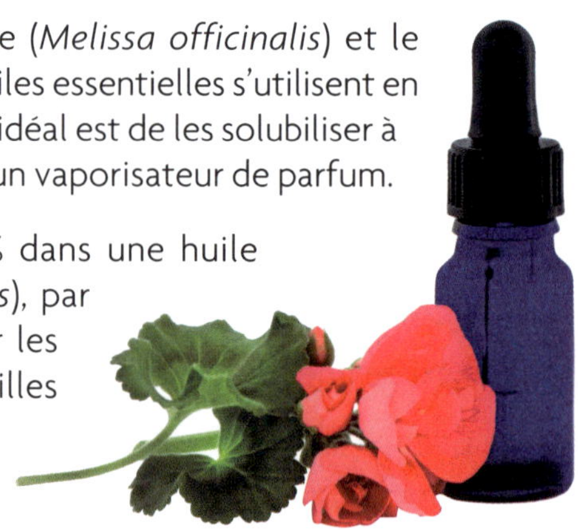

Petits conseils aux randonneurs

Vos pieds ont passé l'hiver dans des chaussons et vont affronter les premières randonnées. Attention aux ampoules et autre désagréments de la mise en route.

Préparez vos pieds

Pour cela, massez-les les jours précédant la randonnée. De l'huile d'olive alimentaire peut suffire. Profitez-en pour bien masser la racine des ongles car cela va les renforcer et vous permettre d'éviter ces ongles noirs assez disgracieux que l'on peut garder en souvenir d'une randonnée un peu trop sportive et traumatisante. Vous pouvez également enrichir votre huile d'olive avec du romarin, soit en ajoutant 1 goutte d'huile essentielle dans le creux de la main, soit en faisant macérer pendant tout l'hiver quelques branches de romarin dans de l'huile d'olive. Idéal également au retour des balades, pour faciliter la cicatrisation des petites blessures et limiter les douleurs inflammatoires.

Une randonnée avec le strict minimum dans le sac

Le risque principal en randonnée, c'est de se faire une entorse ou un désagrément de ce genre, ce qui peut compliquer le retour. Partez toujours avec 1 petit flacon de 10 ml d'huile essentielle de wintergreen ou gaulthérie (*Gaultheria procumbens*). Une entorse, et on applique directement l'huile essentielle sur la cheville. Cette huile essentielle, uniquement d'usage local, ne prend pas immédiatement effet et son action se prolonge dans le temps ce qui permet de rentrer plus facilement à la maison. Elle est contre-indiquée chez la femme enceinte ou allaitante et les enfants de moins de 6 ans.

Ouille, les ampoules

Au cours de grandes randonnées ou sur les chemins de Saint-Jacques-de-Compostelle, par exemple, le marcheur peut se faire de douloureuses ampoules qui compromettent son périple. En effet, une ampoule sous la plante des pieds va décoller à chaque pas la peau en périphérie, et l'ampoule n'en finit plus de grossir. Il existe une solution que j'ai personnellement testée.

Faites une pause dans un endroit propre. Découpez l'ampoule à l'aide de petits ciseaux à ongles (c'est indolore) de façon à ce qu'elle se vide totalement. Appliquez ensuite de la pâte d'argile en couche épaisse et recouvrez d'une compresse à enrouler sommairement sur le pied. Entourez d'une bande et remettez votre chaussette. Le tour est joué, vous vous êtes confectionné une super semelle amortissante et réparatrice. Ce bandage est à refaire toutes les 2 à 4 h. Bien sûr, il faut avoir tout cela dans son sac, mais c'est léger et peu encombrant !

Ma pharmacie naturelle au printemps

Pensez à avoir à l'avance, dans un coin de votre salle de bains, des produits naturels en fonction des saisons. Si un de vos enfants tombe malade ou si vous commencez à ressentir des troubles, vous pouvez agir tout de suite et soutenir votre organisme dans sa défense face aux agressions externes (virus, froid, stress) et internes (déficience dans l'adaptation de tel organe ou telle glande).

Au printemps, les indispensables :

- ✔ la **cannelle** (en bâtons ou en poudre) dans les desserts, les plats ou en infusion. C'est le tonique !
- ✔ la **vitamine C** naturelle (acérola ou jus d'argousier) pour lutter contre la fatigue et être plus performant ;
- ✔ des ampoules de **radis noir** (en cure) pour le drainage d'entrée dans le printemps et pour les peaux fragiles ;
- ✔ le **cassis** (en jus bio ou en bourgeons macérât glycériné, 1 DH), précieux à avoir à la maison pour toutes les infections ;
- ✔ le **gingembre** frais pour optimiser sa libido ;
- ✔ le **jus de bouleau** (en cure) pour la détox, pour ses propriétés anti-inflammatoires et le nettoyage des articulations ;
- ✔ l'**aubier de tilleul** (en bâtons pour les tisanes, en cure) pour drainer, mincir et agir contre la rétention d'eau et les douleurs menstruelles ;
- ✔ des feuilles et fleurs de **chrysantelle** (en tisane) pour les problèmes de cholestérol, les douleurs d'articulations. Elles protègent du vieillissement la paroi des vaisseaux et le foie ;
- ✔ la **vitamine D** naturelle : grâce aux premiers rayons de soleil ! (les capsules d'huile de foie de morue ou de flétan sont à prendre plutôt en automne et hiver) ;
- ✔ l'**argile verte** (en masque sur le visage) pour les problèmes de peau. À boire (mais dans ce cas la choisir ultra-ventilée) contre les aigreurs ou les acidités gastriques. Et en cataplasme pour le mal de dos ;
- ✔ des **oligoéléments de manganèse**, en prévention des allergies, pendant toute la période à risque ;

- des feuilles de **plantain** (en infusion ou teinture mère) pour lutter contre les allergies et les mauvaises graisses ;
- la **ronce** (en feuilles pour les infusions, en teinture mère ou en bourgeons macérât glycériné, 1 DH) pour son effet astringent sur les muqueuses ORL ;
- l'**eau florale de bleuet** (pour les yeux) ;
- du **vinaigre de cidre** (à chauffer) contre les piqûres d'insectes.

Petite aromathèque du printemps

Les huiles essentielles retenues ici doivent être utilisées par voie externe, après les avoir diluées (sauf mention contraire) dans une huile végétale à 10 %, soit 1 à 2 gouttes dans le creux de la main rempli au préalable d'huile végétale. La plus courante est l'huile végétale d'arnica utilisable seule pour le relâchement des tensions musculaires et les bobos occasionnels.

- **Huile essentielle de ginseng** (bon tonique pour entrer dans le printemps), pour un massage du creux des reins ; pour amplifier l'effet aphrodisiaque, on peut y associer de l'huile essentielle d'ylang-ylang.

- **Huile essentielle de lavande** pour la relaxation et son effet antalgique sur toutes les contractures musculaires, pure ou diluée.

- **Huile essentielle de gaulthérie** (en flacon de 10 ml à emporter en randonnée) pour son effet anesthésiant sur les douleurs musculaires, les entorses ou autres foulures.

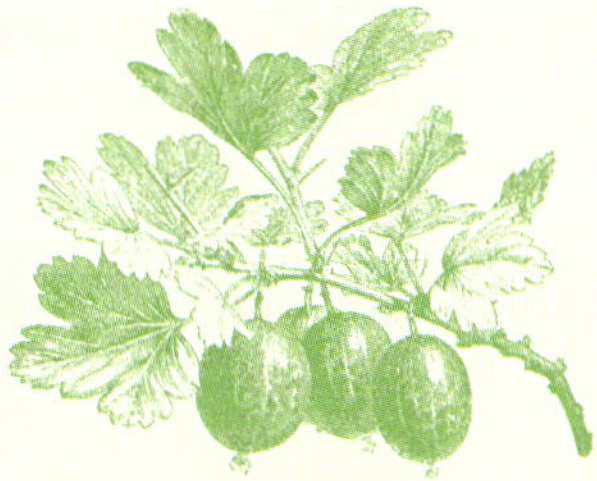

Mes cures du printemps

Cure de citron bi-annuelle (au printemps et en automne)

La cure de citron, qui dure 20 jours, est recommandée si vous avez des problèmes de rhumatismes, de douleurs partout dans le corps, de tendinopathie (pathologie des tendons, tendinite, ténosynovite etc.) des difficultés vasculaires, un défaut d'immunité, allergie, fatigue chronique... Elle se fait 1 fois par an, parfois 2 fois.

On la préconise au début du printemps, surtout pour ceux qui se sentent fragiles et qui ont les jambes lourdes ou des hémorroïdes. On la conseillera à l'automne à ceux qui sont toujours malades pendant l'hiver.
Les personnes qui souffrent de pathologies rhumatismales peuvent la suivre en automne et au printemps.

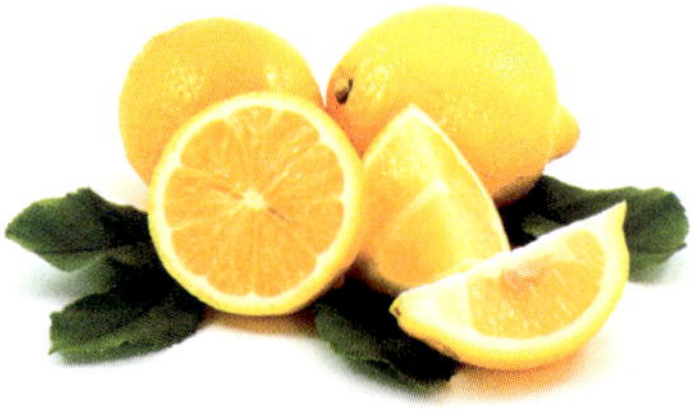

Le protocole du citron

Prenez des citrons biologiques car on les utilise avec leur écorce qui contient des huiles essentielles, or ces huiles concentrent tous les pesticides et autres produits chimiques de l'agriculture.

Coupez le citron en 2, mettez-le dans une casserole d'eau, faites bouillir 3 min. Écrasez ensuite le citron dans l'eau de cuisson à l'aide d'un presse-purée à l'ancienne ou simplement d'une fourchette. Filtrez et buvez dans la journée.

Le 1er jour on prend 1 citron, le 2e jour 2 citrons, le 3e jour 3 et ainsi de suite jusqu'au 10e jour où l'on est à 10 citrons, le 11e jour on reste à 10 citrons, puis à partir du 12e jour on passe à 9 citrons, le 13e à 8, et ainsi de suite jusqu'au 20e jour avec 1 citron.

Oh la la, je vois vos yeux écarquillés ! Je vous entends d'ici : « Mais dans combien d'eau on met tout ça ? Et je vais avoir mal à l'estomac avec toute cette acidité... »

En fait, chacun fait comme il veut : certains aiment que ce soit concentré, d'autres préfèrent que ce soit très dilué. Pour ma part, je préconise de préparer cela dans 1 l d'eau jusqu'à 5 citrons, puis 1,5 l jusqu'à 10 citrons.

Il faut comprendre une chose : le citron est acide mais cette acidité a la particularité de se basifier dans l'estomac. Il est vrai que pour certaines personnes, ce temps de transformation peut être long et favoriser des aigreurs d'estomac. Pour éviter ce désagrément il suffit d'ajouter un peu de bicarbonate dans votre boisson et l'acidité sera bien moindre. Ainsi, vous pourrez quand même faire cette cure.

D'autres pourront se plaindre de l'amertume. Alors dans ce cas, sachez que c'est le péricarpe (la peau blanche entre le zeste et la pulpe) qui en est la cause. Choisissez des citrons avec une peau fine, et si vous n'en trouvez pas, zestez le citron au-dessus de la casserole, éliminez le péricarpe, puis mettez le reste du citron et le zeste dans la casserole. De l'eau et hop ! C'est parti pour la cuisson !

Cette cure est une cure de boisson, pendant ce temps vous mangez comme d'habitude.

Comme il faut être très motivé pour faire cette cure, et afin de vous encourager, sachez que vous constaterez à la fin de ces 20 jours d'astreinte que vous aurez une belle peau, de l'énergie à revendre, vous pourrez reprendre la marche, le bricolage, affronter un long voyage éprouvant en avion, avoir des jambes légères pendant tout l'été, stopper un début de montée inflammatoire. Et quand vous la ferez en automne, vous optimiserez vos défenses pour tout l'hiver.... Alors, vous êtes tentés ?

MODE D'EMPLOI

J 1 : 1 citron
J 2 : 2 citrons
J 3 : 3 citrons
J 4 : 4 citrons
J 5 : 5 citrons
J 6 : 6 citrons
J 7 : 7 citrons

J 8 : 8 citrons
J 9 : 9 citrons
J 10 : 10 citrons
J 11 : 10 citrons
J 12 : 9 citrons
J 13 : 8 citrons
J 14 : 7 citrons

J 15 : 6 citrons
J 16 : 5 citrons
J 17 : 4 citrons
J 18 : 3 citrons
J 19 : 2 citrons
J 20 : 1 citron

Cure ananas-champignons

Cette cure est essentiellement destinée aux femmes pulpeuses, dont les tissus sont infiltrés, sujettes à la rétention d'eau et à la cellulite, et qui souhaitent profiter du printemps pour faire le grand ménage intérieur.

Cette cure est la plus courte de celles que je prescris, et paradoxalement mes patientes m'avouent que c'est une des plus difficiles à suivre.

Avantages attendus

À la fin de la cure, mes patientes se sentent moins gonflées, même si elles n'ont pas perdu de poids. Le plus étonnant, c'est qu'une fois l'organisme épuré, certaines patientes perdent du poids dans les 2 mois suivants, sans vraiment comprendre pourquoi (si elles ne font pas d'excès alimentaire par ailleurs, bien sûr !). En effet, je me souviens qu'une de mes patientes affolée m'a appelé pour me dire :

« Docteur, je ne comprends pas, je n'arrête pas de maigrir et pourtant je ne fais rien, je crois que je suis malade.
– Mais, Madame, cela fait plusieurs années que vous voulez maigrir, lui ai-je répondu.
– Oui docteur, mais là je ne fais rien et je maigris.
– Il me semble pourtant que vous avez fait une cure d'ananas-champignons il y a 2 mois.
– Oui, et d'ailleurs j'étais bien dégonflée mais je n'avais rien perdu.
– Eh bien Madame, c'est maintenant que vous en avez le bénéfice. »

Je l'ai tout de même reçue pour l'examiner : elle ne présentait effectivement aucune maladie. Je ne dis pas que cela se passe toujours ainsi, mais cela arrive et parfois seulement après la 2e ou la 3e cure.

En fait, cette cure produit un effet « starter » sur la perte de poids et l'organisme, s'il est prêt, en profite alors pour éliminer naturellement les surplus.

Conseil : comme on va travailler sur les mouvements de l'eau intra et extra-cellulaire, afin de mettre toutes les chances de son côté, profitez des bienfaits de l'univers et faites cette cure en fonction de la pleine lune. Il n'y a rien d'ésotérique dans cette prescription et les personnes qui vivent près de l'Atlantique sont conscientes que des lois physiques règlent les marées. On peut d'ailleurs calculer des années à l'avance les horaires et les coefficients des marées. Ce phénomène est dû en grande partie à la force d'attraction de la lune sur l'océan. Votre organisme fait partie de ce monde, alors il n'y a pas de raison qu'il échappe à cette règle. Les femmes, du fait de leurs hormones, ont tendance à garder l'eau dans leurs tissus, elles sont donc plus « lunatiques » que les hommes.
À méditer : la durée du cycle féminin est de 28 jours = durée du mois lunaire.

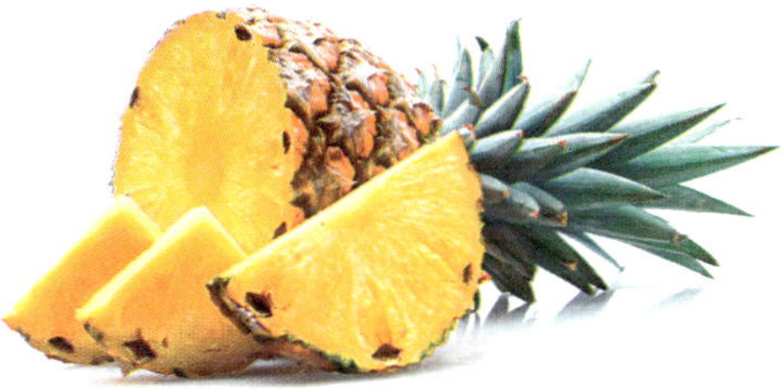

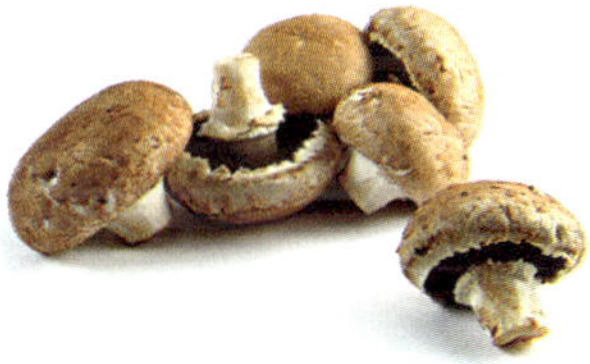

Déroulement de la cure

Il faut manger à sa faim, c'est une cure, pas un régime. Mais il faut suivre très strictement la cure en ne consommant que ce qui est autorisé et rien d'autre. Pendant la cure buvez, soit de l'eau, soit des tisanes diurétiques, et pour celles qui ont beaucoup de mal à éliminer l'eau, de la tisane de queues de cerises (voir p. 16).

La cure dure 7 jours et commence 2 jours avant la pleine lune de mai (de préférence) mais elle peut se faire en juin ou en avril quand votre planning n'apporte pas d'autre solution.

Les 2 premiers jours, vous ne mangerez que du poisson et des légumes. On privilégiera des légumes de qualité biologique et des poissons sauvages de petite taille (anchois, sardine, maquereau, rouget, sole, limande...) et du début de la chaîne alimentaire (de façon à éviter les prédateurs et leurs concentrations en métaux lourds). Les légumes de toute nature seront cuits ou crus, sans ajout de matière grasse. Toutes les épices qui vous font plaisir sont autorisées. Vous pouvez aussi assaisonner d'un petit filet d'huile d'olive crue, première pression à froid. Les poissons peuvent être mangés crus ou cuits. La cuisson se fera à la vapeur, en papillote, ou au four sans matière grasse. Faites 3 repas par jour en quantité suffisante pour ne pas souffrir de frustration inutile.

Puis, quand arrive le jour de la pleine lune (la lune blanche sur le calendrier ○), commencez l'ananas et les champignons.

Vous choisirez des ananas importés par avion (car ils sont cueillis au plus près de leur maturité, ce qui n'est pas le cas des ananas qui arrivent par bateau). Le choix d'ananas de bonne qualité est important afin d'éviter les désagréments tels que les aphtes et autres irritations buccales. Si vous avez des difficultés à vous approvisionner, optez pour des ananas de qualité biologique, en bocaux dans du jus d'ananas, et assurez-vous qu'il n'y a pas de sucre ajouté.

Concernant les champignons, vous pouvez les manger crus émincés avec un jus de citron, ou cuits à l'étouffée avec vos aromates préférés et sans matière grasse. Le champignon est un grand concentrateur de radioactivité et compte tenu des événements récents mais aussi de la conséquence des essais nucléaires dans la stratosphère, je vous invite à consommer essentiellement des champignons de culture issus de cave, là où ils sont à l'abri de la radioactivité.

Bon appétit !

MODE D'EMPLOI

J 1 et J 2 : poisson et légumes
J 3 : jour de la pleine lune de mai
J 3 à J 6 : ananas et champignons
J 7 : poisson et légumes

La cure de fruits rouges : tout un programme

Rien de mieux pour lutter contre le vieillissement de vos cellules. Il va falloir manger rouge, rouge et encore rouge... Pendant 16 jours (la durée de la cure), le rouge va devenir votre couleur préférée, surtout quand vous verrez les résultats !

Cela tombe bien, c'est la saison des fraises, framboises, cassis, myrtilles... Quand vous découvrirez les bénéfices de cette cure, vous ne pourrez plus vous en passer ! L'un des principaux effets positifs est l'atténuation des poussées inflammatoires.

Ces fruits sont également utiles pour réparer les carences éventuelles d'une alimentation hivernale, car ils sont riches en vitamines : B1, B2, PP, B3, B5, B6, H, B8, B9, vitamine C ou acide folique. En outre, leur pigment rouge présente une activité de régulation radicalaire, ce qui leur confère des propriétés de protection contre le vieillissement, la dégénérescence cellulaire. Donc, plus ils sont rouges naturellement, mieux cela sera.

À qui s'adresse cette cure ?

Elle s'adresse à tous ceux qui souhaitent protéger leur bonne santé mais elle est plus particulièrement recommandée aux patients qui présentent des maladies chroniques inflammatoires ou dégénératives, ainsi qu'à ceux dont les descendants ou ascendants souffrent de ce type de maladies. Toutefois, elle peut aussi être contre-indiquée dans certains cas : il est donc important de prendre avis auprès de votre médecin.

Mode d'emploi pour une cure réussie

Pour réaliser votre cure dans les meilleures conditions, consommez des fruits biologiques, cultivés au grand air. Si vous avez la chance de disposer d'un jardin, plantez-y des fruits rouges car il est vrai qu'ils sont relativement chers.

Les fruits rouges de base de la cure sont les fraises, framboises, cassis, myrtilles et groseilles. Vous pouvez y associer les cerises rouges, (mais de manière très modérée car elles sont riches en sucre, ce qui pourrait entraîner un hyperinsulinisme) ainsi que les fruits qui comportent du pigment rouge dans leur pulpe. Attention, ne sont rouges que les fruits dont la peau et la pulpe le sont. Ceux dont seule la peau est rouge tels que les brugnons, les nectarines… ne font pas partie des fruits rouges. La tomate est un fruit rouge, mais à consommer en très faible quantité dans cette cure.

Les fruits frais peuvent être complétés par des fruits cuits, congelés, en jus sans sucre ajouté, mais dans la mesure du possible on ne consommera que des fruits frais. Pendant la période « fruits rouges » proprement dite (du 6e au 11e jour), il faut impérativement manger toutes les heures ou toutes les heures et demie maximum, afin d'éviter les phénomènes de fatigue liés à une insuffisance de l'apport énergétique.

MODE D'EMPLOI

1er et 2e jours : riz
3e jour : fruits et légumes variés crus ou cuits
4e jour : légumes variés crus ou cuits
5e jour : fruits crus ou cuits
du 6e au 11e jour inclus : fruits rouges
12e jour : fruits variés crus ou cuits
13e jour : légumes variés crus ou cuits
14e jour : fruits et légumes variés crus ou cuits
15e et 16e jours : riz
à partir du 17e jour : reprendre une alimentation normale à l'exclusion des sucres rapides, du lait et des laitages.

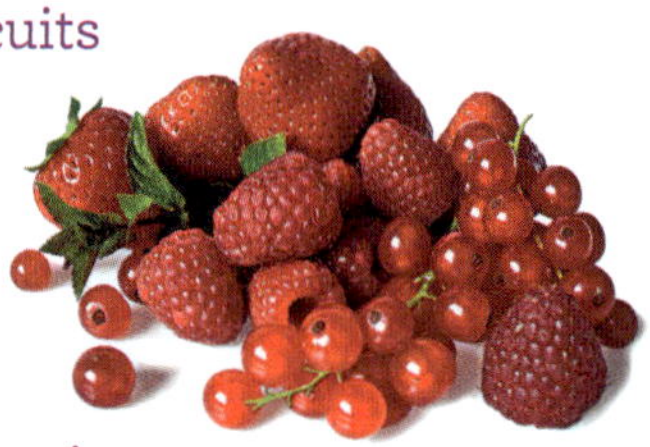

À propos du mode de préparation des aliments

Pour la préparation du riz : dans l'idéal prendre 2/3 de riz complet et 1/3 de riz blanc ; faire cuire sans sel dans 2 ou 3 fois leur volume d'eau ou bouillon de légumes (extrait) auquel on peut ajouter coriandre, muscade, thym, laurier, safran, etc. Une fois le riz prêt à être consommé, ajoutez de l'huile d'olive crue première pression à froid (non filtrée de préférence afin de ne pas perdre 70 % environ de ses micro-nutriments), et des herbes aromatiques si besoin.

Les légumes (source de minéraux et protecteurs cellulaires par leurs pigments verts) se mangent au maximum crus, privilégiez donc les crudités. Ils peuvent être accommodés avec de l'huile d'olive de première pression à froid non filtrée, des aromates (ciboulette, basilic, estragon, oignon, ail, etc.), du citron, des avocats, olives, pamplemousses...

Les fruits (carburants d'énergie et antidégénératifs par leur pigment rouge) se mangent seuls, de préférence crus.

Petit conseil à propos des fruits : en dehors de la cure, consommer chaque jour au moins 3 différents types de fruits ; les manger toujours crus plus de 30 min avant le repas et plus de 3 h après.
Ils constituent de très bons en-cas.

Petits désagréments possibles

Généralement, pendant la cure, on se sent en bonne forme et on n'éprouve ni malaise ni faiblesse à condition de bien respecter la périodicité indiquée précédemment. Toutefois, lors des premières cures, la quantité de toxines à éliminer peut être très importante et peut entraîner des maux de tête, une fatigue, une langue chargée, au milieu de la période « fruits ». Si tel est le cas, il est important de ne pas arrêter la cure et de bien respecter les consignes. Ces manifestations témoignent justement de la nécessité de la cure !

Pendant une cure de fruits, avoir la langue chargée prouve le bon fonctionnement de la cure. Elle est le signe de l'élimination par le foie d'une quantité importante de toxines de l'organisme, accumulées au fil du temps, par surcharge des fonctions d'élimination des organes émonctoires. En revanche, hors la cure, en alimentation standard, cette langue chargée signifie une nourriture déséquilibrée favorisant l'élaboration de toxines.

Enfin l'été, profitez de tous ses bienfaits

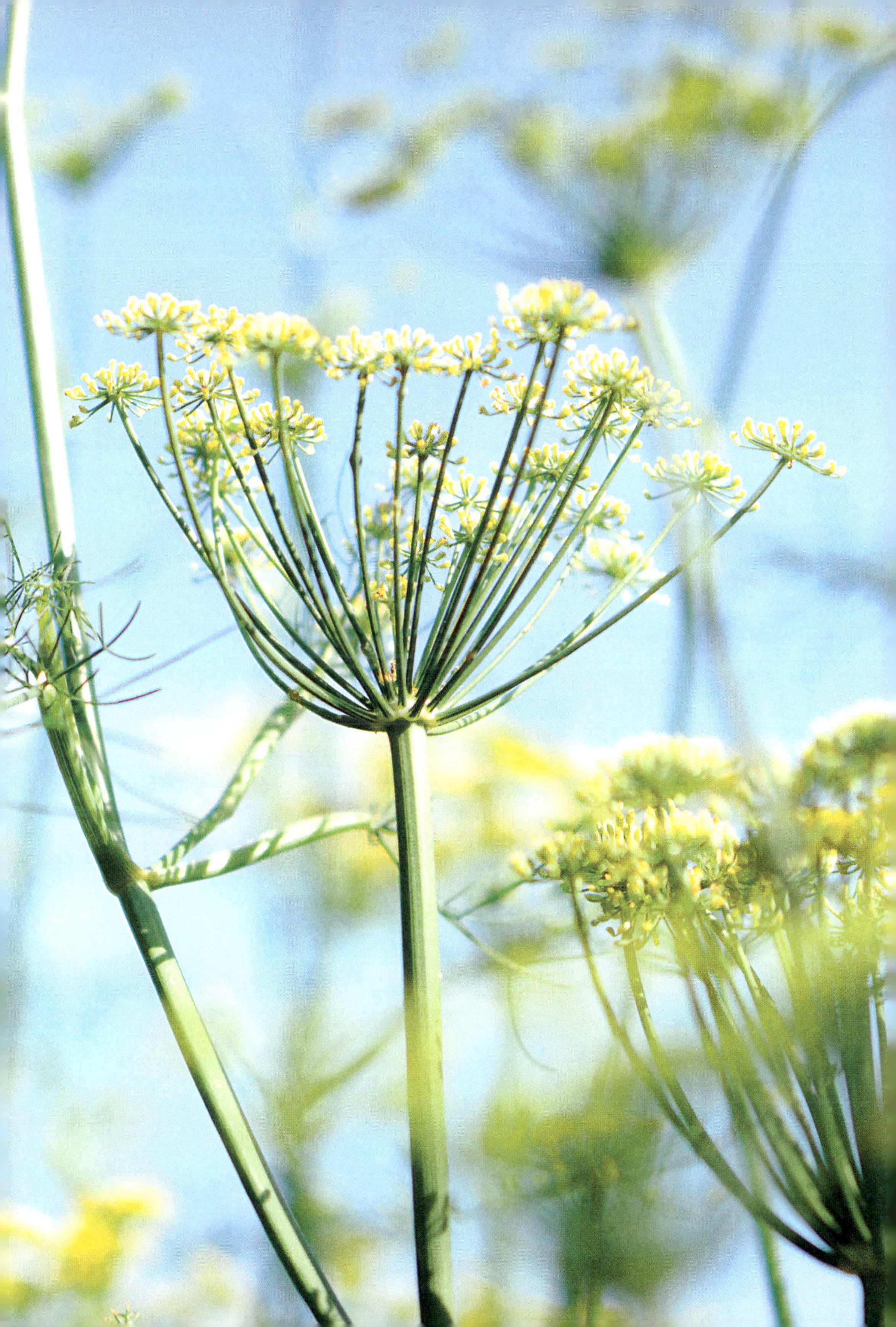

Fais ta valise, c'est les vacances

Ça y est, c'est le moment tant attendu du départ en vacances. L'excitation est au rendez-vous et cela commence avec la préparation des valises. On ressort les vêtements d'été, la belle petite robe qui nous rappelle tant de souvenirs, le chapeau de paille qui fait une ravissante tête de petite fille, le short, les raquettes de tennis, les maillots, les jeux des enfants pour la plage. Il reste même des grains de sable de l'année dernière au fond des palmes. Il va falloir laisser le superflu pour éviter de partir trop chargé. Mais bien sûr, liste en mains, il faut veiller à emporter le nécessaire obligatoire !

Mieux qu'une valise bien pleine, une valise bien faite ?

Quelques recommandations utiles pour ne pas se retrouver dépourvu le moment venu :

- vérifiez les carnets de vaccination de chacun en fonction de la destination, et remettez à jour les indispensables (polio et tétanos, diphtérie) ;
- pensez à l'assurance de rapatriement sanitaire, on ne sait jamais ;
- si vous suivez un traitement chimique ou naturel, prenez votre ordonnance.

Emportez dans une petite trousse quelques indispensables de médecine naturelle pour l'été (voir p. 140). Si je devais vous en recommander seulement trois, ce serait :

- l'argile verte ultra-ventilée ;
- l'huile végétale de millepertuis (*Hypericum perforatum*) ;
- l'huile essentielle de lavande (*Lavandula officinalis*).

Et surtout… laissez tous vos soucis derrière vous !

Pour partir en forme

Dans les jours qui précèdent un long voyage, je vous recommande de boire tous les matins 1 jus de citron. Il vous aidera à combattre le stress du départ, vous donnera une pêche d'enfer pendant tout le trajet, et, en plus, vous protégera des jambes lourdes et des petits soucis de rhinites liés à la clim' de la voiture, du train ou de l'avion.

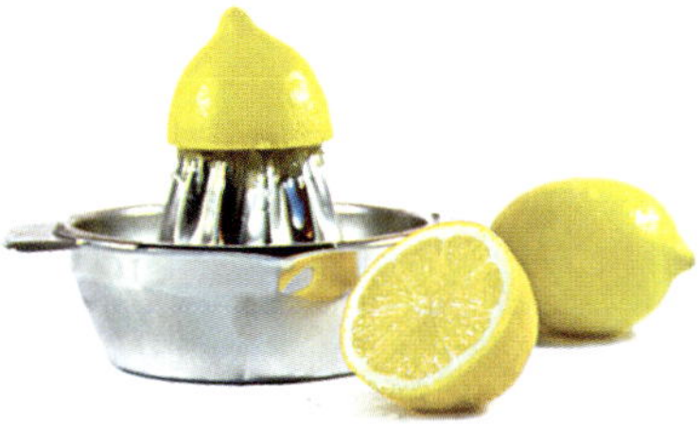

Maladies tropicales : une prévention au naturel

Lors de vos voyages dans des contrées lointaines, vous découvrirez de beaux paysages, d'autres façons de vivre, de nouvelles cultures, mais vous serez aussi confronté à un environnement qui peut se révéler hostile.

Le principal vecteur de maladies, c'est le moustique. Alors, faisons tout pour ne pas lui offrir notre corps en repas, car c'est lorsqu'il nous pique qu'il injecte des parasites *via* sa salive – tel celui vecteur du paludisme... (voir p. 111)

D'autres maladies tropicales sont apportées par l'eau sale. Alors soyez vigilant quant aux boissons que l'on vous sert. Ne buvez que de l'eau en bouteille ou de l'eau bouillie.

Afin d'aider votre organisme à lutter contre les agressions infectieuses et les manifestations allergiques aux poussières, mais aussi pour lui permettre de mieux s'adapter au changement de rythme, prenez en **prévention** des spécialités pharmaceutiques à base d'huiles essentielles. Par exemple, pour l'été, il existe un mélange d'huiles essentielles d'eucalyptus, d'origan, de cannelle de Ceylan, associées à des extraits hydroalcooliques de bourrache, chardon-Marie et haricot vert, que j'affectionne particulièrement.

Prenez-les une fois par jour, la moitié de la dose curative préconisée sur la notice. Vous pouvez aussi les mettre dans votre bouteille, et si besoin vous augmentez la dose. Pour cela, demandez conseil à votre médecin ou votre pharmacien.

Le mal des transports

Le mal des transports peut vous gâcher l'idée même de partir. Pourtant, il existe des tas de remèdes. Le plus simple est de se **masser l'os derrière l'oreille**, qu'on appelle le rocher, avec une goutte d'huile essentielle de lavande.

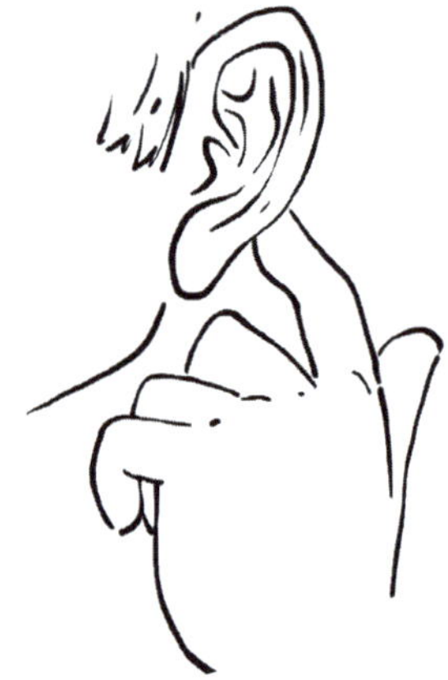

massage de l'os du rocher

Si vous appréciez le **gingembre confit** – il faut aimer son côté piquant –, consommez-en régulièrement pendant le voyage ou bien faites-vous une chique, comme nos anciens avec le tabac. Pour cela, gardez en bouche, entre la joue et la dent, un petit morceau de gingembre frais à mâcher de temps en temps. La chique peut également se faire avec de l'estragon frais.

Vous pouvez aussi sucer un **quartier de citron** régulièrement. À défaut, un bonbon à la menthe fera certainement l'affaire. Essayez et choisissez la solution qui vous convient le mieux.

N'oubliez pas qu'il faut éviter de lire en voiture ou en bateau quand on est sensible au mal des transports. En bateau, fixez un point dans l'embarcation plutôt qu'à l'horizon, faites de même en voiture sur une route en lacets. Enfin, détendez votre nuque et baillez fréquemment surtout lorsque vous prenez de l'altitude en montagne ou en avion.

Décalage horaire : nos horloges biologiques s'affolent

Après un très long voyage, on arrive dans le pays d'accueil fatigué mais en plus fragilisé par un décalage horaire plus ou moins important. Afin d'éviter de gâcher votre séjour, voici quelques conseils pratiques et très efficaces. Durant le trajet en avion ne luttez pas contre le sommeil, laissez-vous porter. Si vous n'arrivez pas à dormir, ce n'est pas grave, profitez-en pour entamer une longue relaxation.

Pendant le vol

En avion, un rythme de vie particulier s'installe. Essayez de vous caler au mieux sur ce rythme et surtout ne passez pas votre voyage à regarder tous les films proposés, même si la tentation est grande ! Quand cela est possible, privilégiez un vol qui vous permet d'arriver en soirée dans le pays d'accueil.

Une fois sur place

Si vous arrivez le soir, allez vous coucher immédiatement, même si vous êtes en pleine forme. Une bonne douche chaude pour vous ramollir, une gélule de passiflore ou d'une spécialité à base de plante calmante et sédative, et hop au lit !

Si votre arrivée a lieu en pleine journée, allez prendre l'air et surtout le soleil pendant au moins 15 min afin d'informer votre horloge biologique de l'heure locale. Puis faites une petite sieste de 15 min et levez-vous pour vaquer jusqu'au soir.

Dès le lendemain, l'idéal est d'avaler une **vitamine C naturelle** (acérola en comprimé) au réveil, simple ou double dose selon la fatigue résiduelle. Ainsi, vous apportez l'information nécessaire à votre horloge biologique. De manière générale, pendant votre séjour, surtout s'il est court, prenez de la vitamine C naturelle le matin et de la **passiflore** (ou une spécialité à base de plante calmante) le soir.

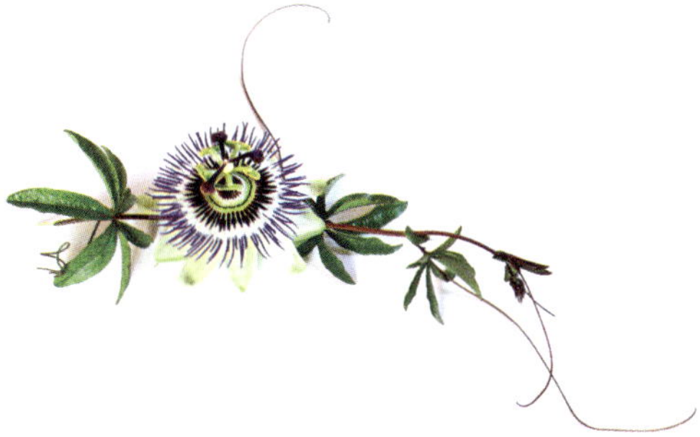

La turista

C'est parce que nous voyageons loin dans un court laps de temps que notre système digestif a du mal à s'adapter. Il se trouve soudain confronté à des bactéries communes différentes de celles présentes chez nous. Lors de leur ingestion (en général par l'eau) notre système digestif va manifester des troubles comme la diarrhée alors que les autochtones ne présentent aucun signe. C'est pour cette raison que nous appelons cette petite maladie qui gâche les vacances « la turista ». Elle dure en général 5 jours, ce qui laisse peu de temps pour profiter du séjour si celui-ci ne dure qu'une seule semaine !

Première règle, la vigilance

Pour la prévenir, évitez de boire l'eau du robinet lorsque vous êtes à l'étranger. Ne consommez que de l'eau en bouteille. Refusez systématiquement les glaçons, et ne mangez pas de glace. Parfois même, mieux vaut utiliser l'eau en bouteille pour se laver les dents. J'ai des patients qui ont fait une croisière sur le Nil au cours de laquelle ils ont été hyper vigilants. Ils ont malheureusement oublié que l'eau qui sortait du robinet de leur cabine était stockée dans des cuves, et le seul fait de se laver les dents avec cette eau les a rendus terriblement malades. De quoi leur laisser des souvenirs impérissables.

En 2000, nous avons mis en place à Madagascar, dans le cadre d'une mission humanitaire pour le compte du gouvernement, une solution préventive afin de lutter contre le choléra. Cette solution consistait, pour les Malgaches, à boire du surnageant d'argile verte de qualité alimentaire tous les matins. Il suffisait de mettre dans un verre d'eau, la veille au soir, 1 c. à café d'**argile verte ultra-ventilée**, de remuer la préparation et la laisser reposer toute la nuit. Le matin, sans remuer le verre, les patients buvaient l'eau trouble en totalité, en laissant l'argile dans le fond du verre. Ils pouvaient aussi remettre de l'eau par-dessus afin de préparer un nouveau verre pour le lendemain ou avoir un verre prêt en cas d'urgence. Si vous êtes baroudeur, cette solution vous sera utile.

J'ai une autre astuce plus pratique : prenez une bouteille d'eau d'un demi-litre, ou une gourde, mettez dans le fond 1 cm d'argile et recouvrez d'eau propre. Remuez tous les soirs, laissez reposer la nuit et, le matin, buvez un verre de surnageant. Dans les zones à risque, certains utilisent des « pailles » spéciales qui contiennent dans leur filtre de l'argile, et parfois du charbon, et qui permettent de filtrer l'eau à boire. Celles-ci sont essentiellement fournies aux organismes humanitaires, toutefois il peut être utile d'en avoir une dans un sac à dos !

L'avantage de la bouteille préparée à l'avance est que vous avez toujours de l'argile hyperhydratée à disposition. Car, si malgré toutes ces précautions, les signes de la turista apparaissent, servez-vous immédiatement un verre, cette fois-ci non pas de surnageant mais d'argile en suspension dans l'eau. Par exemple, vous sortez d'un restaurant et votre ventre manifeste quelques inconforts ? N'attendez pas, remuez bien votre bouteille pour mettre toute l'argile en suspension et buvez-en tout de suite un verre. Une bouteille d'un demi-litre se transporte facilement dans un sac à dos et cela peut sauver vos vacances.

Mon ordonnance naturelle antiturista

Face à une turista manifeste, buvez 1 verre entier d'argile en suspension – avec la totalité de l'argile, même celle qui reste au fond du verre –, après chaque selle non moulée. En général, 3 verres/jour suffisent, parfois 5, mais n'en prenez pas trop car en excès, l'argile constipe.

Attention, il ne faut pas absorber de l'argile puis de l'huile de ricin. Le mélange entraîne une réaction chimique qui peut transformer l'argile en pierre, causant alors une occlusion digestive qui vous conduirait à l'hôpital. Donc après une constipation due à un excès d'argile, ne jamais prendre de laxatif huileux, vous choisirez alors par exemple de l'aloe vera.

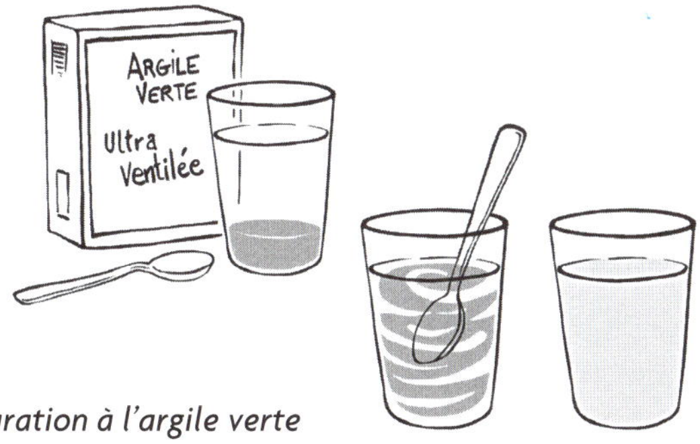

préparation à l'argile verte

Méfiez-vous de l'eau qui dort

Les eaux stagnantes sont souvent sources de **pollutions bactériologiques ou parasitaires**. Baignez-vous seulement dans des eaux courantes, claires et sans dépôt. Si vous êtes dans un pays ne disposant pas de sanitaires ou de tout-à-l'égout, ne vous baignez pas à proximité des habitations, car les eaux risquent d'être souillées par des déjections humaines.

Ces eaux souillées transportent de nombreuses maladies – la plus grave de toutes étant le choléra –, et de multiples gastro-entérites qui n'ont rien à voir avec la turista, car même les autochtones en présentent des manifestations.

Dans ces maladies dites hydriques véhiculées par l'eau, vous trouverez aussi des parasitoses aux noms barbares, telle la bilharziose (eau plutôt stagnante), l'onchocercose (eau plutôt courante) et les amibiases. Sachez que les moustiques sont très présents à proximité des eaux stagnantes, c'est donc là que vous aurez le plus de risques de rencontrer des moustiques pouvant vous inoculer le paludisme (malaria pour les Anglophones).

Inutile d'aller à l'autre bout du monde pour être contaminé : en France, les eaux stagnantes sont aussi néfastes, et peuvent vous transmettre le leptospirose – souvent, c'est votre chien qui peut vous rendre malade après avoir fait un petit plongeon ! La légionelle se développe également dans les eaux tièdes stagnantes et peut contaminer les réseaux d'eau chaude. Alors méfiez-vous de l'eau qui dort.

Sauve qui peut sous les tropiques !

De retour de votre voyage, vous pouvez rapporter des présents auxquels vous ne pensiez pas et qui risquent de vous créer bien des problèmes.

En voici une liste non limitative : dengue, filariose, leishmaniose, maladie du sommeil, maladie de Chagas, onchocercose, bilharziose, paludisme, fièvre jaune, fièvre hémorragique de Marburg, fièvre Ébola, fièvre de Lassa, et plus rares le virus d'Oropouche, le virus de Machupo, le virus du Nil et la lobomycose.

On peut aussi rattacher aux maladies tropicales, la lèpre et la tuberculose.

Alors, avant de partir, renseignez-vous auprès de votre mairie mais aussi sur www.diplomatie.gouv.fr, à la rubrique « Conseil aux voyageurs ». Ainsi, vous connaîtrez les risques encourus quant à votre destination.

Il n'y a pas de conseil en médecine naturelle à donner ici, si ce n'est la mise en garde, devant toute maladie au retour d'un séjour dans un pays à risques. Contactez au plus tôt votre médecin ou présentez-vous aux services des urgences de l'hôpital le plus proche. La maladie que vous avez ramenée peut être grave pour vous et votre entourage. Si vous ne pouvez pas vous déplacer, composez le 15 pour obtenir le SAMU (service d'aide médicale urgente).

Pique-moi si tu peux...

Que vous soyez en France ou au bout du monde, la meilleure façon de ne pas se faire piquer, c'est de ne pas rencontrer de moustiques. S'ils viennent à vous, alors ne soyez pas attirant pour eux.

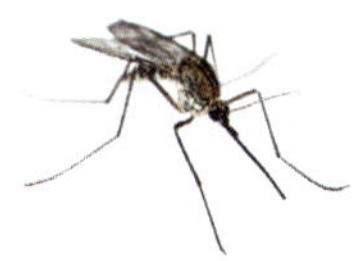

Fuyez les zones humides

Évitez les zones marécageuses et les mares stagnantes, videz les soucoupes des pots de fleurs, faites la chasse à tous les objets concaves qui se sont remplis d'eau à la dernière pluie ou au dernier arrosage : ce sont de véritables réservoirs à larves.

Ne soyez pas appétissant

Si le moustique a le choix, il ira piquer ailleurs ! Pour cela, avant votre départ, ou avant la saison des moustiques, prenez, au moins 8 jours avant, des oligoéléments de soufre et de sélénium. Une dose de chaque, matin et soir, à poursuivre pendant toute la durée du séjour dans la zone à moustiques. À cela, ajoutez de la vitamine B, que vous trouverez chez votre pharmacien et prenez la dose nécessaire pour obtenir la totalité des apports journaliers recommandés (AJR). Évitez aussi une alimentation sucrée, ainsi votre sueur dégagera une odeur que vous ne percevrez pas, mais que le moustique n'appréciera pas, et il ira voir ailleurs.

Mauvaise odeur de la transpiration

Savez-vous que votre sueur n'a pas d'odeur ? Ce sont les bactéries présentes sur votre peau et qui se nourrissent de votre sueur qui en créent l'odeur. Celle-ci dépend donc de vos bactéries, de ce qu'elles mangent et de leurs déchets. Les consignes données ici ont donc pour volonté de modifier ces trois points.

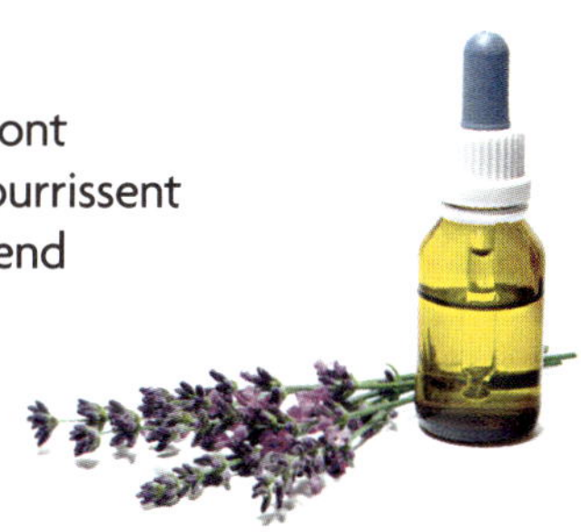

Camouflez-vous ?

Portez des vêtements de couleurs pâles, les couleurs vives les attirent. Optez pour des **vêtements amples**, qui ne collent pas à la peau, à manches longues. Pour les jambes, adoptez le profil Tintin en remontant vos chaussettes sur le pantalon, faites bouffer celui-ci en bas. Pas très sexy mais très efficace ! J'ai observé un jour un moustique qui s'amusait à me piquer à travers la couture de mon jean. Je me suis dit qu'il n'y arriverait pas, eh bien si ! Il a pu traverser les différentes couches du tissu pour piquer. Fortiche ! Les vêtements amples protègent mieux, car n'étant jamais au contact permanent avec la peau, ils compliquent la vie aux moustiques.

Évitez de sortir vers la fin de la journée quand le soleil est bas sur l'horizon, car c'est à ce moment que ces insectes sont les plus actifs. Chez vous, la lumière artificielle est aussi efficace qu'une enseigne lumineuse indiquant « C'est ici la bonne soupe ». Si en plus vous buvez un cocktail en terrasse, le bon parfum précieux que vous aurez mis pour l'occasion sera comme la cerise sur le gâteau pour l'insecte dévoreur ! Gourmand, il se précipitera sur vous. Alors préférez des odeurs différentes, et non moins agréables, mais répulsives pour lui (comme la lavande, par exemple).

Repoussez les moustiques efficacement

Plantez autour de la maison des végétaux répulsifs à proximité des fenêtres et autour de la terrasse. La mélisse que vous pourrez utiliser par ailleurs sera la bienvenue, ou bien une autre citronnelle (attention les citronnelles ne sont pas une classe botanique, ce sont des plantes à odeurs similaires mais qui peuvent être botaniquement très différentes). Le géranium a également toute sa place, la lavande, la sauge, le romarin, la menthe (son problème, c'est qu'elle aime l'humidité, ce qui reste favorable au développement des moustiques), ainsi que l'**eucalyptus**, mais là il vous faut de la place dans le jardin. Le soir, saisissez quelques-unes de ces feuilles et frictionnez-vous les bras, la nuque et toutes les autres parties découvertes. Utilisez également des diffuseurs comme des bougies à la citronnelle, au géranium, ou des spirales à brûler qui diffuseront une odeur répulsive.

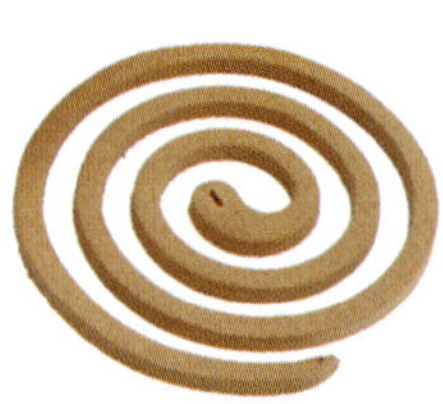

Recette de parfum maison antimoustique

- huile essentielle des plantes citées précédemment
- alcool à 70 °C

Utiliser les huiles essentielles des plantes citées pour composer votre nectar protecteur préféré. Diluez l'ensemble de vos huiles essentielles dans de l'alcool à 70° ou 90° (attention, choisir de l'alcool sans camphre), sans dépasser un total de 10 % d'huiles essentielles, et utilisez un vaporisateur pour en asperger largement vos vêtements. Opération à renouveler dans la soirée.

Moustique et paludisme

Le paludisme est une maladie grave et sachez que le vecteur de cette maladie, c'est le moustique. C'est au moment de la piqûre que l'insecte injecte avec sa salive les parasites. Les conseils précédents sont bien précieux pour se protéger.

Les mycoses de l'été

Le pityriasis versicolor

L'été, une mycose pose particulièrement problème : c'est le pityriasis versicolor. Bénigne, elle entraîne des taches de dépigmentation accentuées par le bronzage. On incrimine souvent la plage comme lieu de contamination, en fait cette mycose peu contagieuse se développe surtout dans les **serviettes mal séchées**. Le meilleur traitement au naturel concerne essentiellement la prévention. Celle-ci consiste à bien les faire sécher et à ne pas les utiliser lorsqu'elles sont humides. Évitez de partager votre serviette, d'autant plus si elle a servi à essuyer de la transpiration (après le sport, par exemple) car la sueur et son acidité favorisent le développement du champignon. Enfin, en mettant du bicarbonate dans la machine à laver, vous alcaliniserez l'eau et cela détruira le pityriasis. Vous pouvez mettre dans le compartiment destiné au rinçage de votre lave-linge quelques gouttes pures d'huiles essentielles de lavande, de géranium ou de cannelle. Cela donnera une bonne odeur à votre linge, et le désinfectera. En cas de contamination, consultez un dermatologue pour qu'il vous prescrive un traitement adapté.

Le pied d'athlète : tout un programme

Une autre mycose de l'été, localisée entre les orteils, s'appelle le pied d'athlète. Elle siège essentiellement entre le dernier et l'avant-dernier espace interdigital externe des pieds. Elle crée une peau blanchâtre malodorante qui se décolle facilement, et qui laisse la peau rouge, suintante et prurigineuse. Il s'agit le plus souvent d'une autocontamination, car une fois contaminés par les spores de ce champignon, nous les avons pour toute la vie. L'humidité et l'acidité de la transpiration, ainsi que les chaussures fermées quand il fait chaud : c'est le pied pour ce champignon ! Alors, ne lui laissez pas prendre ses vacances entre vos orteils : sortez vos pieds de vos chaussures, essuyez-vous bien après la douche entre les orteils, avec une serviette en papier jetable. Pour cela, commencez par le gros orteil et terminez par le petit, en utilisant une serviette par pied. Vous pouvez éventuellement utiliser un sèche-cheveux ce qui créera en plus une hyperoxygénation locale. Saupoudrez entre vos orteils du bicarbonate ou appliquez une goutte d'huile essentielle de géranium ou de cannelle.

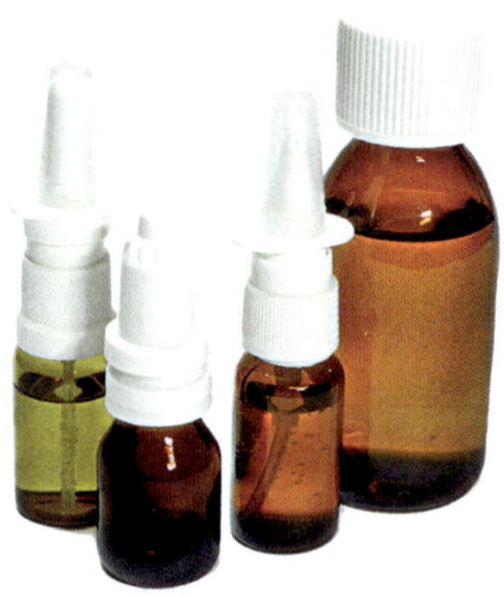

Mon ordonnance naturelle antipied d'athlète

* 2 c. à soupe d'argile verte ultra-ventilée
* 1 c. à soupe de bicarbonate
* 30 gouttes d'huile essentielle de géranium

Vous pouvez vous préparer une poudre de prévention "sur mesure", en mettant dans un bocal 2 c. à soupe d'argile verte ultra-ventilée, 1 c. à soupe de bicarbonate et une trentaine de gouttes d'huile essentielle de géranium.

Remuez cette poudre régulièrement et utilisez-la en poudrage de vos pieds.

En prévention

Traitez également vos chaussures fermées en y mettant le soir 1/2 c. à café d'acide borique que vous achèterez chez votre pharmacien. Vous pouvez aussi verser sur vos orteils 1 ampoule d'oligoélément de sélénium.

La mycose vaginale

Enfin, une mycose de l'été bien désagréable, c'est la mycose vaginale. Elle témoigne d'un déséquilibre de la flore vaginale. Et, si elle est souvent favorisée par la prise de traitement antibiotique, l'été elle est la conséquence douloureuse du maillot de bain que l'on garde humide trop longtemps et qu'on ne lave pas tous les jours. Sans être une véritable maladie sexuellement transmissible (MST), l'infection peut être entretenue par la contamination du partenaire. Chez l'homme, les signes sont très peu manifestes et passent souvent inaperçus. Pire cela peut augmenter son plaisir. Pour traiter de façon naturelle, faites une infusion très concentrée de thym ou de bistorte (cette dernière, très efficace, est moins courante dans la maison) puis laissez refroidir.

Pour la femme, utilisez cette infusion en irrigation vaginale à l'aide d'une poire vaginale, disponible chez un pharmacien. Trois fois par jour dans les premiers temps, puis passez rapidement à 1 fois par jour, puis arrêtez. Dans le même temps, le partenaire se traitera, qu'il ait ou non des signes d'infection. Il utilisera un coton imprégné de l'infusion et l'appliquera sur le gland et le sillon entre le gland et le prépuce, il pourra également tremper l'ensemble de la verge dans une tasse de cette infusion (froide bien sûr).

Par ailleurs, madame, pensez à faire un « bain dérivatif » en position accroupie, sous la douche, en faisant couler de l'eau froide sur les plis inguinaux (plis de l'aine), la raie des fesses et les organes génitaux. Il conviendra de se sécher avec une serviette en papier jetable en tamponnant et en utilisant là encore le sèche-cheveux. Enfin, madame, buvez 3 tasses par jour d'infusion de thym, mais si vous êtes sujette à l'hypertension, prenez à la place de la bistorte (*Polygonum bistorta*) disponible en pharmacie.

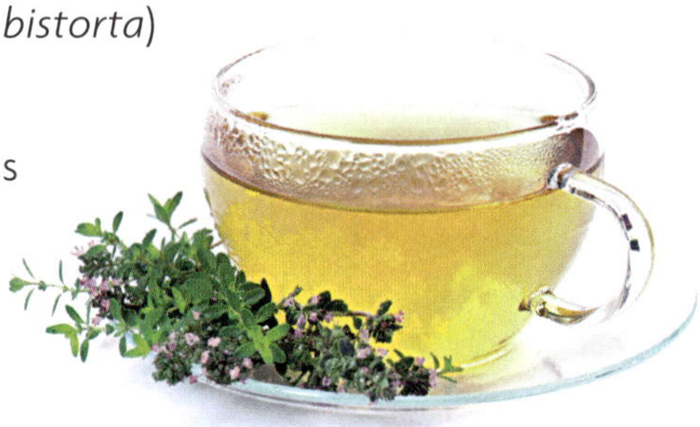

Pour toutes les personnes sujettes aux mycoses, quelles qu'elles soient, suivez des cures d'oligoéléments en suspension colloïdale de sélénium, à prendre par voie buccale, à raison d'une ampoule par jour, cela vous rendra plus résistant aux champignons.

La clim' de tous les dangers

Le problème avec la climatisation, c'est que l'on est soumis à de grands écarts de température et cela sans aucune transition. Alors surtout, ne la mettez pas à fond quand il fait chaud dehors. N'oubliez pas de changer régulièrement les filtres, car sinon vous risquez d'attraper de nombreuses pathologies ORL ou oculaires.

Pour ceux qui sont très fragiles et qui ont un rhume à chaque fois qu'ils prennent l'avion ou le train, pensez à avoir dans la poche une spécialité à base d'huile essentielle (cannelle, eucalyptus, lavande, sarriette) en sachet individuel qui se prend sans eau, à utiliser dès le premier éternuement ou raclage de gorge. Demandez à votre pharmacien !

Les bobos du camping avec les moyens du camping ?

Écorchure, brûlure, épine, coup de froid, coup de chaud... Au camping, on n'a pas grand-chose sous la main.

Une écorchure ?

Elle sera facilement désinfectée avec du vinaigre ou simplement de l'eau en bouteille ou de l'eau bouillie. Puis un pansement peut être réalisé avec du miel, à changer tous les jours.

Une brûlure domestique avec le Campingaz ?

Passez-la vite sous l'eau pendant au moins 10 à 15 min pour arrêter l'effet de cuisson, puis appliquez dessus une rondelle de pomme de terre crue épluchée et lavée soigneusement. Cela peu suffire, sinon de l'huile d'olive peut très bien faire l'affaire, ou encore du miel. Et si vous n'avez rien d'autre, un emplâtre avec de la pâte à dentifrice vous soulagera.

Une épine n'est pas toujours facile à extraire ?

Réalisez un emplâtre d'argile à garder humide pendant une nuit. Le lendemain, soit l'épine a disparu, soit une pince à épiler suffira pour la retirer. Si vous n'avez pas d'argile (mais je vous conseille d'avoir toujours un tube d'argile en pâte sur vous), vous ferez un simple pansement humide sur l'épine, avec une serviette de papier mouillé à l'eau en bouteille entourée de cellophane pour la nuit. Vous verrez, le lendemain l'hyperhydratation de la peau facilitera l'extraction.

Coup de froid au camping ?

Vite ! un citron chaud avec de la cannelle : prenez 1 citron non traité coupé en 2, 1 bâton de cannelle, dans 1 tasse et demie d'eau. Faites bouillir 10 min et écrasez à l'aide d'une fourchette le citron dans l'eau. Filtrez et buvez chaud.

Coup de chaud sous la tente ?

Réhydratez-vous en buvant de l'eau salée, soit en faisant un bouillon salé, soit simplement avec de l'eau et du sel (on évitera la téquila).

Sous le soleil exactement

Le soleil peut être votre ami à condition de vous préparer à son exposition au moins un mois avant.

Préparer ma peau au soleil

Préparer sa peau demande du temps

Si vous avez des problèmes d'allergies solaires, prenez du **sélénium** chaque jour, à partir d'un mois avant le départ jusqu'à la fin de l'exposition. Les apports journaliers recommandés sont de 55 µgr par jour pour les femmes et 70 pour les hommes. Vous les trouverez dans des compléments alimentaires, mais aussi en privilégiant certains aliments comme les fruits et légumes (tomate, chou, brocoli, oignon, ail, champignon). La richesse en sélénium de ces aliments dépend de celle du sol de culture : évitez donc les légumes cultivés hors sol et ceux issus de l'agriculture intensive à moins que ceux-ci ne bénéficient d'un arrosage compensateur enrichi en sélénium.

Les aliments riches en sélénium

Dans ce domaine, l'aliment star est la **noix du Brésil** car une seule noix vous apporte les besoins journaliers (encore faut-il en trouver !), mais aussi une boîte de 100 g de thon en conserve, ou une douzaine d'huîtres ou de palourdes, ou encore 100 g de hareng ou 150 g de poisson gras, mais aussi les œufs, les abats, les viandes.

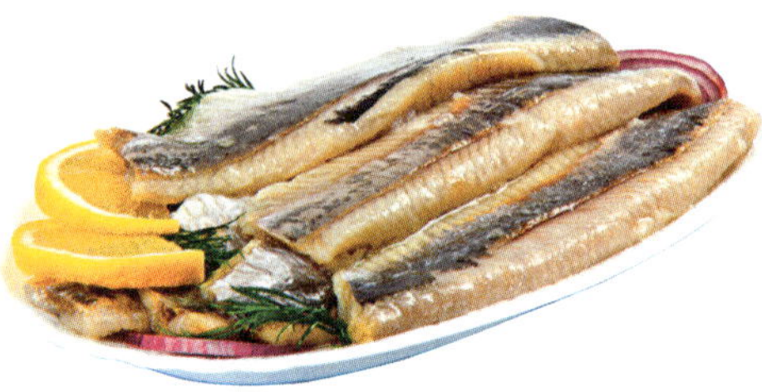

À cela, ajoutez des vitamines E et C. La vitamine E se trouve en grande quantité dans l'huile de germe de blé, l'huile de tournesol, les noisettes et les amandes, elle se trouve également dans beaucoup de végétaux, mais en moindre dose. La vitamine C est largement présente dans l'alimentation, mais encore faut-il choisir les bons aliments. Les fruits les plus riches en vitamine C sont la cerise acérola (que l'on trouve sous forme de comprimés), l'argousier disponible sous forme de jus en pharmacie ou en boutique diététique bio (1 c. à soupe/jour), le cassis, la goyave, le poivron rouge, le persil, l'orange, le citron, le kiwi, les fraises, les choux, les épinards...

Pour éviter la déshydratation

Afin d'éviter la déshydratation de la peau avec le soleil, vous pouvez prendre de l'huile d'onagre en capsule dans la même période. Je conseille 2 capsules par jour pour les peaux normales et 4 pour les peaux sèches. Pour les peaux allergiques ou très sèches, préférez l'huile de bourrache en capsule également de 2 à 4 par jour.

Crème solaire au naturel

Il n'est pas possible de fabriquer sa crème solaire, car les filtres efficaces ne sont pas en vente libre. Vous êtes donc obligé de passer par un fabricant auquel vous devrez faire confiance.

Quelle crème choisir ?

Ma préférence de médecin se porte vers des crèmes solaires fabriquées avec de l'eau thermale adaptée aux problèmes de peaux fragiles, dans la gamme des produits pour peaux allergiques, ainsi ils contiennent très peu de produits artificiels. Je préfère aussi les **filtres naturels à base de minéraux** comme l'oxyde de zinc ou le dioxyde de titane. Seul inconvénient, ces filtres forment une crème plus blanche et globalement moins cosmétique, mais c'est un choix à faire.

En boutique bio, vous trouverez également des crèmes solaires labélisées bio utilisant les filtres minéraux.

Évitez le soleil en milieu de journée

Pendant l'été, évitez l'exposition en plein soleil, sans protection, de 11 h à 16 h-17 h. Avant et après cette tranche horaire, le soleil est plus loin de la terre, ses rayons sont à l'oblique, ils sont beaucoup plus filtrés et moins dangereux, à moins que, pas de chance, vous ne soyez sous un trou de la couche d'ozone, mais dans ce cas en général il y a des annonces dans les médias. Et pourquoi ne pas revenir à la mode des chapeaux à grands bords des élégantes d'autrefois, des panamas ou encore des sombréros ?

Trop tard : le coup de soleil ?

Aïe, la peau brûle, elle est rouge bisque de homard. C'est trop tard, le soleil a fait ses dégâts. Heureusement, il existe des solutions naturelles qui apaisent tout de suite la peau.

En dehors de la phytothérapie, une patiente m'a raconté que, lorsqu'elle était enfant et rentrait de la plage, grillée avec un gros coup de soleil, sa grand-mère la tartinait de yaourt sur tout le corps. Il fallait laisser poser et hop, magique ! non seulement la sensation de rafraîchissement sur la peau était immédiate mais après 15 min d'application, sa peau était réparée.

Mon ordonnance naturelle anticoups de soleil

Il peut être utile d'avoir du gel d'aloès (Aloe vera) chez soi et, dans ce cas précis, ce gel est génial. Une application sur la zone brûlée et le soulagement apparaît très rapidement.

L'huile de millepertuis (pour la fabriquer vous-même, voir p. 123) sera également très efficace surtout si elle a été fabriquée avec de l'huile d'olive. À défaut, l'huile d'olive seule pourra faire l'affaire.

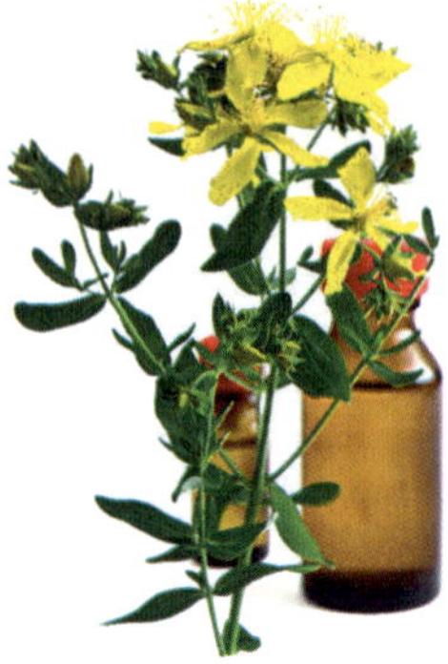

Coup de chaleur = insolation

Les enfants sont plus fragiles et plus sensibles aux coups de chaleur que les adultes, alors parents faites attention ! L'insolation entraîne des maux de tête, parfois des nausées, mais surtout une élévation de la température du corps et une déshydratation.

Le premier geste simple consiste à mettre la personne à l'ombre et si possible dans une pièce fraîche. Appliquez sur son front, ses tempes, sa nuque, ses avant-bras, ses jambes, des linges humidifiés à l'eau fraîche. Additionnez à cette eau un peu d'eau de fleur d'oranger (la même que celle qu'on utilise pour les gâteaux), surtout pour le front et les tempes en cas de maux de tête associés. L'eau utilisée doit être fraîche mais pas glacée afin d'éviter un choc thermique trop violent pour l'organisme. Pensez également à réhydrater la personne avec des liquides frais et riches en minéraux. L'idéal est d'acheter en pharmacie un sachet de soluté de réhydratation orale (SRO de l'OMS) et d'en avoir toujours un à la maison, ou dans le sac à dos pour les randonneurs. À défaut, servez-vous une boisson sucrée – le mieux serait qu'elle soit à base de menthe. Attention, évitez le faux sucre (même naturel), vous ne feriez qu'empirer le mal.

L'ultime solution !

Sur la plage loin de tout, ou au milieu du désert, il existe une ultime solution : faire un trou assez profond dans le sable pour y installer la personne qui a fait une insolation, puis la recouvrir (tout en laissant bien sûr la tête hors du sable). Ainsi, le malade sera rafraîchi et il ne restera plus qu'à faire de l'ombre sur son visage. Dans certain pays on pratique cela pour soigner les douleurs rhumatismales. On utilisera la même astuce pour conserver la fraîcheur d'une bouteille d'eau sous le soleil !

Bien évidemment, devant le moindre doute il faut appeler le médecin.

Déshydratation

Avec la chaleur, le soleil et le vent, – mais aussi l'altitude pour ceux qui ont choisi la montagne –, on se déshydrate très vite en été, pensez donc à boire régulièrement. Des petites gorgées répétées sont plus efficaces que de grandes quantités absorbées tout d'un coup. C'est particulièrement vrai pour les marcheurs ou les cyclistes. Préparez-vous une gourde avec des sels minéraux pour boire pendant l'effort. Le plus simple est d'associer à l'eau de votre gourde du soluté de réhydratation orale (SRO) acheté en pharmacie.

Qu'est-ce que la déshydratation ?

On parle de déshydratation lorsque l'on a perdu au moins 2,5 % des liquides de son corps. Dans certains cas graves, cela peut aller jusqu'à 10 %. Vous pouvez ressentir des faiblesses ou une fatigue excessive, une sécheresse de la peau, une accélération du rythme cardiaque, des maux de tête, une somnolence. Dans les formes graves, cela peut aller jusqu'à de la confusion mentale, des douleurs abdominales, des vomissements et un arrêt de la production d'urine.

Que faire ?

Quoi qu'il en soit, pour toutes les formes qui vous semblent graves appelez le médecin, voire le SAMU (composer le 15 sur votre téléphone ou le 112, n° d'urgence européen, sur votre portable) afin de faire transférer le malade à l'hôpital.

Mon ordonnance naturelle antidéshydratation

Pour les manifestations symptomatiques simples, donnez de façon progressive du SRO à la personne en petites quantités rapprochées.

J'aime vous rapporter ici la recette d'une amie pharmacienne qui consiste à donner 1 boisson réalisée avec :

* 250 ml d'eau à temprérature ambiante
* 1 c. à café de miel (ou à défaut de sucre)
* 2 c. à café de vinaigre de cidre

À prendre régulièrement par petites quantités. Cela est facile à trouver dans votre cuisine et peut vous rendre un grand service.

Les huiles après-soleil

En rentrant de la plage et après la douche, appliquez sur tout le corps de l'huile de millepertuis (*Hypericum perforatum*). Cette huile calme les brûlures et entretiendra également votre bronzage. Attention, ne l'appliquez pas le matin car il y a un risque de photosensibilisation. J'aime bien aussi l'huile de pâquerette (*Bellis perinnis*) qui a l'avantage de dégager un petit parfum très agréable. Vous trouverez ces huiles en pharmacie, mais vous pouvez aussi vous les fabriquer.

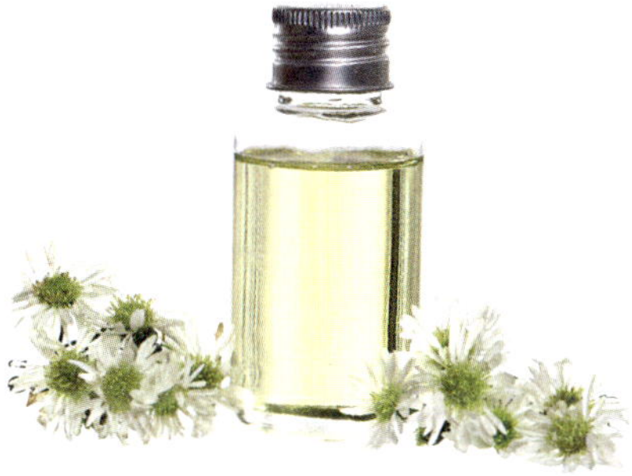

Comment fabriquer son huile soi-même ?

Pour le millepertuis comme pour la pâquerette, il s'agit d'une huile de fleur obtenue par macération des fleurs dans une huile végétale. Remplir un flacon non opaque de fleurs et recouvrez avec l'huile végétale de votre choix (tournesol, par exemple). Laissez macérer au soleil pendant 3 à 6 semaines maximum puis filtrez et conditionnez-la dans de petits flacons opaques jusqu'à débordement que vous fermerez pour une meilleure conservation.

Des jambes lourdes

C'est l'été, avec la chaleur, que l'on souffre le plus de douleurs de « jambes lourdes ».

Comment soulager ses jambes ?

C'est assez simple, il suffit d'avoir une douche ! Mouillez vos jambes depuis les pieds jusqu'en haut des cuisses. Renouvelez pendant quelques minutes, puis, une fois soulagé, mettez-vous accroupi et faites couler l'eau sur les plis inguinaux, les organes génitaux et la raie des fesses. Enfin, terminez cette séance en vous allongeant et en mettant les pieds au mur pendant au moins 5 min.

Vous pourrez ensuite appliquer sur vos jambes de l'huile d'arnica ou de l'huile de calendula en y ajoutant quelques gouttes d'huile essentielle de cyprès (*Cupressus sempervirens*) et de lavande (*Lavandula officinalis*).

Par exemple, pour le mélange, mettez de l'huile dans le creux de la main et rajoutez 2 gouttes d'huile essentielle de cyprès plus 1 à 2 gouttes de lavande.

Mieux vaut prévenir

Pour cela, je vous invite à acheter chez votre pharmacien de la vigne rouge, sous forme de jeunes pousses en macérat glycériné 1 DH. Prenez-en de 25 à 50 gouttes aux 3 repas. Il existe également des spécialités sous forme d'ampoules.

Déodorant naturel

Avec la chaleur, évidemment on a chaud aux pieds et on transpire. Alors, afin de désodoriser vos chaussures et de les désinfecter, mettez à l'intérieur, de retour à la maison, ½ c. à café d'**acide borique**. Il n'est pas utile de supprimer la poudre avant de remettre vos chaussures le lendemain.

Afin d'éviter de transpirer de façon importante dans vos chaussures et surtout d'empêcher que les mauvaises odeurs ne s'installent, vous pouvez également mettre ½ c. à café de poudre de **pierre d'alun**.

À défaut, l'**argile** en poudre fera le même effet. Quant au charbon, il est très efficace mais vous fera des pieds noirs.

Les aisselles

Pour vos aisselles, sachez que votre transpiration n'a pas d'odeur. Et oui, ce sont les bactéries présentes sur la peau qui se nourrissent de votre transpiration et qui fabriquent des **déchets soufrés** qui, eux, sont malodorants. Pour autant, il ne sert à rien de rendre la peau stérile car vous utiliseriez des produits hautement caustiques. Peine perdue de toute façon, car la contamination se referait très rapidement et peut-être avec des bactéries encore moins sympathiques.

Comment diminuer le développement bactérien ?

Plutôt que supprimer les bactéries, diminuez leur développement. La pierre d'alun est parfaite pour cela. Vous allez me dire que l'alun, c'est de l'aluminium, et que l'aluminium est considéré comme toxique ! Ce sont pour la plupart des aluminiums utilisés dans les produits déodorants industriels qui sont incriminés, mais l'alun a une structure moléculaire particulière qui fait qu'elle n'est pas assimilable par les cellules de la peau.

Les bienfaits de l'alun

J'en profite pour vous dévoiler un conseil utile pour les hommes qui se rasent mais aussi pour les femmes qui préfèrent le rasoir à l'épilation. Une petite coupure ! Passez la pierre d'alun sous l'eau et appliquez-la sur la coupure : la guérison est quasi spontanée !

Sinon, utilisez des huiles essentielles comme déodorant que vous appliquerez de façon concentrée sur le vêtement (et pas sur la peau !) au contact de l'aisselle. Elles seront toutes efficaces. À vous de choisir votre parfum.

Le saviez-vous ?

Dans les hôpitaux de campagne, lors de la Première Guerre mondiale, comme il y avait beaucoup d'amputations et de plaies nécrosées nauséabondes, les bonnes sœurs mettaient des seaux de charbon au pied du lit des malades ou des gros morceaux de charbon sous les draps pour en absorber les mauvaises odeurs.

Les boissons rafraîchissantes à base de plantes

Quand on n'aime pas manger les fruits, autant les boire...

Au moment des grosses chaleurs, préparez-vous des **infusions froides** de thé à la menthe fraîche, de thé rooibos, de maté. Et surtout, buvez des citronnades tout au long de la journée avec du gingembre et de la citronnelle.

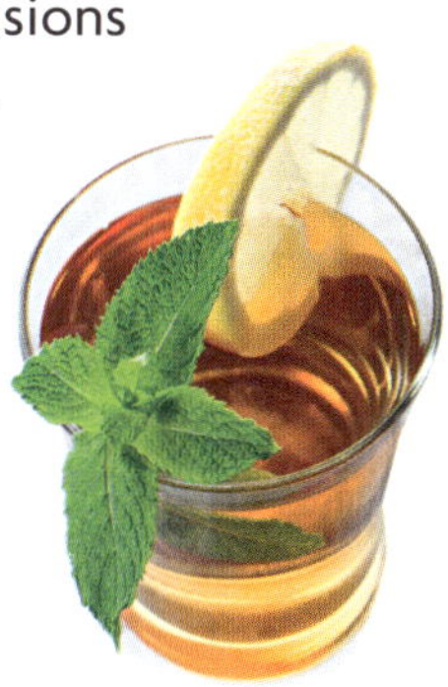

Attention à ne pas boire glacé mais frais et, pour s'hydrater, le mieux est de rajouter un peu de sucre et de sels minéraux (c'est tout l'intérêt des jus de fruits qui en contiennent naturellement).

Quelques idées de recettes, pour se régaler et se désaltérer !

Avec une bonne centrifugeuse, réaliser des jus de fruits frais est un jeu d'enfant.

Un **jus « teint de pêche »** ou bonne mine avec des abricots, des pêches jaunes, des nectarines, des fraises, est facile avec une centrifugeuse. Dans le bol de récupération du jus, ajoutez du sirop de rose, mélangez le tout et servez immédiatement avec des glaçons.

On peut aussi préparer du jus de melon mélangé avec de la mangue et du lait d'amande. Délicieux, essayez !

Recette désaltérante donnée par une patiente qui vit dans le Sud :

- ½ pastèque
- 1 citron vert
- 2 sachets de thé Earl Grey
- 1 poignée de menthe fraîche
- des glaçons

Faites infuser les sachets de thé 5 min dans 20 cl d'eau bouillante. Laissez refroidir et réservez au frigo. Épluchez la pastèque et coupez-la en morceaux, pelez le citron vert. Passez les fruits à la centrifugeuse avec les feuilles de menthe. Dans le bol de récupération du jus, ajoutez le thé et mélangez. Dans une carafe, versez ce jus avec des glaçons, des feuilles de menthe et des rondelles de citron vert. Vous pouvez aussi utiliser du thé rouge (rooibos) afin d'éviter la théine.

Recette très estivale de jus de fruits : extrayez le jus d'ananas frais avec du jus de pêche et d'orange, ajoutez des glaçons et des amandes effilées...

Le kéfir : soda de nos anciens

J'ai une affection particulière pour le kéfir, cette boisson qui nous vient du Caucase, réputée pour faire des centenaires. Mes parents me racontaient que, lorsqu'ils étaient eux-mêmes enfants, ils étaient heureux d'aller voir leur grand-père qui leur faisait découvrir cette boisson spécialement préparée pour eux. C'était délicieux, cela pétillait, c'était doux mais non sucré : un goût qu'ils n'ont plus jamais retrouvé par la suite. La recette s'est perdue avec le temps. À cette époque, le soda industrialisé comme nous les connaissons de nos jours n'existait pas, c'était leur soda familial.

J'ai découvert le kéfir au cours de mes recherches. Me prenant pour un alchimiste, j'ai préparé la boisson à la maison – mes enfants ont adoré –, à la grande surprise de mes parents qui ont enfin pu retrouver le goût tant apprécié de leur enfance. Une vraie madeleine de Proust...

Le kéfir est une boisson fermentée, non alcoolisée, qui nécessite donc un ferment composé d'un état symbiotique entre une bactérie et un champignon. Il existe deux kéfirs, le kéfir de fruits et le kéfir de lait. Je ne vous parle ici que du kéfir de fruits dont voici mes petits secrets de fabrication.

Comment procéder ?

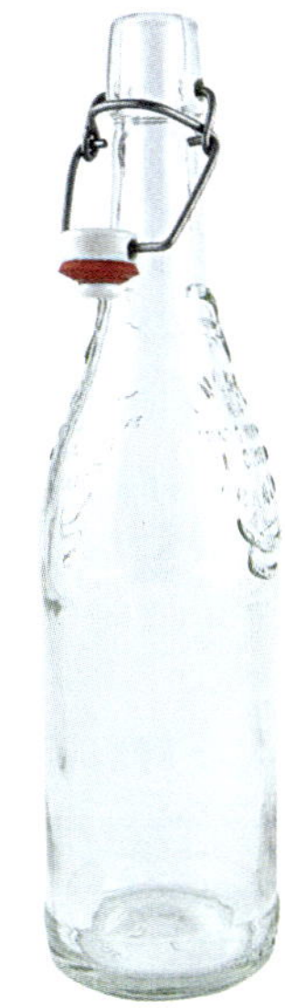

La base de cette boisson consiste à ajouter au ferment du sucre (5 à 6 morceaux) dans 1 l d'eau (celui-ci sera totalement consommé par le ferment si vous n'en mettez pas trop, ainsi la boisson n'est pas sucrée), du jus d'1 citron et 1 figue coupée en 2. Laissez reposer à température ambiante et dès que la figue flotte à la surface, en général 24 h plus tard, cela indique que la fermentation est prête. Il vous reste à filtrer le liquide de façon à enlever la figue et la pulpe du citron mais aussi à éviter de mettre du ferment dans le jus que l'on boira. Versez cette boisson dans une bouteille en verre avec un bouchon, identique à celui des anciennes bouteilles de limonade. Par ailleurs, vous jetterez la figue et les autres morceaux de fruits, et vous vous servirez de votre ferment, que vous conserverez soigneusement, pour relancer une nouvelle production. De temps en temps, il peut être utile de rincer le ferment sous l'eau claire (quand il s'agit du ferment traditionnel en forme de grain).

Placez votre bouteille fermée au réfrigérateur au moins 12 h et ensuite la boisson peut être consommée. En la gardant plus longtemps, elle prend plus de pétillant, mais au bout de 2 jours le goût se dénature. Vous avez donc 2 jours pour gagner 100 ans ! Peut-être pas, mais pour être en super forme et pour vous régaler c'est sûr.

Où trouver le ferment ?

Le plus simple est d'aller chez votre pharmacien acheter des ferments de kéfir de fruits (bien préciser de fruits). Il existe au moins un laboratoire qui en fabrique mais il faut que votre pharmacien cherche bien s'il ne connaît pas le produit. C'est un laboratoire qui fabrique également des présures pour faire du lait caillé.

Ce ferment est à manipuler avec précaution. Il est sensible à la chaleur, il ne doit pas subir de choc thermique, alors évitez de l'acheter le matin et de le laisser dans la voiture toute la journée. Une notice explicative bien faite accompagne ce produit. Son seul défaut : le ferment vit difficilement plus de 6 semaines.

Le ferment en grain

L'idéal est de trouver du **kéfir traditionnel en grain**. Il se transmet de génération en génération dans les familles et se donne aussi entre amis. En en parlant autour de vous, vous devriez en trouver. Il vous suffira de 2 c. à soupe de ces grains pour faire 1 l de boisson, en y ajoutant 5 à 6 morceaux de sucre.

Vous pourrez le garder au frigo dans de l'eau sucrée, certains vont même jusqu'à le congeler et arrivent à le remettre en activité par la suite.

Les vertus du kéfir

Ce kéfir de fruits offre de multiples vertus pour toute la famille. Il a une action sur la flore digestive et est un très bon **régulateur du transit**. Il stimule l'immunité et apporte de nombreux oligoéléments. Je le conseille à mes patients qui souffrent de rectocolique hémorragique, de maladie de Crohn, de côlon irritable, mais aussi à ceux qui ont un transit irrégulier, alternant constipation et diarrhée. Si tout va bien, il vous apportera du plaisir et stimulera votre immunité pour profiter de l'été en pleine forme ! Cette boisson peut être consommée quotidiennement pendant toute la période estivale.

Astuces pour varier vos recettes de kéfir

Vous pouvez modifier le goût de votre kéfir en ajoutant simplement à la base de la recette des fruits secs coupés en 2, ou des fruits frais (par exemple, 3 à 4 fraises coupées en gros morceaux, des pêches, des brugnons, ou en septembre poignée de mûres écrasées), bref faites vos expériences. Au fil des jours, le goût de votre boisson fabriquée avec amour, quotidiennement, toujours avec le même ferment, va prendre ainsi de l'« épaisseur » pour le bonheur de toute la famille. À moins que vous ne préfériez rincer votre ferment sous l'eau claire à chaque fois.

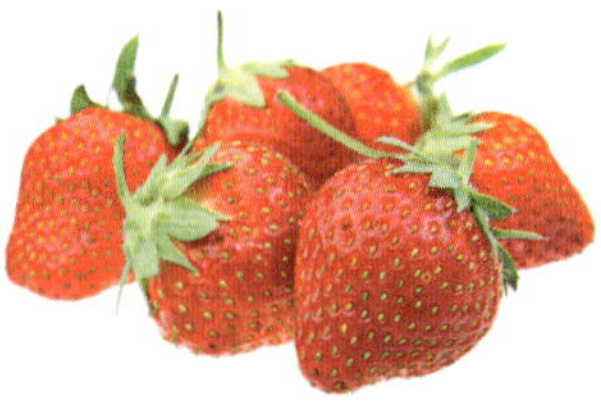

Sur la plage abandonnée, coquillages et crustacés

Vous rêvassiez devant la carte postale au-dessus de votre ordinateur au bureau – une longue plage, du sable, la mer, les bateaux, le soleil... Mais maintenant ça y est, vous êtes dans la carte postale ! C'est le moment de tout savoir pour profiter au mieux de ces vacances.

La crampe et la baignade

Enfin, la plage, le soleil et la mer ! Vite, on court dans l'eau et là, aïe aïe aïe, l'eau est plus froide que prévue. Et puis on a chauffé tellement la peau au soleil que le contraste de température est trop important, alors attention danger. En effet, en pleine forme on nage, on s'éloigne de la plage et arrivé au large, c'est la crampe.

Pourquoi a-t-on des crampes en nageant ? Le plus souvent, c'est la trop grande différence de température entre notre corps et l'eau qui déclenche un réflexe imperceptible entraînant une hyperventilation. Le sang n'est plus assez oxygéné. Or, le muscle dans l'effort est un gros consommateur d'énergie et notamment d'oxygène et de glucose. Lorsqu'il manque d'oxygène, le muscle brûle le sucre et cela produit de l'acide lactique, qui en excès favorise la crampe.

Il existe une autre cause de crampe liée à un déficit ionique. Le déficit le plus connu est celui en potassium, mais il y a aussi le sodium, le calcium et le magnésium. Chez le nageur, cette cause se surajoute au problème de l'hyperventilation et de la production d'acide lactique.

Pour éviter la crampe du baigneur, rentrez progressivement dans l'eau, mouillez-vous la nuque et le ventre avant de plonger afin de diminuer de façon progressive la température du corps. Ensuite, pensez à respirer régulièrement et profondément pendant que vous nagez.

Par ailleurs, le soleil favorisant la déshydratation, buvez régulièrement des boissons riches en minéraux et mangez des bananes à la plage.

Mon ordonnance naturelle pour prévenir les crampes

Si vous êtes sujet aux crampes, prenez avant l'effort la boisson suivante :

* 250 ml d'eau tiède
* 1 c. à café de miel foncé
* 2 c. à café de vinaigre de cidre

Si vous êtes à la plage, buvez juste une gorgée d'eau de mer (pas plus), elle vous apportera du sodium, du chlore, du magnésium, du potassium, du calcium, et une multitude d'autre ions. Ainsi vous réduirez le risque de crampe. Surtout, n'attendez pas d'être à la limite de la crampe pour commencer à vous hydrater car là, vous risquez la grande tasse.

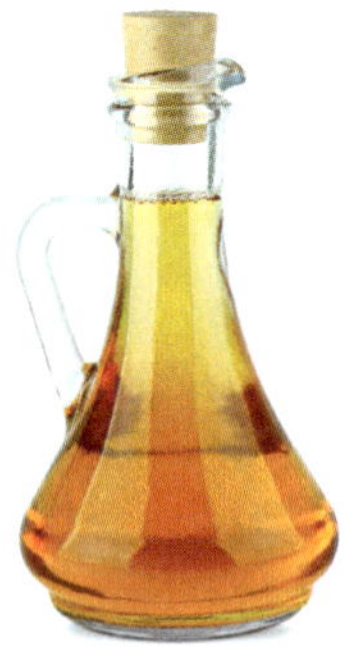

Si malgré toutes ces précautions vous avez quand même une crampe au large, pas de panique. La panique crée la noyade. Le plus souvent, c'est une **crampe d'un mollet**. Alors, faites la planche et relevez le pied et les orteils de façon à mettre votre mollet en extension. Une fois la crampe réduite, regagnez tranquillement la plage en nageant lentement si possible, et en alternant les nages, de façon à modifier les efforts musculaires.

L'hydrocution

Heureusement rare, l'hydrocution est liée aux mêmes phénomènes que la crampe du nageur, mais de façon excessive. En effet, c'est la brutalité avec laquelle le corps rentre en contact avec l'eau, associée à une grande **différence de température** entre l'eau et le corps qui, refroidissant soudainement l'organisme provoque un choc sur la réactivité vasculaire et un arrêt cardiaque.

Pour éviter ce phénomène, il est indispensable de se mouiller progressivement avant de rentrer dans l'eau, comme pour éviter les crampes. Commencez par la nuque, puis le ventre et enfin le torse avant de vous fondre dans l'eau. Soyez particulièrement vigilant après une longue exposition au soleil, d'autant plus si cela fait moins d'1 h que vous avez avalé un repas gargantuesque.

À part la prévention, il n'existe pas de remède naturel à cet accident qui peut être fatal. Le seul traitement, c'est la réanimation cardio-respiratoire que l'on apprend en passant son diplôme de secouriste. S'astreindre à suivre cette formation mais aussi à effectuer les stages de rappel sont des actes civiques naturels.

L'année des méduses

Les méduses se laissent porter par les courants. La partie supérieure de l'animal, le plus souvent en contact avec vous lorsque vous entrez en « collision », ne pose pas de problème. Par contre, ses longs filaments sont tous plus ou moins urticants. Et là, ça fait mal. Selon la variété de méduses, les douleurs peuvent être plus ou moins intenses. Alors vite, inhibez ce venin en appliquant dessus un acide. Dans ce cas, le vinaigre de cidre est l'idéal pour soulager la douleur.

Alors, si c'est l'année des méduses, munissez-vous d'un petit flacon de vinaigre. En Australie, sur les plages où les piqûres de méduses sont très courantes, des flacons de vinaigre sont installés tous les 50 m. Soyez donc heureux de vous baigner dans les eaux françaises, car vous avez beaucoup moins de risques !

Coupures et plaies superficielles

Avec les coquillages fixés sur les galets et cachés sous le sable, recouverts d'eau, il est facile de se couper la plante des pieds, ou les doigts, en glissant sur un rocher. Alors que faire si l'on a rien emporté d'autre à la plage que son maillot de bain et sa serviette ?

Cueillette des algues

Autrefois, en Bretagne, les hommes ramassaient des algues pour en faire de l'engrais. Lors de cette récolte, ils ont observé que, lorsqu'ils se blessaient, ils cicatrisaient beaucoup plus vite que lorsqu'ils se faisaient le même type de plaie en travaillant la terre. Alors où se trouve le remède ? C'est très simple, en cas de coupure, il faut la laver, et l'infirmière utilise une solution qu'on appelle le sérum physiologique. Il s'agit en fait d'eau salée à une concentration particulière qui correspond à celle de votre corps, globalement identique à celle de l'eau de mer. Donc, en mettant la plaie dans l'eau de mer, on obtient déjà un nettoyage stimulant. Mais ce n'est pas tout. Ces hommes dont nous venons de parler récoltaient des algues, et en particulier une algue brune commune qu'on appelle la laminaire. Cette algue contient un liquide gluant au fort pouvoir cicatrisant. Alors n'hésitez pas à l'appliquer sur votre plaie. De retour à la maison faites, si besoin, un nettoyage plus en profondeur de la blessure, mais souvent ce ne sera pas nécessaire.

Pour la petite histoire, cette algue est tellement efficace qu'on continue encore à la récolter en Bretagne pour réaliser un médicament qui désinfecte et cicatrise les plaies. C'est un laboratoire français qui le fabrique, et qui produit des compresses très utiles, fabriquées avec ce que l'on appelle de l'**alginate de calcium**. C'est cette substance qui est présente dans la laminaire. Alors, si vous souhaitez soigner vos autres blessures avec de la laminaire, allez demander à votre pharmacien de l'alginate de calcium, ce sera plus propre et surtout moins odorant qu'un paquet d'algues sous une compresse !

Aïe, aïe, aïe les oursins ?

La rencontre avec un oursin (qu'on appelle « violet » en Méditerranée) se passe en général mal pour vos pieds. L'oursin est pourvu de longs et fins piquants qui, non seulement rentrent profondément dans la peau, mais qui, en plus, lorsque vous les saisissez, se cassent net sous votre pince. Il est donc pratiquement impossible de les retirer. Alors que faire ? Vous pouvez bien sûr courir consulter un médecin qui à l'aide d'un bistouri fera une incision sur tout le trajet de l'épine afin de pouvoir la retirer. C'est un mauvais moment à passer, donc je vous invite à garder ce procédé douloureux en dernier recours.

Avant, vous pourrez tenter un cataplasme avec de l'argile.

Mon ordonnance naturelle antioursin

* 1 l de sérum physiologique
* 1 sachet de 20 g de chlorure de magnésium
* de l'argile verte en granulés

Prenez le sérum physiologique stérile et ajoutez dedans le sachet de chlorure de magnésium. Utilisez ½ l de cette solution pour hydrater de l'argile verte (celle en granulés est la moins chère et largement suffisante pour cette utilisation).

Fabriquez une pâte d'argile en mettant des granulés dans un saladier et en les recouvrant de la solution. Laissez hydrater pendant au moins 4 h. Rajoutez de la solution si vous n'avez pas obtenu une boue compacte, attention toutefois à ne pas en faire une trop fluide. Maintenant tout est prêt pour appliquer le soin :

* lavez la zone agressée par les piquants d'oursin avec la solution
* appliquez la boue d'argile en emplâtre épais
* recouvrez d'une compresse humidifiée avec la solution
* mettez un bandage et recouvrez le tout d'un film de cellophane
* gardez le bandage 24 h

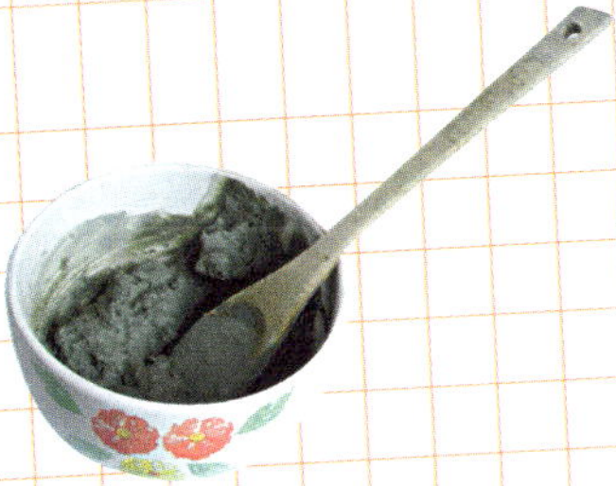

Au moment de défaire votre pansement, vous aurez le plus souvent la bonne surprise de voir que l'argile a comme aspiré les piquants. Si nécessaire, essayez d'en retirer le maximum en tirant dessus avec une pince à épiler ou, mieux encore, en vous aidant d'une fine aiguille afin de limiter la casse. Enfin, si besoin, renouvelez ce cataplasme autant de fois que nécessaire.

Plonger dans la piscine

Profiter d'une piscine en plein été, quel plaisir ! Oui, mais à condition de pouvoir éviter tous les petits tracas qu'elle peut causer.

Des verrues vite attrapées

Ne les laissez pas s'installer

C'est souvent au bord de la piscine qu'on attrape des verrues plantaires. Cette affection n'est pas grave mais elle peut poser quelques désagréments selon la partie du pied atteinte. En effet, si la verrue est placée sur un point d'appui important de la plante du pied, vous pouvez être gêné pour marcher et de façon inconsciente, vous allez modifier vos points d'appui, ce qui entraînera des problèmes de posture. C'est ensuite le cercle vicieux car la mauvaise posture entraîne des « maux au dos », à la nuque, à la hanche, au genou, à une cheville et parfois même, aussi étonnant que cela puisse paraître, des microtroubles oculaires qui augmenteront la fatigue des yeux.

Par ailleurs, si vous laissez une verrue s'installer, le risque est d'en voir d'autres pousser autour. Ce sera alors beaucoup plus difficile de s'en débarrasser. La verrue est liée à un virus (*Papillomavirus*) qui entraîne une **hyperkératose**, c'est-à-dire une augmentation de peau épaisse au sein de l'épiderme (la couche externe de la peau, lieu de la kératose naturelle qui rend notre peau si solide).

Un virus très résistant

Ce virus contamine votre pied par contact, soit directement en touchant un autre corps infecté, soit, le plus souvent pour les verrues plantaires, en touchant simplement le sol. Le virus pourrait vivre pratiquement 7 jours sur un sol sec. Enfin, il peut mettre entre 2 à 6 mois pour former une verrue. Pour pénétrer dans la peau, une microlésion lui suffit. Et pour se développer, il dépend d'au moins 2 facteurs :

– votre système immunitaire, qui normalement doit tuer le virus dès son entrée dans l'organisme. En effet, c'est plus difficile pour lui d'attaquer le virus au niveau de l'épiderme qui ne contient pas de vaisseaux, d'autant plus que ce dernier se protège en formant cette hyperkératose qui est un véritable bouclier ;

– la présence de facteurs de croissances périphériques qui sont indispensables pour produire l'hyperkératose. C'est pourquoi les enfants y sont plus sujets que les adultes. Leur corps en pleine construction est rempli de facteurs de croissances. Ainsi, un de mes jeunes patients en fin de puberté m'a montré avec stupéfaction la disparition quasi spontanée de ses grosses verrues. Le plus dur a été de lui démontrer que ce n'était pas grâce à mes soins, mais que cela signifiait qu'il avait fini de grandir en taille...

Comment s'en débarrasser ?

Surtout, n'attendez pas, agissez au plus vite dès que vous voyez apparaître la verrue. En effet, plus on attend et plus la kératine est épaisse, ce qui rend difficile la guérison par un mode naturel.

Mon ordonnance naturelle antiverrues

Le meilleur remède que tout le monde peut avoir à la maison, c'est de l'ail !

* de l'ail
* du vernis à ongle incolore

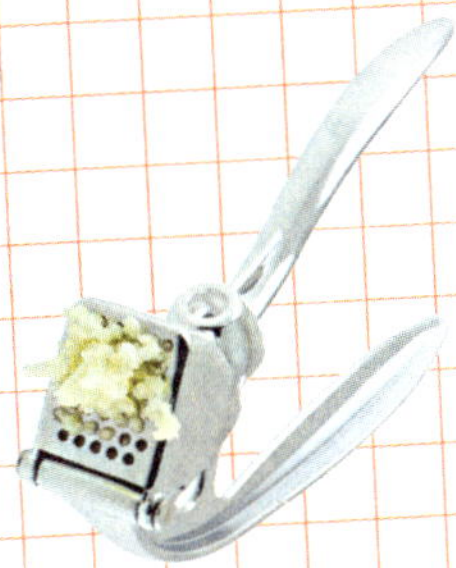

Mode d'emploi

Épluchez 1 gousse d'ail, coupez-la en 2 afin d'en extraire le germe. Puis, à l'aide d'un écrase-ail, réduisez la gousse en purée. Prenez du vernis à ongles, et posez le vernis sur la peau saine autour de la verrue, laissez sécher. Appliquez ensuite un peu d'ail écrasé sur la verrue. Recouvrez d'un pansement étanche et renouvelez l'opération tous les jours, jusqu'à disparition complète de la verrue.

Attention, l'ail écrasé est kératolytique, c'est-à-dire qu'il détruit la kératine, donc tout ce qui rend la peau solide.

C'est pour cette raison qu'il faut protéger la peau saine en mettant du vernis autour de la verrue. L'autre intérêt de l'ail, c'est qu'il contient des huiles essentielles virucides, c'est-à-dire qu'il tue les virus.

La durée du soin est variable selon la taille de la verrue.

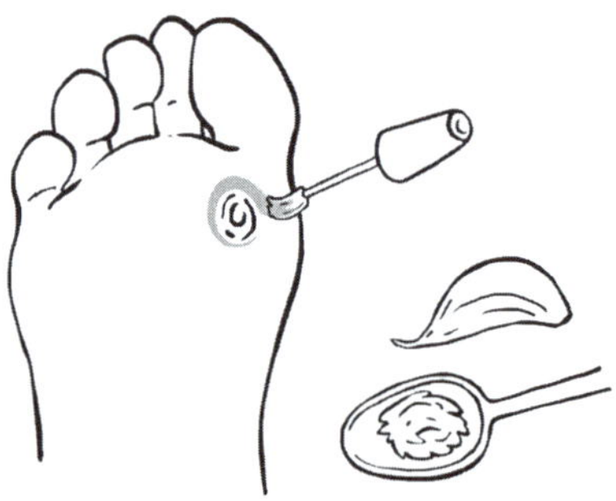

appliquer le vernis sur la peau saine

Ce qu'il ne faut pas faire ?

Une de mes patientes, pressée et en même temps peu convaincue des pouvoirs de l'ail écrasé, a fait rapidement son pansement, sans protéger la peau périphérique. En plus elle a mis beaucoup d'ail, croyant accélérer la réaction. Mal lui en a pris ! Le pansement vite fait et l'excès d'ail ont favorisé son déplacement autour de la verrue. Résultat : une grande brûlure inconfortable qui l'a gênée pendant plus d'1 semaine. Je peux vous assurer que maintenant elle a confiance dans le potentiel de l'ail. D'ailleurs en faisant correctement son pansement, sa verrue a disparu en 15 jours sans jamais revenir.

Si un figuier pousse dans votre jardin

Il existe d'autres remèdes naturels. Cueillez une figue ou une toute petite branche. Au niveau de la blessure de l'arbre, un latex blanc s'écoule. Appliquez-en 1 goutte sur la verrue tous les jours jusqu'à sa disparition. Le latex du figuier n'est que kératolytique, il ne possède pas de propriété virucide mais c'est quand même très efficace.

Encore une fois, protégez la peau saine avec du vernis. N'oubliez pas que la sève du figuier est très corrosive (voir p. 83).

Une autre plante commune la chélidoine, cette jolie plante verte à fleurs jaunes, appelée « la plante aux verrues », sécrète un latex jaune lorsqu'on coupe la tige. Une application quotidienne sur la verrue la fera disparaître. Comme le figuier, cette plante n'a pas d'action virucide, elle n'est que kératolytique.

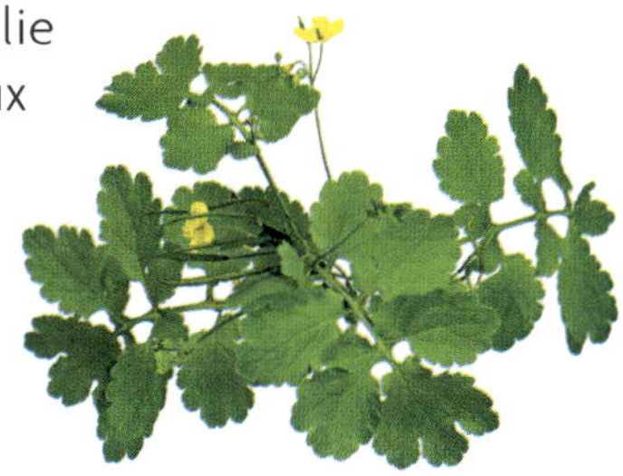

Irritation féminine et chlore

Certaines femmes ont leurs muqueuses féminines sensibles au chlore des piscines. Une de mes patientes, grande nageuse depuis des décennies, m'a expliqué qu'elle achetait de la vaseline en pommade et en appliquait largement sur la vulve avant d'enfiler son maillot de bain. La vaseline est hydrophobe, c'est-à-dire qu'elle fait fuir l'eau, ainsi les muqueuses ne sont plus en contact avec l'eau de la piscine ni avec le chlore qu'elle contient. Elle m'a également raconté que lorsqu'elle était jeune et qu'elle ne portait pas de lunettes de piscine, elle appliquait de la vaseline sur les paupières lors des compétitions.

Afin d'éviter tous les désagréments dus au chlore, et si vous avez la chance d'avoir une piscine, au lieu de traiter l'eau avec du chlore, utilisez du sulfate de cuivre. Si vous ne dépassez pas les dosages recommandés (inférieurs à 0,2mg/l), ce type de traitement sera moins agressif que le chlore pour les muqueuses.

Cheveux, peau et chlore ne font pas bon ménage

Pour votre peau agressée par le chlore, je vous conseille de prendre, après la piscine, une douche avec de l'huile d'avoine colloïdale que l'on trouve en pharmacie et parapharmacie. Cela mousse peu, mais lave et nourrit votre peau. Après la douche, appliquez sur l'ensemble du corps de l'huile de pâquerette (*Bellis perennis*).

Rincez bien vos cheveux à l'eau claire, mais ne les shampouinez pas tous les jours car, sinon, bonjour les dégâts ! Secs et cassants, vos cheveux trop agressés vous déprimeront. Trois shampoings doux pour bébé par semaine devraient suffire. Mais, si malgré cette indication simple, vos cheveux ont trop souffert, rien n'est perdu. Voici plusieurs conseils.

Le truc pour les cheveux gras

Mettez de l'argile verte dans un petit saladier, recouvrez d'eau, rajoutez de l'eau de fleur d'oranger, puis laissez hydrater votre argile 4 h minimum. Faites un masque sur vos cheveux rincés à l'eau claire et encore humides, puis recouvrez de cellophane pour ne pas laissez l'argile sécher. Laissez faire effet 10 min. Enlevez l'excédent avec délicatesse à l'aide d'une spatule en bois, enfin rincez abondamment. Faites ensuite un shampoing doux.

Recette pour des cheveux secs et cassants

Prenez une plaquette de beurre doux, laissez-la se ramollir à température ambiante (en été cela va vite). Dans un petit saladier, travaillez le beurre avec un peu de jus de citron. Puis appliquez-le directement en masque sur vos cheveux préalablement rincés à l'eau claire et encore humides. Recouvrez votre tête d'une charlotte en papier (comme celle que portent les cuisiniers ou les chirurgiens) et laissez reposer le tout 10 bonnes min. Enlevez l'excès avec un papier absorbant, puis lavez-vous les cheveux avec un shampoing doux. Si vous avez les cheveux blonds, faites un dernier rinçage avec une infusion de fleurs de camomille refroidie.

Vous pouvez simplifier cette recette en appliquant du beure de karité, de l'huile de monoï, de l'huile d'amande douce ou simplement de l'huile d'olive.

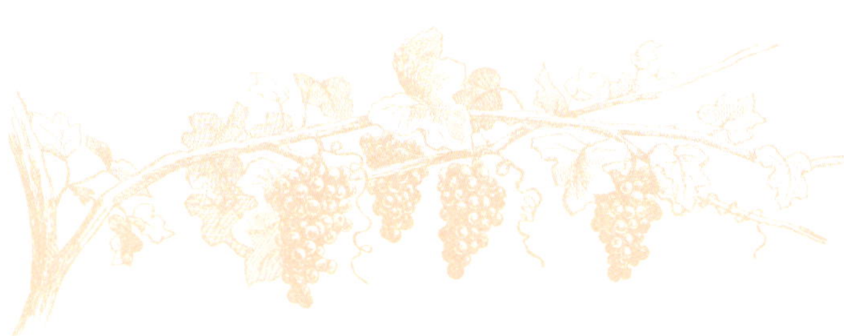

Mon ordonnance naturelle en cas de psoriasis

Enfin si vous avez du psoriasis du cuir chevelu et que celui-ci s'est aggravé à cause de l'irritation caustique du chlore, appliquez cette préparation magistrale que vous demanderez à votre pharmacien de vous fabriquer.

* huile essentielle de sauge 5g
* arnica montana en teinture mère 15g
* hamamelis en teinture mère
* alix alba en teinture mère
* reine-des-prés extrait fluide
* huile de germe de blé

(hamamelis, alix alba, reine-des-prés, huile de germe de blé : en quantité égale pour 1 quantité totale de 250ml)

Appliquez sur le cuir chevelu, 3 soirs/semaine, et laissez toute la nuit la lotion. Faites un shampoing doux le lendemain.

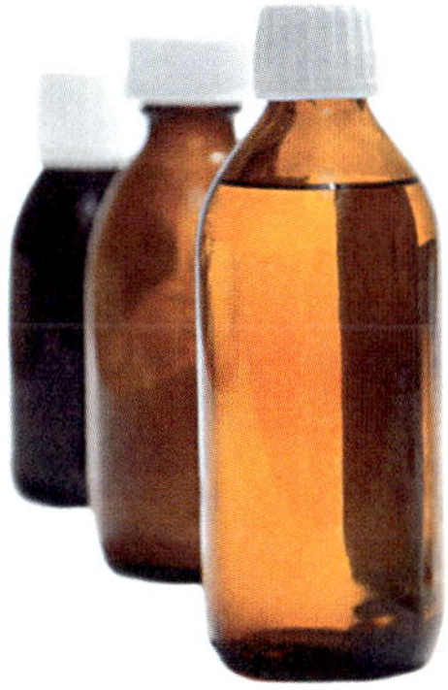

Ma pharmacie naturelle en été

L'idéal, pour cette saison de chaleur, de voyage et de changement de rythme, c'est d'emporter avec soi les produits naturels phares qui vous permettront de passer le meilleur moment possible. Ni les moustiques, ni les coups de soleil, la chaleur ou la fatigue du voyage ne pourront gâcher votre séjour.

En été, les indispensables :

- ✔ l'**argile verte** ultra-ventilée (à boire) pour les problèmes gastriques lors des voyages ;
- ✔ le **citron** (en cure) à boire en jus tous les matins, avant les grands départs en vacances pour son effet protecteur ;
- ✔ les oligoéléments de **soufre** et de **sélénium** (en cure) pour éviter les piqûres de moustiques et les allergies au soleil ;
- ✔ la **vitamine B** pour éloigner les moustiques et stimuler le métabolisme des neurones (mémoire). Elle combat aussi les douleurs d'origine nerveuses comme les névralgies ;
- ✔ une préparation de pharmacie à base de **citronnelle** pour éloigner les moustiques ;
- ✔ le **thym** (en infusion) comme anti-infectieux et antimycosique ;
- ✔ le **gel d'aloès** (*Aloe vera*) en application locale pour les coups de soleil, les brûlures et à avaler (1 c. à soupe/jour) pour la constipation ;
- ✔ des bâtons d'**aubier de tilleul** pour garder la ligne à la plage ;
- ✔ des sachets de soluté de réhydratation orale (SRO) pour se réhydrater après une insolation ou pour les marcheurs et les cyclistes du mois d'août ;
- ✔ la **pierre d'alun** comme déodorant (entière pour les aisselles ou en poudre pour les chaussures) ;
- ✔ la **menthe** fraîche pour la déshydratation ;
- ✔ les **ferments de kéfir**, très bon régulateur du transit, stimulant de l'immunité et riche en oligoéléments ;
- ✔ l'**huile d'onagre** et/ou de **bourrache** (à avaler) pour la peau ;

- ✔ l'**huile d'avoine** colloïdale (pharmacie, parapharmacie) pendant la douche, après la piscine et le soleil, pour calmer la peau irritée ;
- ✔ l'**huile de pâquerette**, c'est une huile sèche, très agréable après la douche comme huile pour le corps ;
- ✔ l'**huile de monoï** pour avoir de beaux cheveux même au soleil ;
- ✔ l'**huile végétale** de millepertuis pour les brûlures domestiques et les coups de soleil.

Petite aromathèque de l'été

- ✔ **Spécialité à base d'huiles essentielles** de cannelle, eucalyptus, lavande et sarriette (demandez à votre pharmacien, il en existe en doses toutes prêtes pour les voyages). Elles aident l'organisme à lutter contre les agressions infectieuses et permettent une meilleure adaptation aux changements de rythmes.
- ✔ **Huile essentielle de lavande** pour le mal des transports.

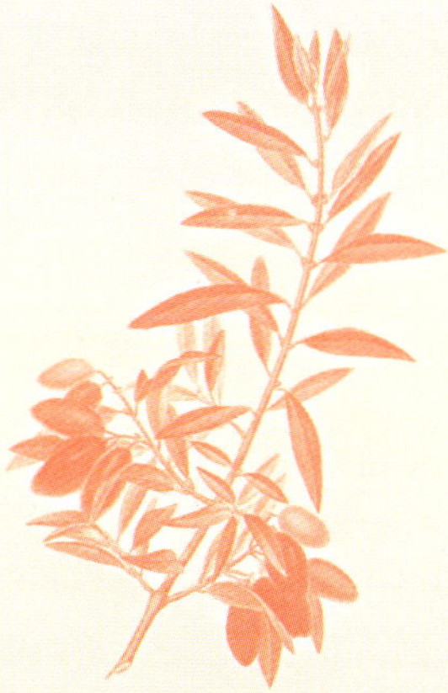

Mes cures de l'été

Été et rondeurs

Voilà, l'heure de vérité a sonné lorsque vous vous retrouvez en maillot de bain devant votre miroir. « Quoi, c'est à moi tout ça ? Ces vilaines rondeurs sur les hanches et les fesses, ce ventre pas plat du tout, et ces jambes gonflées... ? » Pour les hommes, ce n'est pas la joie non plus de découvrir ces poignées d'amour et le petit ventre ironiquement bedonnant...

Alors plutôt que d'attendre la dernière minute et pour éviter d'être pris au dépourvu, voici quelques conseils pour vous drainer rapidement, 2 semaines avant votre entrée de star sur la plage.

Une petite cure rapide consiste à désinfiltrer les tissus. Elle peut être ensuite reprise, de temps en temps, lorsque quelques kilos commencent à s'installer.

MODE D'EMPLOI

J 1 : manger et boire que des fruits
J 2 : manger et boire que des légumes
J 3 et 4 : riz
J 5 : manger et boire que des légumes
J 6 : manger et boire que des fruits

Une autre astuce très efficace et facile à réaliser : prendre 2 bâtons d'aubier de tilleul, les mettre dans 1 l d'eau froide ; quand l'eau est à ébullition, baissez et laissez 15 min dans l'eau frémissante. Arrêtez le feu et laissez encore infuser 10 min. Filtrez puis buvez tout au long de la journée. Pour les femmes, c'est une infusion à boire en 2e partie de cycle (les 15 derniers jours jusqu'à la fin des menstruations). On perd facilement 2 tours de taille grâce à ce drainage doux. On peut aussi préparer cette boisson après un dîner de fête ou trop arrosé...

Si votre cellulite est tendue et douloureuse, rappelez-vous que la décoction d'aubier de tilleul vous aidera beaucoup.

Vous pourrez également préparer 1 l de café très serré, et l'utiliser à la place de l'eau pour diluer de l'argile verte selon les consignes habituelles. Cela évite d'acheter une crème à la caféine qui coûte une fortune ! Faites ensuite un cataplasme de cette argile au café sur vos cuisses cellulitiques, enveloppez d'un film de cellophane et prenez le temps de lire votre magazine préféré. Une douche, et un massage raffermissant avec de l'huile végétale de pâquerette (*Bellis perennis*) que vous pourrez enrichir avec de l'huile essentielle d'eucalyptus (*Eucalyptus globulus*), d'oranger (*Citrus aurantium*) et/ou de bergamote (*Citrus bergamia*) dont l'ensemble ne dépassera pas 10 %. Vous effectuerez un palper rouler de l'extrémité vers la racine du membre afin d'aider le drainage dans le sens de la circulation lymphatique, et le tour est joué.

Vous pouvez aussi préparer cette boue argileuse avec un chocolat fait à l'eau comme diluant. Café et cacao sont deux plantes de drainage important en usage local.

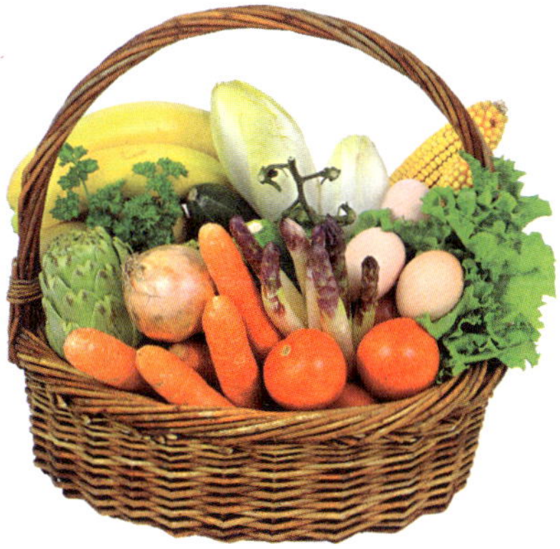

Du melon sans modération

C'est l'été que l'on trouve en France les meilleurs melons. C'est donc la période la plus appropriée pour en faire une cure. Mais une cure de melon, c'est bon pour qui et pour quoi ?

Bienfaits attendus

Riche en vitamine C, le melon est idéal pour reprendre des forces après une longue maladie ou des traitements à base de corticoïdes. Il sera également bénéfique si vous avez fait quelques excès alimentaires pendant l'hiver et que vous n'avez pas pu suivre une cure au printemps.

Il vous apportera également une grande activité antioxydante du fait des caroténoïdes présents (plus il est orange et plus il en est riche), ce qui va vous aider à lutter contre le vieillissement en général. Mais en plus, parmi les caroténoïdes qu'il contient, le bêta-carotène qui est le précurseur de la vitamine A y est majoritaire. Cela vous aidera à lutter aussi contre le vieillissement de la vue et à entretenir une bonne vision.

Enfin, certains médecins nutritionnistes attribuent également au melon des propriétés préventives contre les maladies cardio-vasculaires mais aussi des propriétés anticancéreuses grâce à ses caroténoïdes. Certaines sortes de melon, le melon oriental en particulier, auraient des composés susceptibles d'avoir un effet protecteur contre le cancer car ils seraient antimutagènes et antioxydants.

Prudence

Le seul défaut du melon est qu'il est colitique, donc beaucoup de personnes ne le supportent pas. Cela tient au fait qu'il fermente très vite dans l'estomac. Quand il est mangé seul, il n'y reste que 30 min environ et n'a pas le temps de vous créer des désagréments. En revanche, lorsqu'il est associé à des protéines (1 tranche de jambon de pays) ou au cours d'un repas, il reste 3 h dans l'estomac (durée de la digestion). Il a donc tout le temps de fermenter, ce qui favorise les coliques.

Par ailleurs, certaines personnes peuvent présenter des symptômes de types allergiques avec gonflement de la langue, du visage en mangeant du melon. Cela se produit lorsqu'il est consommé trop mûr car il dégage un gaz allergisant. Je vous conseille donc de ne manger que des melons de qualité, mûrs à point et non fissurés.

La cure de melon se fait selon les mêmes principes que les autres cures. La meilleure période est le plein été, quand les melons sont les moins chers. L'idéal est que le fruit ait bénéficié d'un soleil chaud et de peu d'eau, à ce moment-là ce sera un délice, croquant et sucré à souhait. Mais 1 semaine de pluie au mauvais moment suffit pour que son goût en prenne un coup. Nous sommes là face aux caprices de la nature…

Mise en garde

Plus que les autres cures, si vous entamez celle-ci, il est important que vous soyez motivé pour la suivre jusqu'au bout, car le melon étant très colitique quand il est associé à d'autres aliments, une réintroduction trop rapide de ceux-ci peut vous mener à la catastrophe pour votre ventre !

MODE D'EMPLOI

J 1 et 2 : ne manger que du riz
J 3 : fruits et légumes crus ou cuits
J 4 : légumes seulement
J 5 : fruits seulement
J 6 à J 9 inclus : que du melon à consommer régulièrement tout au long de la journée
J 10 : fruits seulement
J 11 : légumes seulement
J 12 : fruits et légumes
J 13 et 14 : riz

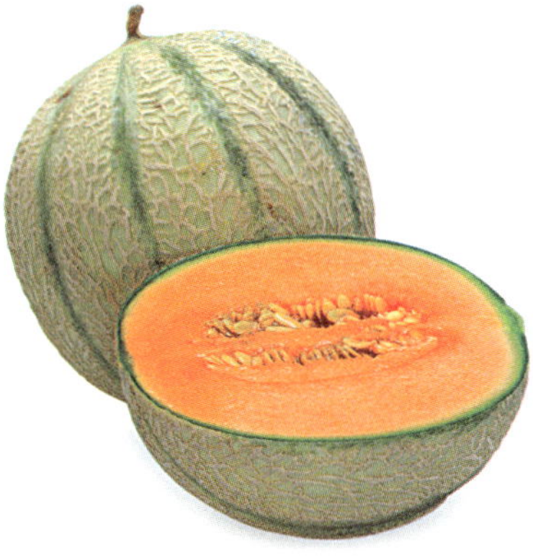

À partir du 15e jour, vous pouvez reprendre une alimentation normale en introduisant très progressivement des protéines animales et en commençant d'abord par les poissons maigres, puis gras, ensuite les volailles et enfin, selon vos envies, les viandes rouges.
Pour conserver les bénéfices obtenus sur la perte de poids, évitez les sucres rapides, les graisses cuites, la charcuterie et les fromages gras. Mangez des légumineuses le midi (petit pois, pois cassés, pois chiches, lentilles, haricots blancs ou rouges, fèves...) ainsi que des féculents (pommes de terre, pâtes, riz et pain). Ces aliments étant à éviter le soir (sauf si vous avez prévu de faire un marathon le lendemain matin), les dîners seront alors constitués de légumes et de poisson suivis d'une compote.

Après la cure...

Cette cure permet un bon nettoyage de votre côlon. Elle vous aide à éliminer votre surplus d'eau, ce qui améliorera l'état congestif général et la fonctionnalité métabolique de vos graisses, c'est-à-dire que vous n'aurez plus besoin de la partie des graisses inutiles au métabolisme et ces dernières s'élimineront plus facilement. Votre corps fera alors naturellement une meilleure répartition des graisses, moins de stock. Résultat : on se sent plus léger, moins infiltré, moins tendu... et esthétiquement, c'est plus harmonieux. Vous maîtriserez également mieux votre poids. Et en plus, pour les plus motivés d'entre vous et pour ceux qui ont une réelle nécessité de perte de poids, cette cure est idéale pour préparer la cure de raisin que vous ferez au début de l'automne !

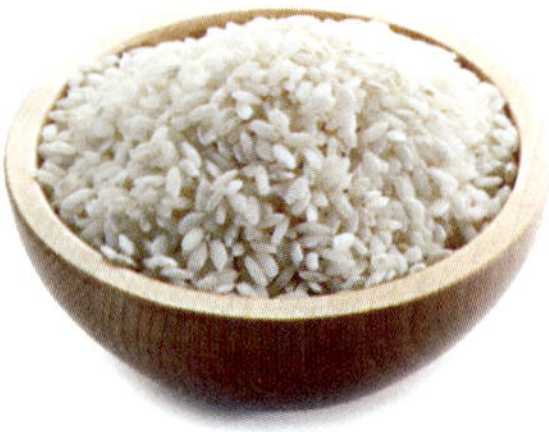

Faites le plein de fruits et de légumes

Faire le plein de vitamines et consommer les fruits et légumes de saison est important, notamment pour un effet antiradicalaire, antivieillissement, et même anticancer (étude SUVIMAX).

Plusieurs études démontrent que la présence d'antioxydants contenus dans ces fruits et légumes pourrait jouer un rôle protecteur dans les maladies cardio-vasculaires, cancers et autres maladies chroniques.

Cette étude, qui a donné le jour au message de santé public, « Mangez au moins 5 fruits et légumes par jour », fut menée sur plus de 13 000 personnes pendant 8 ans. Elle a montré les bienfaits de la consommation de fruits et légumes ! Cette consommation permet en effet de diminuer de 31 % les risques de cancer et de 37 % les risques de décès, toutes causes confondues. L'étude démontre aussi l'importance de consommer les fruits et légumes de saison car ils seront de meilleure qualité. Un fruit acheté au moment où il est récolté permet de cumuler les avantages et vous retrouvez le plaisir de consommer ces aliments au moment où ils sont les meilleurs. En été, ces alliés de notre santé sont particulièrement abondants, alors profitez-en !

Par exemple, les tomates, juteuses et bien sucrées, ne sont jamais aussi savoureuses qu'en cette saison. Elles sont incontournables dans nos repas d'été, crues en salade, en coulis ou à la croque au sel ; cuites, dans des ratatouilles, des tartes, des sauces, grillées au four ou au barbecue... Grâce à leur richesse en lycopène (leur pigment rouge caractéristique) et en vitamine C, elles empêcheraient le vieillissement précoce de la peau et protégeraient de certains cancers.

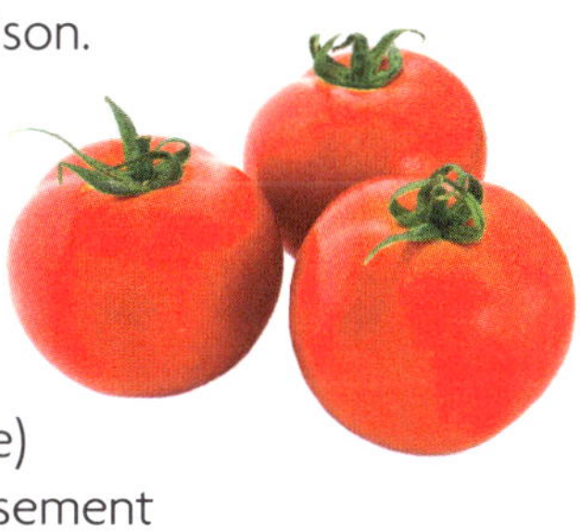

Les poivrons verts, jaunes ou rouges sont à mettre dans votre assiette. Ce sont des sources exceptionnelles de vitamine C (c'est d'ailleurs dans le poivron rouge qu'on a pour la première fois isolé cette vitamine). Leur taux de bêta-carotène (ou provitamine A) est également très élevé. Cette association vitamine C/bêta-carotène serait intéressante dans la prévention de la cataracte et bénéfique pour le système cardio-vasculaire.

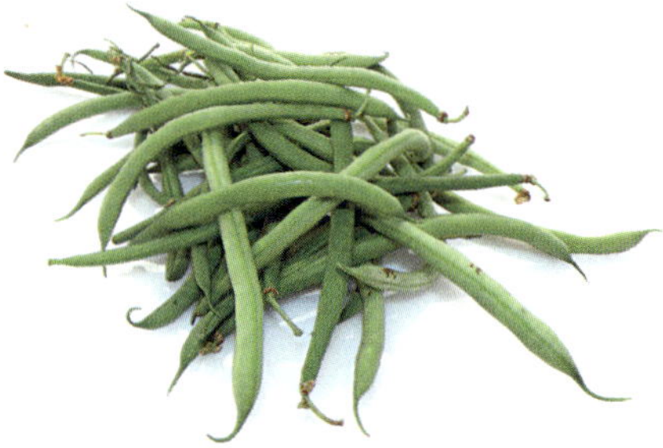

Simplement cuits à la vapeur et accommodés avec des fines herbes et un soupçon de crème fraîche, les haricots verts sont délicieux. Pleins d'avantages et faciles à préparer ! Une addition calorique très modérée ; des fibres tendres et bien tolérées ; des phytoconstituants protecteurs, comme des flavonoïdes et des saponines, qui pourraient diminuer le risque de développer certains cancers ; enfin un large éventail de vitamines, en particulier de la vitamine C et des vitamines B dont l'acide folique ou vitamine B9.

Et quel plaisir de croquer dans un abricot, mûr à point ! Ces fruits nous permettent de faire le plein de provitamine A ou bêta-carotène : qu'on les savoure crus ou cuits, ils en fournissent des quantités appréciables. Dans l'organisme, ce précieux antioxydant est converti en vitamine A, une vitamine qui contribue au bon état de la peau, permet la vision crépusculaire et participe à la défense de l'organisme contre les agressions.

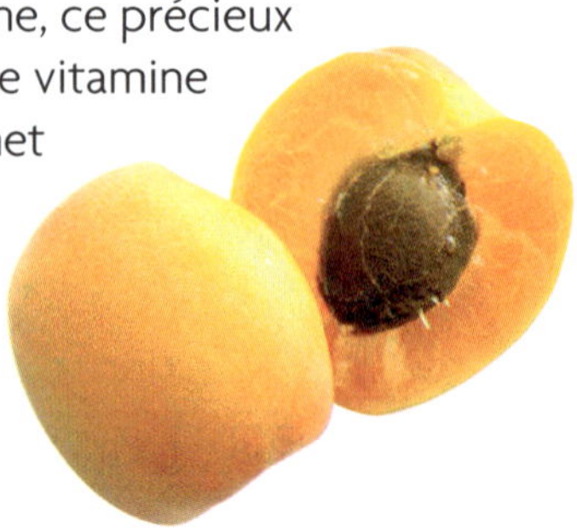

On peut imaginer un exemple de menu type, à faire pendant l'été, et qui satisfait l'apport souhaité journalier en vitamines et antioxydants, recommandé par l'étude : 60 g de carottes râpées ou 250 g de haricots verts. De même, 2 kiwis, 2 oranges ou 100 g de poivrons cuits et vous aurez déjà apporté à votre organisme les vitamines journalières nécessaires. Et il faut ajouter que l'intérêt de manger des fruits et légumes entiers au lieu de compléments sous forme de gélules permet d'apporter d'autres substances bénéfiques, contre les maladies cardio-vasculaires notamment. Ces suppléments alimentaires ne sont à réserver qu'aux personnes qui ne consomment que de la nourriture industrielle.

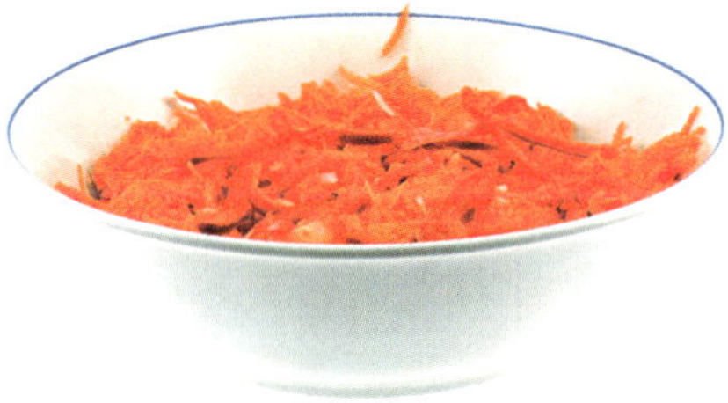

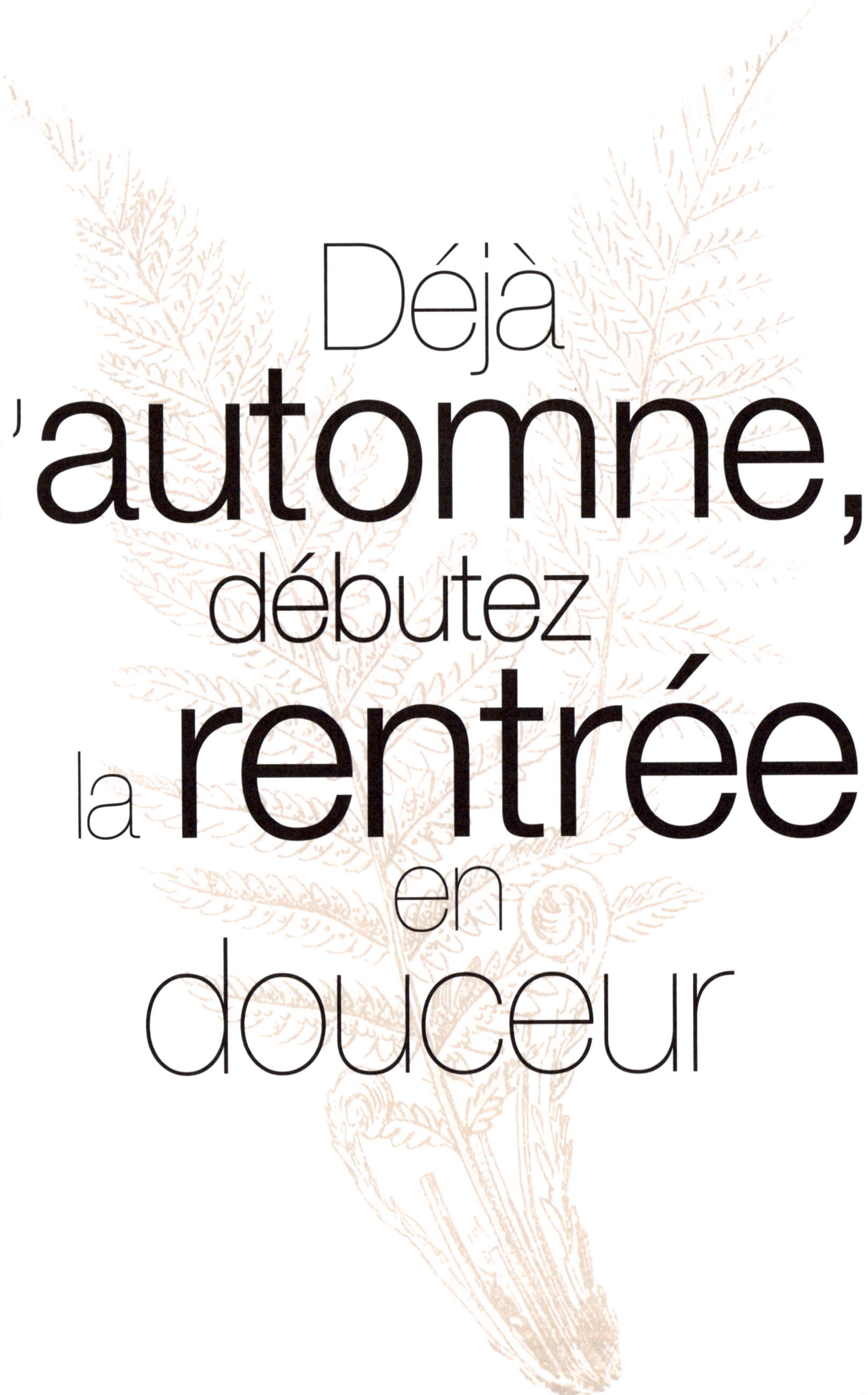

Déjà l'automne, débutez la rentrée en douceur

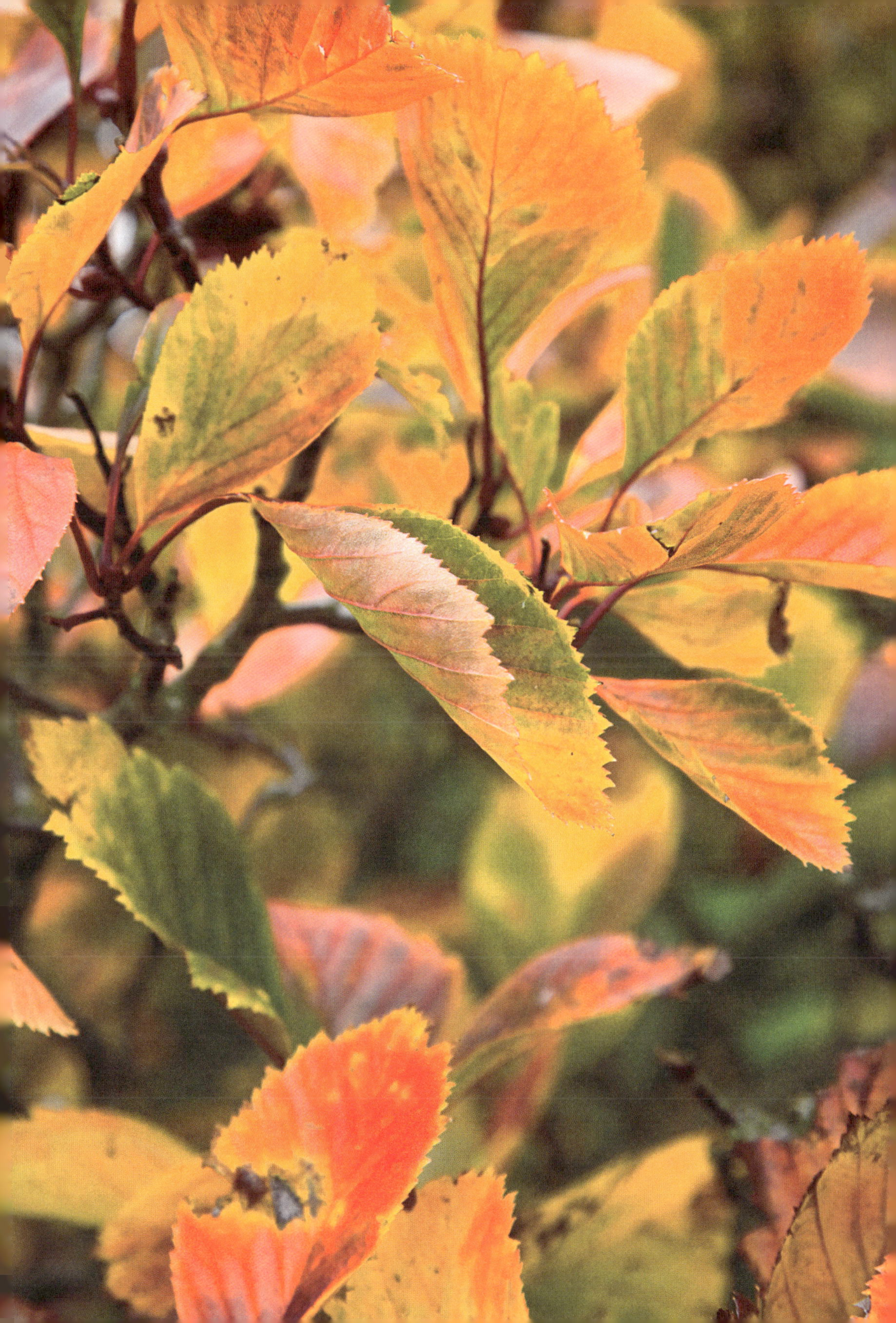

Premiers brouillards, premières déprimes

Les températures chutent et le moral aussi ! Heureusement nous allons vous faire découvrir tous les petits conseils qui vous permettront de garder l'énergie de l'été en plus du bronzage.

Mais l'automne, c'est aussi les petits plaisirs de cette saison : cueillir des champignons, ramasser de belles feuilles mortes ou se régaler de raisins. Sous les noyers, les enfants cherchent encore les dernières noix que le vent fait tomber.

Pour le plaisir des yeux, avant de se mettre à nu, la nature se revêt de pourpre et d'or. Vous saurez comment profiter pleinement de cette saison sans stress, sans râler et sans regretter le bel été. Vive la routine de la rentrée si vous savez faire la transition en douceur !

Une transition tout en douceur

Les vacances sont terminées, on reprend le chemin du travail, alors il faut être en forme et afficher un bon teint. Pour ceux qui souhaitent garder leur bronzage le plus longtemps possible, la solution est simple : il suffit d'une application matin et soir d'**huile végétale de millepertuis** sur toute la peau et elle sera douce et soyeuse. Votre bronzage, ainsi bien entretenu, durera plus longtemps !

Par ailleurs, pour profiter plus longuement de vos batteries rechargées pendant l'été, adoptez une hygiène de vie saine, ne vous couchez pas trop tard, mangez en priorité des fruits et des légumes. À l'automne de nombreux fruits sont encore sur les étals du marché, alors profitez-en !

C'est la saison idéale pour une cure de raisin (voir p. 201) qui vous permettra d'affronter l'automne et l'hiver à venir du bon pied.

L'automne, c'est également la période où l'on reprend les activités sportives. Prenez de bonnes résolutions : inscrivez-vous vite et organisez votre emploi du temps en fonction de ces moments dédiés au sport. Je vous conseille de bloquer une fois pour toutes ces créneaux horaires et de vous y tenir. Vos engagements pris au début de l'automne vont organiser votre vie pour les trois trimestres à venir, alors n'attendez pas !

Garder le tonus ?

Afin de se préparer à passer un bon hiver, il est important d'agir dès le début de l'automne. Cela vous permettra d'avoir suffisamment de temps pour stimuler votre immunité, et gonfler à bloc vos surrénales.

La flore digestive

Son bon équilibre est fondamental pour affronter les affres du froid. Si vous n'avez pas bu de kéfir pendant l'été, il est grand temps de vous y mettre (voir p. 126). Pensez également à saupoudrer régulièrement vos salades et vos carottes râpées avec de la levure de bière maltée que vous trouverez en boutique diététique bio.

Et n'oubliez pas : les bactéries sont nos amies. Elles représentent dans votre corps une population 10 fois plus nombreuse que celle de vos propres cellules. C'est-à-dire qu'elles sont au nombre de 100 000 milliards (10^{14}) alors que vous n'avez que 10 000 milliards de cellules (10^{13}), soit 2 kg de votre poids. Impressionnant, non ?

Alors oui, les bactéries sont nos amies, elles vivent en bonne intelligence avec le reste de notre corps. On appelle cela un univers symbiotique. Mais cette flore est fragile. Si vous ne la protégez pas, si vous l'agressez, l'équilibre qu'elle représente va se déstructurer et les failles ainsi produites vont permettre à des bactéries agressives d'agir.

C'est exactement comme dans une foule, lorsque celle-ci est bien ordonnée et calme, il ne se passe pas grand-chose, les agressifs se manifestent peu car ils sont vite remis dans le rang par les autres. Par contre, en cas d'alerte au feu, tout le monde court dans tous les sens et les voyous en profitent pour faire leur larcin, voler un sac, une montre, ou encore donner un coup de couteau dans l'indifférence générale. Dans notre tube digestif, c'est pareil. Quand la nourriture est équilibrée, qu'il y a suffisamment de fibres et pas d'excès de glucose, on obtient une flore sage qui s'autorégule. Il suffit d'y introduire un antibiotique, et c'est la panique.

Les antibiotiques, c'est pas automatique !

La flore digestive, ce n'est pas que des bactéries, il y a aussi des champignons et des virus. Tout ce petit monde cohabite dans un équilibre autorégulé (ils se mangent entre eux et s'autorégulent ainsi), mais il suffit d'altérer une partie de cette population (par exemple, les bactéries avec un antibiotique) et vous perturberez cette harmonie et permettrez ainsi l'expression de viroses ou de mycoses.

Alors ne jouez pas avec le feu, « les antibiotiques, c'est pas automatique », comme le dit un fameux slogan financé par la Sécu. Il vaut mieux ne pas sauter dessus devant la moindre petite affection car votre organisme a la capacité de lutter contre. Encore faut-il lui en laisser le temps et lui en donner les moyens !

L'antibiotique ne doit être utilisé que lorsqu'il ne reste plus d'autre alternative. Alors vous garderez votre tonus. Enfin, il ne doit être prescrit que par un médecin, je suis totalement opposé à l'automédication avec ces produits-là.

Pourquoi soutenir la surrénale ?

L'automne est une grande période d'adaptation et vous savez maintenant, après avoir lu le printemps, que la surrénale est fondamentale pour s'adapter (voir p. 55). Il est donc important de savoir la soutenir.

Pour cela :

- mangez des fruits gorgés de vitamine C ;
- en fin d'automne, prenez tous les matins 1 c. à soupe de jus d'argousier ;
- faites des infusions de cannelle (*Cinnamomum zeylanicum*). Cette plante est merveilleuse, elle régule votre transit, lutte contre les mycoses et les autres infections, participe à la bonne régulation de la flore et soutient directement les surrénales. À consommer sans aucune modération ;
- prenez du ginseng (*Ginseng panax*) et du gingembre (*Zingiber officinalis*). Ils ont une action stimulante de l'ensemble du système endocrinien, ce qui est idéal en période de fatigue ou de convalescence. Toutefois à éviter chez les patients porteurs d'un cancer, car ils peuvent stimuler la maladie et non le patient ;

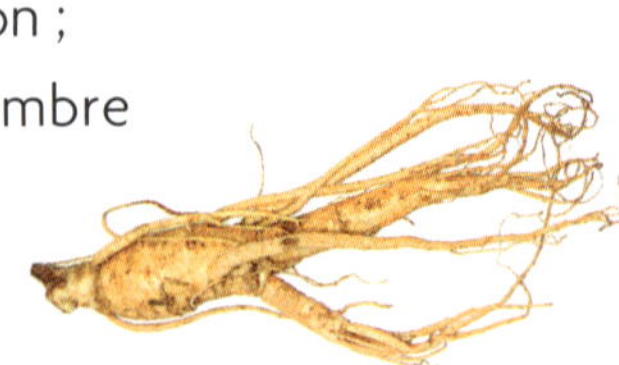

- il en est de même pour la gelée royale qui a toute sa place dans l'adaptation à l'automne lorsque celle-ci se passe avec difficulté, mais à proscrire dans le terrain cancéreux.

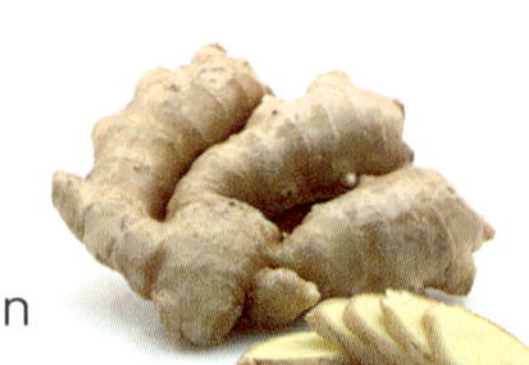

Et le jus d'orange ?

Évitez le jus d'orange le matin. Bien qu'il apporte de la vitamine C, il n'est pas recommandé, sauf le jour ou vous êtes constipé (à boire glacé), car il a un effet important sur la vidange de la vésicule biliaire. Si vous en buvez le matin, il a tout le temps de vider la vésicule de la bile, si bien qu'au moment du repas de midi, vous ne pouvez pas digérer correctement faute de bile.

Chute de cheveux

On perd naturellement plus de cheveux à l'automne et cela est lié aux difficultés que rencontre la thyroïde (ou pour être exact, l'axe endocrinien thyréotrope). Avant de vous affoler, sachez que l'on perd tous en moyenne une centaine de cheveux chaque jour. De plus, comme nous subissons les cycles de la terre, en automne nous en perdons un peu plus !

Afin de limiter cette chute et de lutter contre des cheveux fragilisés par l'été, frictionnez votre cuir chevelu pour favoriser une bonne microcirculation sanguine à ce niveau. La peau du crâne, appelée scalp dans certaines contrées, est tendue sur la boîte osseuse du crâne, comme une peau de tambour. Sous cette peau, de nombreux petits muscles, lorsqu'ils sont trop contractés, augmentent cette tension de la peau. Malgré une circulation sanguine riche à ce niveau (une petite plaie du cuir chevelu saigne beaucoup et de façon impressionnante), si la peau est trop tendue, elle se trouve moins bien vascularisée et par effet rebond, moins bien nourrie. Ses annexes, et ici en particulier les cheveux, ont alors du mal à puiser leurs nutriments. Cela ralentit leur croissance qui, de plus, est de moins bonne qualité, mais cela favorise aussi sa mort prématurée ou sa cassure. Alors un bon massage du cuir chevelu tous les jours détend le corps et l'esprit et renforce votre beauté. Profitez de votre shampoing pour accentuer ce massage !

Un bon massage du cuir chevelu

Massez avec le bout des doigts, appuyez et faites des petits mouvements circulaires afin de sentir la peau rouler sur le crâne, et déplacez délicatement vos doigts au fur et à mesure. Partez de l'arrière du crâne (occipital), puis déplacez-vous de chaque côté (pariétal), terminez par le sommet (vertex) et enfin massez le vertex d'un seul doigt pour la détente psychique.

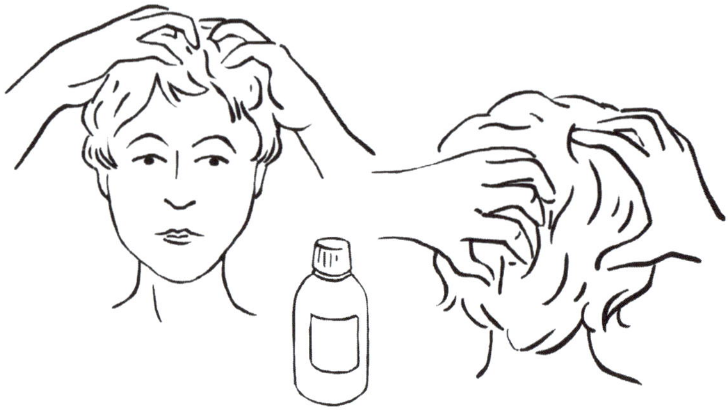

friction du cuir chevelu

Une friction énergisante pour les cheveux

Composez vous-même votre lotion de friction. Achetez ces plantes, en teinture mère, chez votre pharmacien ; je vous conseille de prendre des flacons de 30 ml chacun, qui faciliteront le dosage du produit.

Mélangez à quantité égale de l'ortie (*Urtica urens*) et de la capucine (*Tropaeolum malus*). Appliquez matin et soir ce mélange sur votre cuir chevelu, tout en massant, pendant les périodes critiques. Vous pouvez agir aussi bien sur cheveux secs que cheveux humides ; inutile de rincer.

Attention, pour les cheveux blonds, cette solution appliquée trop longtemps peut entraîner une légère coloration des cheveux. En effet, ces plantes contiennent des tanins.

Bienfaits attendus

L'ortie va favoriser une reminéralisation qui renforce la texture des cheveux. La capucine va améliorer la microcirculation artérielle, ce qui augmentera l'apport d'oxygène et de nutriments par le sang dans le bulbe du cheveu (là où il pousse).

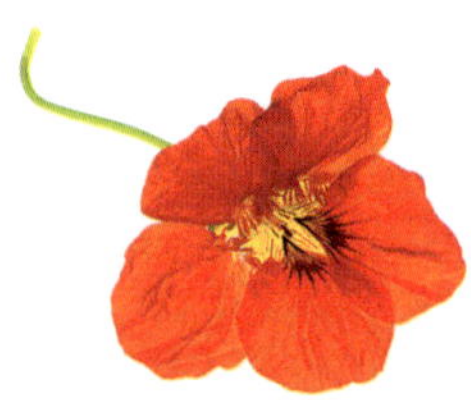

Mon ordonnance naturelle antichute des cheveux

Des compléments internes ciblés

En plus d'une friction quotidienne du cuir chevelu, prenez un complément interne afin d'améliorer la circulation du cuir chevelu et de mieux nourrir le bulbe du cheveu.

Faites une cure (d'au moins 3 mois) de :

* vitamine E (en capsules chez votre pharmacien)
* vitamine B6
* 1 c. à soupe/repas de levure de bière (en boutique alimentaire). La levure de bière est riche en cystine, un acide aminé soufré. Vous trouverez aussi la cystine dans les protéines animales, les noix et les graines.

Vous pouvez aussi compléter la cure avec un apport de silice en prenant, par exemple, 2 g/jour de poudre de prêle (Equisetum arvense), que vous achèterez en pharmacie.

Enfin, si en plus vous avez les cheveux gras, vous pourrez faire des masques du cuir chevelu à l'aide d'argile verte, tout en adoptant une alimentation qui protégera le pancréas (en supprimant les graisses cuites, les sucreries, les produits dérivés du lait (voir p. 138).

La peau terne : pas pour moi ?

À l'automne, quand le bronzage s'estompe, certaines personnes se plaignent d'avoir une peau terne qui donne un air fatigué. Tout cela n'est pas très bon pour le moral ! Pour y remédier, il convient, encore une fois, d'adopter une alimentation qui protège le pancréas (voir p. 72) et de boire de l'eau bicarbonatée à la fin des repas (les musts : Vichy St-Yorre, Vichy Célestins ou à un degré moindre, Badoit ou San Pellegrino). Pour ceux qui n'aiment pas les bulles, mettez 1/2 c. à moka de bicarbonate de sodium (appelé bicarbonate de soude au rayon pâtisserie, ou en pharmacie) dans un grand verre d'eau. Pour un effet maximal, prenez le temps, une fois par semaine, de faire un masque du visage avec de l'argile verte (voir p. 68). Vous pourrez également préparer ce masque en y intégrant le jus d'un concombre ou du gel d'aloès si la peau est très inflammatoire.

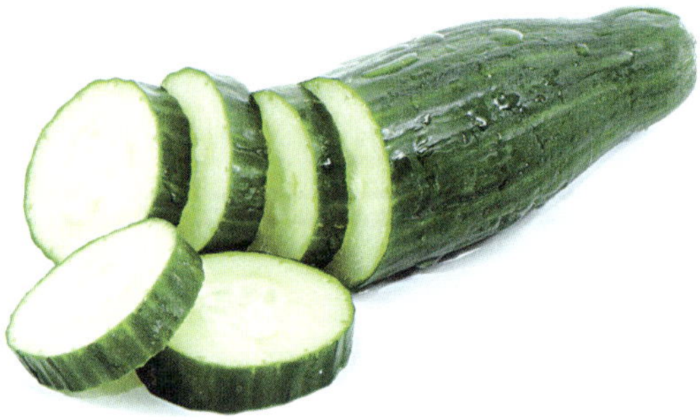

Nourrir sa peau de l'intérieur

Pensez à nourrir votre peau de l'intérieur. Consommez régulièrement de l'huile d'olive première pression à froid. Je conseille également – surtout chez les femmes ménopausées ou ayant des défauts hormonaux – l'huile d'onagre, pour laquelle j'ai une affinité particulière. Le mieux est de la consommer en capsules à la dose de 2 par jour. Pour les personnes à la peau allergique, préférez 2 capsules d'huile de bourrache.

Enfin, pour optimiser ces apports bénéfiques pour la peau, vous pouvez également associer 2 capsules d'huile de rose musquée qui aide à lutter contre le vieillissement.

Dans cette optique « antiâge », n'oubliez pas les apports de silice pour que la peau garde toute son élasticité. Pour cela, rien de mieux que la prêle en poudre à la dose de 2 g par jour.

Gérer le stress

La reprise du travail, le retour au train-train quotidien, les éventuels conflits avec l'entourage professionnel, les difficultés scolaires du petit, auxquels s'ajoute l'irritabilité du conjoint, lui-même soumis à la pression de la rentrée, la feuille d'impôt qui tombe, les factures accumulées dans la boîte aux lettres pendant l'été, la fin des vacances, la baisse de la luminosité, tout cela et bien d'autres choses encore vont contribuer à créer un état de stress. On le serait d'ailleurs pour moins que cela. Qui ne connaît pas ce sentiment désagréable d'avoir l'impression d'être submergé et de ne pouvoir faire face, cette nostalgie des vacances et, du coup, cette émotivité exacerbée ?

Stress et sommeil ne font pas bon ménage

Dans un premier temps, ce stress peut perturber le sommeil. Oubliez les longues soirées de conversation au clair de lune et reprenez un rythme de sommeil correspondant à celui du travail.

Pour cela, voici quelques règles de bon sens :

- ne vous couchez pas trop tard et faites en sorte d'avoir 8 h de sommeil par nuit ;
- ne veillez pas devant la télévision ;
- évitez les surstimulations à la tombée du jour (entre chien et loup). En bref, tout ce qui excite l'esprit : faire ses comptes, lire un polar…

En effet, c'est à la fin de la journée, pour des raisons physiologiques, que monte en puissance le fond d'angoisse de notre cerveau. N'avez-vous pas remarqué ce phénomène chez les nouveau-nés ? C'est avec l'arrivée de la nuit qu'ils se mettent à pleurer et sont parfois inconsolables sans que l'on sache pourquoi. C'est lié à un réflexe de survie inscrit dans le cerveau dit reptilien, qui a pour but de pousser à trouver un refuge pendant la période où l'on devient une proie facile pour un prédateur surtout au Paléolithique.

Éventuellement, buvez une tisane de passiflore et de mélisse le soir après le repas. Ainsi, vous entrerez progressivement et détendu dans le sommeil.

Gardez du temps rien que pour vous ?

Dans l'emploi du temps de la semaine, prévoyez un créneau rien que pour vous. Cela vous permettra de faire ce que vous voudrez, sans culpabiliser (lecture, dîner avec des amis, sport, massage, cours de sculpture, de peinture, de musique, de chant…). En effet, être un tout petit peu égoïste, de temps en temps, cela permet d'être plus disponible pour les autres ensuite. C'est une véritable soupape de sécurité qui aide à mieux gérer son stress sans en faire pâtir l'entourage.

Mon ordonnance naturelle antistress

Gelsemium 9 CH, 3 granules matin et soir

Faites-vous aider en prenant du gelsemium que vous trouverez en pharmacie, dans les périodes un peu difficiles à affronter.

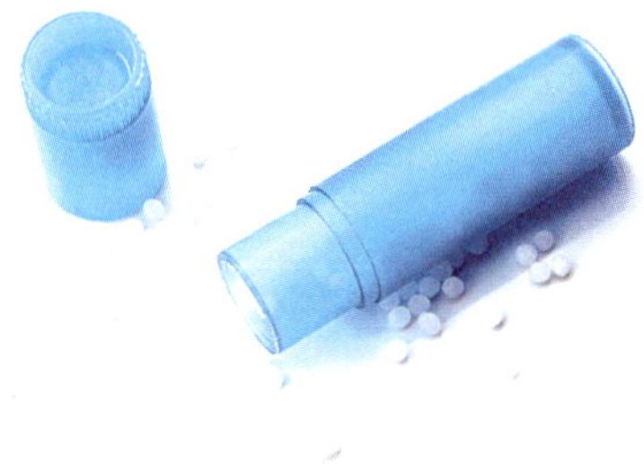

Stress et constipation

Le magnésium est un bon antistress à l'automne. Pensez à cet oligoélément si vous sentez vos paupières sautiller, mais aussi si le stress a tendance à vous constiper. Dans ce cas :

- buvez 1 l par jour d'eau riche en magnésium (Hépar, par exemple) ;
- prenez du magnésium en gélules ou en ampoules que vous trouverez chez votre pharmacien. Préférez les formes en suspension colloïdale ou de pidolate, car elles paraissent être les mieux assimilables pour l'organisme. Pour ceux qui ont des difficultés à supporter le magnésium au niveau digestif (diarrhée), absorbez-le sous forme homéopathique. Sachez toutefois que, dans ce cas, l'homéopathie n'est pas un apport en magnésium, mais qu'elle facilite le métabolisme du magnésium délivré par l'alimentation.

Le blues de l'automne

Ce sont les soucis que nous avons évoqués et surtout la baisse de la luminosité qui favorisent l'arrivée du blues de l'automne. Alors profitez au maximum des derniers rayons du soleil (voir p. 63).

Si malgré ces précautions, le moral chute encore, faites-vous aider efficacement par des plantes avant de rentrer dans une dépression pathologique. En cas de doute, n'hésitez pas à consulter votre médecin, qui seul peut la diagnostiquer et vous prescrire un antidépresseur.

Mon ordonnance naturelle antiblues

Griffonia en gélules (*Griffonia simplicifolia*) contenant entre 250 à 300 mg par gélule : 1 gélule le soir au coucher de novembre à mars si nécessaire.

Si cela ne suffit pas, il existe aussi des spécialités qui associent le griffonia et le safran, ou alors, il convient de consulter un médecin.

Moins de soleil : comment compenser ?

La diminution du soleil entraîne deux conséquences importantes pour nous : une baisse de l'exposition, et donc de synthèse en vitamine D, et une baisse de luminosité avec un impact sur le psychisme.

Pour compenser le manque de vitamine D apporté par la photosynthèse, mangez des poissons gras et, si vous avez passé un été peu ensoleillé, pensez à faire un apport avec des huiles de foie de flétan ou de morue qui existent en capsules (voir p. 64).

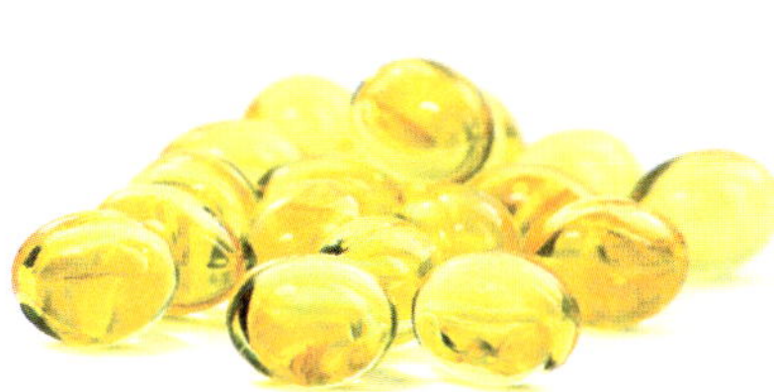

Soutenir la thyroïde, la clé de notre santé

La thyroïde est une glande importante à soutenir pendant toute cette période automnale. Elle a un impact sur les tissus de l'immunité (amygdale, sinus) et ses défauts d'adaptation aux saisons favorisent tout le cortège des refroidissements, angines, bronchites, laryngites, etc.

La thyroïde se comporte comme la chaudière de la maison (voir p. 55). À l'automne, on tarde à allumer la chaudière car les journées sont encore belles. Mais le fond de l'air se refroidit rapidement du fait de l'éloignement de la terre par rapport au soleil. Aussi, quand la nuit arrive, le froid nous saisit et lorsque se succèdent des jours pluvieux ou de plafonds nuageux, on est vite frigorifié. On se décide enfin à l'allumer mais tout à coup le soleil revient, alors on tarde encore. Ce sont ces va-et-vient de chaud et froid qui troublent notre organisme, qui ne sait plus comment se comporter. Les murs de la maison se chargent d'humidité si bien que, lorsqu'on se décide à allumer le feu, on met un temps fou pour se réchauffer. Il en va de même avec l'axe thyréotrope. C'est pour cela, qu'après une belle journée d'automne, on peut se retrouver avec une angine, des maux de tête, etc. Le trouble le plus fréquent à cette saison est quand même la laryngite avec l'enrouement ou la perte de voix. Ce signe correspond à une thyroïde associée à une surrénale, toutes deux fonctionnellement insuffisantes sans être malade pour autant. Alors pensez au porridge d'avoine le matin et aux infusions de feuilles de cassis, associées à un citron chaud et de la cannelle, cela doit devenir un réflexe !

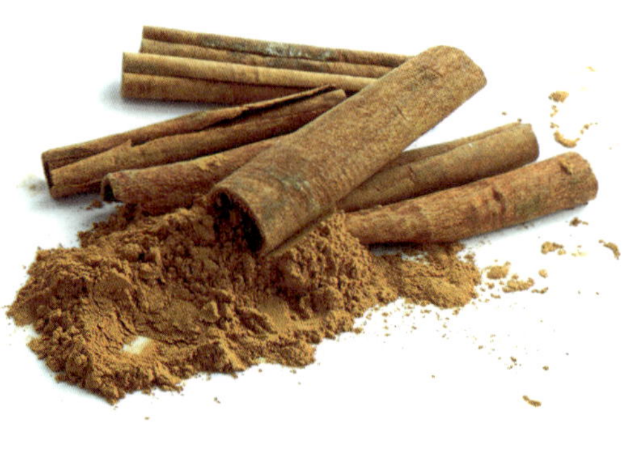

Sur le chemin de l'école

Anxiété de la rentrée, poux, bobos de la cour de récréation, retour des épidémies infantiles... autant de réjouissances que la médecine naturelle traite parfaitement.

L'anxiété des tout-petits et des plus grands

La reprise des cours approche, les enfants ne connaissent pas encore leur nouveau maître ou leur nouvelle maîtresse. Ils doivent vivre la séparation avec leurs parents et reprendre ou affronter pour la première fois un rythme différent de celui des vacances. Ils sont néanmoins surexcités car ils vont retrouver les copines et les copains. Et ça, c'est super !

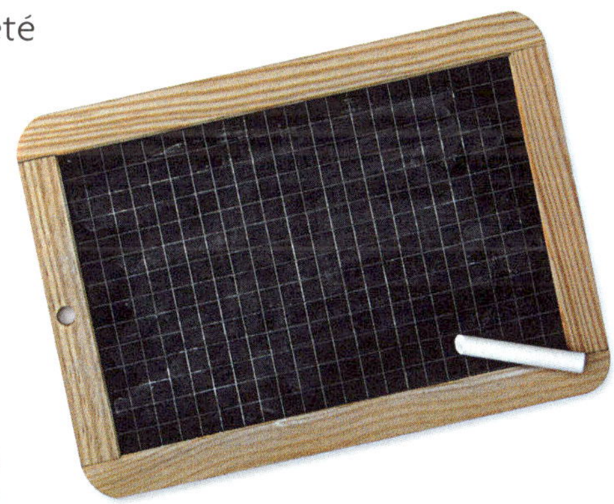

Pour les plus grands, également, l'anxiété est au rendez-vous : quel sera leur emploi du temps ? Quels profs auront-ils cette année ? Seront-ils dans la même classe que leurs meilleurs amis ? Autant d'incertitudes qui peuvent déclencher des angoisses se manifestant par des crises de mal au ventre, parfois des douleurs dans la vessie, des palpitations, des étouffements, des troubles du sommeil, une hyperexcitation, une irritabilité, des pleurs...

Alors que faire ? Pour les petits, il est important de reprendre une cadence plus proche du rythme scolaire. Au moins une semaine avant la rentrée des classes, commencez à les coucher plus tôt.

Et par voie interne ?

Si cela n'est pas suffisant, une tisane de **fleurs de passiflore** (*Passiflora incarnata*) le soir relaxe et détend. J'aime particulièrement lui associer des feuilles de mélisse (*Melissa officinalis*) qui augmentent les effets d'apaisement. En cas de risques d'insomnies, vous pouvez additionner des bractées de tilleul (*Tilia sylvestris*).

Massage relaxant

Un petit massage fait avec une huile contenant 10 % d'huile essentielle de lavande dans une huile végétale devrait le plus souvent régler le problème. Appliquez cette huile sur la nuque pour une pénétration ciblée sur le bulbe rachidien afin de permettre la détente psychique. Massez également le ventre pour le calmer et éviter de nourrir les déprimes.

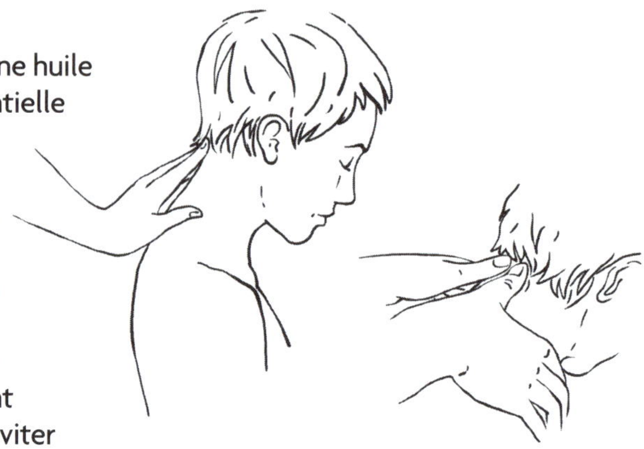

Rajoutez la racine de jasmin jaune de Caroline (*Gelsemium sempervirens*). Son action est si puissante qu'elle est prescrite sous une forme diluée et dynamisée telle que nous le propose l'homéopathie, à raison de 3 granules sous la langue et à la dilution 9 CH. La prise se fait dans la soirée, la semaine précédant la rentrée et le matin de la rentrée. Poursuivez ensuite matin et soir quelques jours si nécessaire ; pour les plus grands, à prendre la veille et le matin des interrogations délicates.

Plus simple encore, à la maison, vous pouvez aussi faire boire à votre enfant de l'**eau de fleur d'oranger**, en versant 1 c. à café ou à soupe en fonction du stress et de l'âge dans un verre de jus de pomme (bio sans sucre ajouté), qui est également un peu sédatif.

Enfin, évitez les sodas à base de caféine et autres excitants dont nos enfants raffolent mais qui, indirectement, augmentent leur anxiété et leur nervosité.

Halte aux poux

Avec la rentrée revient la crainte des petites bêtes dans les têtes.

En prévention

La première stratégie, c'est de faire en sorte que les poux ne s'installent pas dans les cheveux de nos enfants. Cela paraît évident mais encore faut-il savoir comment s'y prendre !

La **lavande**, encore elle, est idéale pour cela. Une pulvérisation sur le cuir chevelu, mais aussi sur les vêtements, tous les matins et tous les soirs et ces petites bêtes iront voir ailleurs.

Si, malgré tout, elles ont décidé de faire du camping dans la tête de votre chérubin, voici une solution avant de passer aux traitements insecticides puissants.

L'astuce rôti-mayonnaise ?

Il existe chez le pharmacien des shampoings antipoux aux huiles essentielles, faites un premier shampoing avec. Puis frictionnez les cheveux mouillés avec du vinaigre de cidre ou, mieux encore, du vinaigre dit « des quatre voleurs » (voir la recette, page suivante). Étalez ensuite – et ce n'est pas une blague ! – de la mayonnaise sur l'ensemble de la tête, sans radinerie. Une serviette par-dessus le tout et gardez votre petit-rôti-chéri-à-la-mayonnaise pendant quelques minutes (cela vaut le coup d'en profiter pour faire une photo !). Puis, enlevez le plus gros de cette mayonnaise et le reste à l'aide d'un peigne à poux. Les poux englués et étouffés se feront attraper tout simplement.

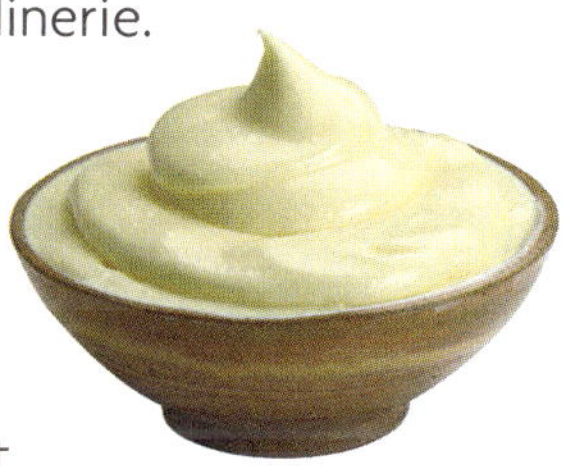

Un rinçage à l'eau claire, une dernière friction au vinaigre, un shampoing aux huiles essentielles, rincez, séchez, peignez à nouveau et laissez votre enfant partir jouer. Quand il racontera le lendemain à ses camarades de classe qu'il a joué au rôti-mayonnaise, il aura un franc succès.

Surveillance

Après ce traitement fait maison, continuez à surveiller de près la tête de votre enfant et pulvérisez de la lavande sur ses vêtements et ses cheveux matin et soir. Bien sûr, les draps et les taies d'oreiller doivent être lavés. Ensuite, frictionnez au vinaigre de cidre ou des quatre voleurs, avant chaque shampoing, pendant la semaine.

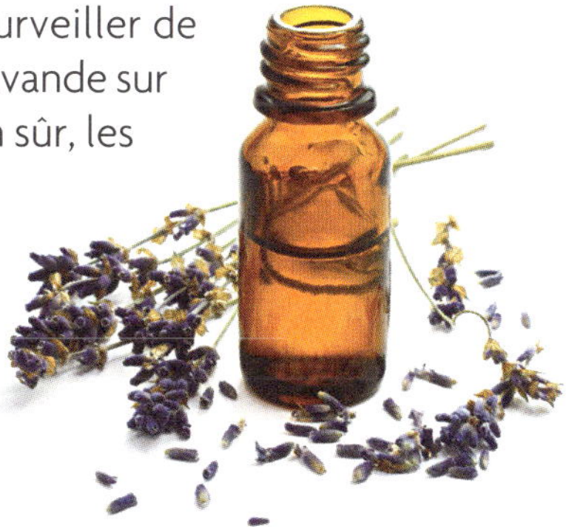

Recette du vinaigre des quatre voleurs

L'histoire est effrayante ! On raconte que quatre voleurs s'enduisaient de ce vinaigre au moment de dépouiller les morts de la peste. La solution miracle leur évitait la contamination. Jugés au tribunal, les quatre brigands ont échangé le secret de la formule contre leur grâce ; dans d'autres versions, ils ont négocié la recette contre une mort plus clémente.

Le vinaigre des quatre voleurs se trouve dans certaines pharmacies, mais aussi chez des esthéticiennes qui proposent des soins bio, ainsi que dans des boutiques de produits naturels.

Pour les curieux, mais aussi pour les apprentis pharmaciens qui souhaitent se mettre à l'exercice de la préparation (faites attention toutefois à l'exercice illégal de la pharmacie !), voici sa composition officielle. Il existe plusieurs variantes de la recette, je vous ai choisi, à titre didactique, celle de la 18e édition de l'ouvrage de Dorvault de 1945, véritable grimoire des pharmaciens[1].

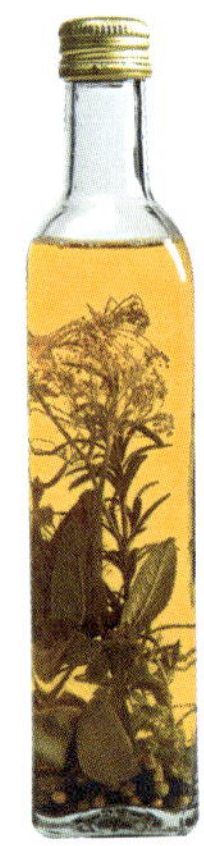

Ingrédients

- grande absinthe 40 g
- petite absinthe 40 g
- romarin 40 g
- sauge 40 g
- menthe 40 g
- rue 40 g
- lavande 40 g
- calamus 5 g
- cannelle 5 g
- girofle 5 g
- muscade 5 g
- ail 5 g
- camphre 10 g
- acide acétique cristallisé 40 g
- vinaigre blanc 2 500 g

Recette

Faites macérer l'ensemble pendant 10 jours à l'exception du camphre et de l'acide acétique, passez avec expression (en exerçant une pression sur les résidus), puis ajoutez le camphre dissous dans l'acide acétique. Filtrez.

Indication

Prévient les maladies contagieuses, on s'en frotte les mains et le visage, on en brûle dans les appartements pour assainir l'atmosphère, on en fait respirer aux personnes qui ont une syncope.

Tout un programme !

Attention, si votre vinaigre des quatre voleurs contient du camphre, ne l'utilisez pas chez l'enfant de moins de 6 ans. Il existe un risque de convulsions lié à la prise de camphre chez les jeunes enfants.

---

1. François-Laurent-Marie Dorvault, *L'Officine. Répertoire général de pharmacie pratique*, Vigot Frères, 1945, 18e édition.

Les petits bobos de la cour de récréation

Il se passe beaucoup de choses dans la cour de récréation et vous aurez sûrement l'occasion de remarquer, chez vos bambins, des petites traces de leurs prouesses ! Et parfois, bosses et écorchures sont au rendez-vous.

Comment désinfecter ?

Surtout, évitez les antiseptiques à base d'alcool sur les écorchures : ça fait mal et en plus ça abîme la peau saine ainsi que le fond de la plaie. *Idem* avec les solutions iodées bien qu'elles soient moins douloureuses.

Les plaies superficielles

Vous pouvez faire un lavage avec du sérum physiologique seul ou avec un mélange de 20 g de chlorure de magnésium dans 1 l de sérum physiologique ou d'eau stérile. Cette solution à 20 ‰ de chlorure de magnésium stimulera la cytophylaxie, c'est-à-dire la capacité des cellules à se défendre contre les germes. Ensuite, la meilleure stratégie pour ces plaies superficielles, c'est de tanner la peau avec des asséchants comme l'éosine qui est colorée en rouge, mais aussi l'hydrolat de tanin à 20 ‰ que vous préparera le pharmacien dans de l'eau stérile, avec des esters de tanin, et qui permet d'éviter les colorants. Laissez la plaie à l'air libre puis lavez-la au moins une fois par jour au savon doux pendant la douche, rincez-la abondamment et renouvelez le soin.

Les plaies modérément profondes

Si la plaie est un peu plus profonde, il conviendra d'aider à la repousse des chairs avant de pratiquer le tannage. Le soin naturel le mieux adapté dans ce cas est l'application de gel d'aloès (*Aloe vera*) sur la plaie, à changer tous les jours. Un pansement fait avec de l'argile en pâte (vendu en pharmacie), maintenu humide pendant 24 h, ou bien avec du miel (de romarin si l'on a le choix) pourra également faire l'affaire, mais attention, le miel peut être douloureux.

En cas de corps étranger dans la blessure

S'il y a des graviers ou d'autres corps étrangers dans la plaie que vous ne parvenez pas à retirer sans faire hurler votre enfant, le mieux est d'appliquer dessus un pansement fait avec de l'argile verte à maintenir humide pendant 12 h. Ce pansement doit être changé régulièrement, jusqu'à ce que la blessure devienne propre. Pensez également à laver la plaie avec de l'eau oxygénée qui aidera à l'expulsion des corps étrangers.

Quand j'étais petit, lorsque ma grand-mère mettait de l'eau oxygénée sur mes écorchures et que je pleurais parce que cela piquait un peu, elle me disait que chaque petite douleur correspondait à un microbe que le produit avait tué. Cela me rendait plus vaillant.

Les plaies sales

Si la blessure prend un aspect un peu sale, consultez un médecin, mais en attendant vous pouvez agir. Appliquez sur la plaie, en la maintenant humide, une spécialité préparée par votre pharmacien qui associe l'argile verte, l'aloès (*Aloe vera*) et des huiles essentielles de lavande (*lavandula officinalis*), romarin (*Rosmarinus officinalis*) et girofle (*Eugenia caryophyllata*). Il est très utile d'avoir dans sa pharmacie familiale cette préparation pour des tas de raisons que vous comprendrez au fil de ces lignes.

Mon ordonnance naturelle pour soulager une bosse

Dans la cour de récréation, il est courant que les enfants tombent et reviennent à la maison avec une bosse. Même si vous découvrez la bosse bien après le choc, n'hésitez pas à donner à votre enfant un apaisant :

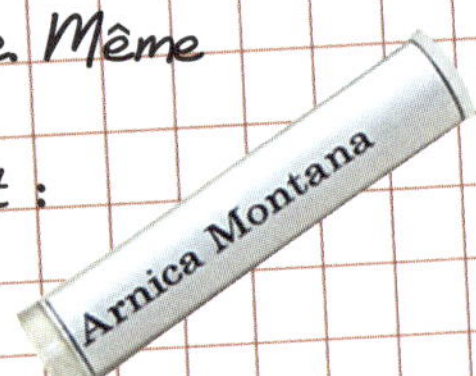

* arnica montana 9 CH, 5 granules matin et soir, pendant 3 à 5 jours et selon l'amplitude de la bosse
* appliquez directement sur la bosse un gel à base d'arnica montana (en vente chez votre pharmacien) sauf s'il y a une plaie
* enfin si la bosse est encore douloureuse, prenez quelques glaçons et mettez-les dans un gant humidifié avec de l'eau froide ou de l'eau de fleur d'oranger. Les glaçons ne doivent pas être en contact avec la peau, l'enfant tiendra lui-même son gant, fier de se prendre en charge et de gérer sa douleur.

Les épidémies infantiles de l'automne

Les enfants, surtout les plus petits, sont fortement sujets à de nombreuses maladies qu'on appelle d'ailleurs « maladies infantiles ». En effet, à cet âge, le système immunitaire n'est pas totalement achevé. C'est l'âge de sa mise en place. Rien n'est encore figé ! Et toutes ces petites infections ne sont que le reflet de la stimulation et de la finalisation de la maturation de ce système immunitaire.

Le développement de l'immunité

Pour rester simple, retenez que de 1 an à 7 ans environ pour les filles, et jusqu'à 9 ans pour les garçons, l'enfant est en phase de développement, sous la dépendance de deux axes hormonaux importants : celui de la croissance et celui dit « thyréotrope » (qui gère en particulier la thyroïde et le système lymphoïde, celui de l'immunité, en partenariat avec le thymus qui est une petite glande sous la thyroïde qui régresse avec l'âge et qu'on appelle le ris de veau chez les bovins). Jusqu'à l'âge de 4 ans, ce développement est purement métabolique, il deviendra par la suite tissulaire. En période métabolique, il y a une hypernutrition des tissus lymphoïdes (d'où les grosses amygdales, les végétations, les appendices qui flambent sous forme le plus souvent d'adénolymphite) et toutes les pathologies associées correspondant à la mise en place de l'immunité (otite, angine, rhinite, rhinopharyngite, bronchiolite). D'ailleurs, dans le langage populaire, on appelle les enfants de cet âge des « morveux ». À la fin de cette phase de développement, on entre en phase tissulaire. En quelque sorte, la taille de ces tissus va régresser en même temps qu'ils se perfectionnent. Vous comprenez maintenant pourquoi il ne faut pas enlever les amygdales ou les végétations à la moindre infection, car cela prive l'organisme de votre enfant d'un futur système de défense important !

L'entrée en collectivité

Ce développement physiologique coïncide souvent avec l'entrée en collectivité, pendant une période de l'année particulière : l'automne. C'est la phase d'adaptation par excellence et donc de sollicitation de l'immunité. À ce moment de l'année l'axe thyréotrope est impliqué. Tout cela explique que ce premier trimestre scolaire est aussi celui où les enfants tombent le plus souvent malades.

Ces « petites » maladies sont par ailleurs nécessaires au développement immunitaire de l'enfant, il faut donc qu'il les vive comme une sorte d'initiation, et dans la mesure du possible il faudra éviter de se substituer à l'organisme quand il est confronté à ce type d'agression. Bien évidemment, le recours au médecin est le plus souvent nécessaire. Mais n'oubliez pas l'adage de la Sécu. « Les antibiotiques, c'est pas automatique », de plus faites confiance à votre médecin s'il ne vous en prescrit pas !

Protéger son pancréas

L'alimentation est extrêmement importante pour combattre ces infections, protégez votre pancréas et vous éviterez ainsi de nourrir les germes. Faites en sorte que votre enfant ne mange pas trop de sucre, confiseries, gâteaux, chocolats et autres plaisirs de la sorte, leur consommation ne devant être qu'exceptionnelle. C'est aussi un bon moyen de leur apprendre à déguster ces petits plaisirs, car plus ils sont rares, plus on les apprécie !

Il est important qu'ils mangent suffisamment de fruits et surtout des fruits rouges à cette saison, que vous pourrez leur servir sous forme de smoothie par exemple. N'oubliez pas les kiwis, les oranges ou les mandarines. Enfin, habituez les à boire des tisanes préparées avec des feuilles de cassis qui sont loin d'être désagréables.

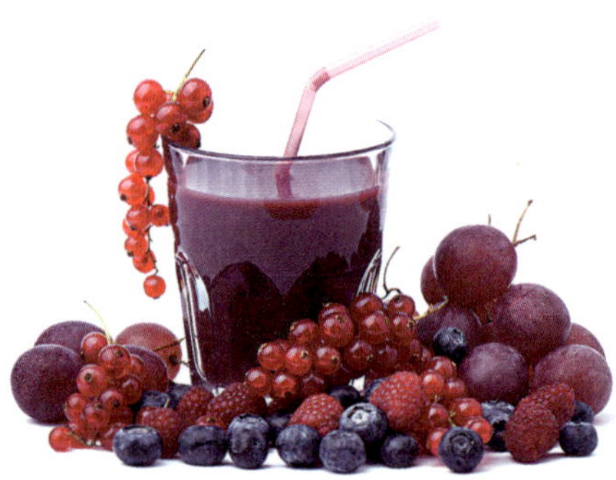

Un solide petit déjeuner pour booster les petits (et vous aussi ?)

Comme au printemps, attaquez la journée avec un porridge de flocons d'avoine pour son apport énergétique et en sels minéraux, ainsi que son soutien de la thyroïde. Idéal pour toute la famille. Vous constaterez que vous deviendrez rapidement un vrai cheval de course !

Considérez ce petit déjeuner comme un « starter » pour relancer l'organisme lorsqu'il commence à montrer des signes de faiblesses. C'est-à-dire quand la fatigue s'installe, quand la gorge se fragilise, que le nez commence à couler, mais aussi dès que tout le monde commence à être malade autour de vous !

Recette antifatigue au petit déjeuner

Préparez un porridge au petit déjeuner avec des flocons d'avoine dans du lait d'avoine.

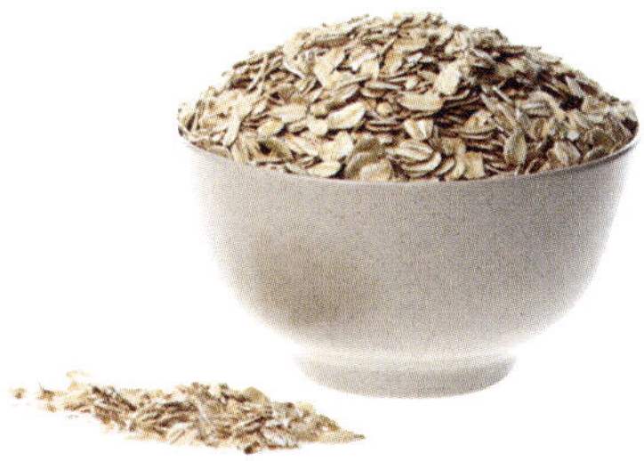

- 1 bol de lait d'avoine
- 3 c. à soupe de flocons d'avoine
- 1 c. à café de miel foncé (facultatif)

Mettez tous les ingrédients dans une casserole, faites frémir quelques minutes, le temps que cela forme une bouillie, puis servez.

Si vous le souhaitez, ajoutez en fin de cuisson des fruits secs (abricot, figue, banane), des amandes, noix, noisettes, mais aussi des graines de sésame ou de pavot.

Cette recette est à faire par petite cure de 3, 5 ou 10 jours maximum afin de ne pas perdre l'effet « starter ».

Ce mélange va stimuler votre thyroïde, ainsi que votre immunité et vos œstrogènes (hormones dites féminines). Ce sont les propriétés de l'avoine qui stimulent les œstrogènes. En substance, l'avoine agit sur les 3 acteurs clés du changement :

- la thyroïde ;
- la génitale par son apport en œstrogènes ;
- la surrénale par son action sur l'immunité.

Pour les hommes, les œstrogènes seront bénéfiques pour augmenter le volume musculaire, dans la mesure où la consommation sera passagère.

En plus, ce porridge régularisera votre transit et vous apportera de l'énergie pour la matinée.

À éviter toutefois en cas d'hyperthyroïdie (thyroïde hyperfonctionnelle), de maladie liée aux œstrogènes (cancer du sein, de l'utérus, endométriose) et de façon prolongée en cas de surpoids.

Les maux courants de l'automne

Rien de mieux que la médecine naturelle en matière de prévention et de soins primaires. Tous ces soins sont utilisables sans dangers en automédication, pour vous prémunir contre les coups de froid et lutter contre les infections virales et bactériennes saisonnières. Il est bien entendu que, face à toute aggravation, vous devez consulter votre médecin.

Affronter l'humidité et les coups de froid

Ces indications préventives ont pour objectif de renforcer les capacités anti-infectieuses et les facultés d'adaptation à son environnement de l'organisme en vue d'empêcher la maladie ou de la stopper au début de son évolution.

L'hygiène de vie est primordiale

Tout d'abord, sachez que votre organisme sera bien plus réactif dans ses défenses immunitaires si vous optez pour une hygiène de vie qui ne l'agresse pas !

Donc, pensez à avoir une alimentation équilibrée : consommez régulièrement des légumes et des fruits de saison, riches en vitamine C. Évitez autant que possible les sucres rapides et les aliments difficiles à digérer (fritures, plats en sauce, charcuterie grasse, ainsi que la plupart des produits laitiers). Cela permettra de ne pas surcharger les organes de la fonction digestive.

Faites un peu de sport en extérieur de façon régulière. Inutile de vous lancer dans des défis extraordinaires, une simple marche suffit si elle dure au moins 45 min.

Évitez de surchauffer votre intérieur. Cela entraîne un assèchement des muqueuses ORL et, du coup, les rend plus fragiles aux agressions que représentent les fortes variations de températures.

Si vous vivez en altitude, il faut redoubler de vigilance contre cet assèchement et placer des humidificateurs à proximité des radiateurs, dans lesquels vous pouvez rajouter des huiles essentielles de lavande, eucalyptus, thym.

Et surtout, n'oubliez pas d'aérer régulièrement les pièces.

Mon ordonnance naturelle dès les premiers coups de froid

Dès que vous sentez un refroidissement, les risques d'infection sont plus élevés et il est prudent de prendre très rapidement des mesures afin de stopper ce processus infectieux.

Huiles essentielles en urgence

Prenez immédiatement des préparations constituées d'un mélange d'huiles essentielles qui sont élaborées par des laboratoires (exemple de composition : menthe poivrée, cannelle, girofle, lavande et thym... demandez à votre pharmacien). Elles ont été conditionnées pour que vous puissiez les absorber sans difficulté, quel que soit le lieu où vous vous trouvez.

Citron chaud

Si vous voulez agir rapidement, et que vous êtes chez vous, un petit rappel : prenez 1 citron non traité coupé en 2, ajoutez 1 bâton de cannelle, dans 1 tasse et demie d'eau, faites bouillir 10 min, écrasez à la fourchette le citron dans l'eau de cuisson, filtrez et buvez le plus chaud possible comme un grog.
Si vous n'êtes pas à la maison, entrez dans le premier café sur votre chemin et demandez que l'on vous en prépare un. Dans un bar, ne vous attendez pas à ce que l'on applique cette recette, vous aurez droit à un jus de citron dans de l'eau chaude ; réclamez de la cannelle en poudre à mettre dedans.

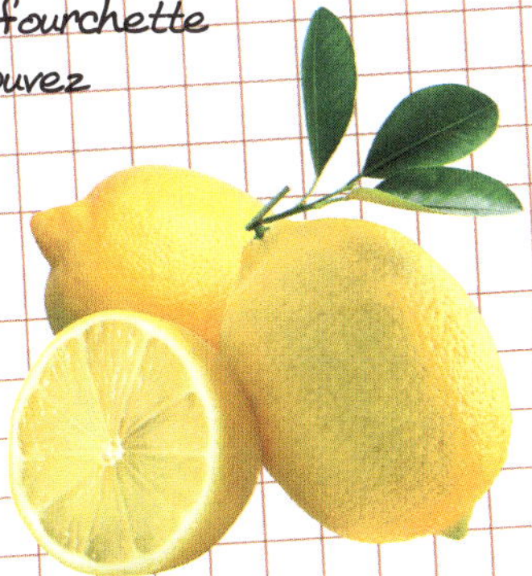

Vous commencez à vous sentir fébrile ?
Ajoutez dans le jus de citron, avant de le porter à ébullition, 3 à 5 clous de girofle ainsi qu'1 bonne pincée de thym. Si 1 seule tasse ne suffit pas à enrayer le refroidissement, prenez 2 à 3 tasses/jour pendant quelques jours.

Pensez également à faire une cure d'oligoéléments : argent et cuivre jusqu'à un maximum de 6 doses par jour de chacun d'eux.

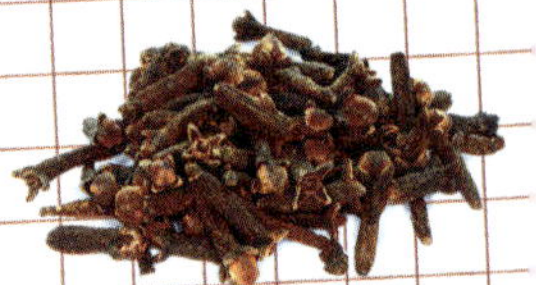

Changements de temps et migraines

Il vous arrive d'avoir des maux de tête à l'automne ? Ceux-ci peuvent être liés à deux phénomènes parfois conjoints, histoire de vous compliquer la vie. Pour soigner un bon mal de tête, encore faut-il savoir duquel on souffre précisément... Le mal de tête à l'automne peut être dû à un état congestif réactif des sinus, ou à une poussée de rhumatisme cervical.

L'état congestif réactif des sinus

Dans ce cas, vous pouvez avoir une douleur en barre au-dessus d'un œil et parfois au-dessus des deux yeux (mais étymologiquement il ne s'agit plus d'une migraine mais d'un mal de tête), parfois pulsatile. Cela traduit la congestion qui se met en place dans le sinus en réaction au froid, à l'humidité, au vent, aux poussières. Cette congestion peut ensuite se surinfecter et devenir alors purulente et fébrile (écoulement verdâtre, température).

Le plus souvent, seule la migraine se manifeste.

Sinus et vésicule biliaire

Pour se soigner, il faut bien cibler la vraie cause et donc avant tout comprendre comment ça marche. Pour expliquer simplement, disons que les sinus sont liés dans leur fonctionnement neurovégétatif à celui de la vésicule biliaire. À chaque fois que la vésicule biliaire se vidange, les sinus se vidangent également.

La vésicule peut se congestionner sans que cela n'entraîne trop de désagréments car elle est entourée d'organes mous. Par contre le sinus, lui, est dans une boîte dure et s'il se congestionne rapidement, il devient inflammatoire du fait de sa difficulté à l'expansion et ainsi est vite douloureux et pulsatile. Par ailleurs, lorsque la vésicule a des difficultés à se vidanger, cela entraîne des décharges de sérotonine. Celles-ci ont une action spasmodique sur les vaisseaux, ce qui amplifie alors la douleur pulsatile.

Soigner la migraine

La stratégie consiste alors à soulager la vésicule : de façon indirecte on améliorera le(s) sinus et donc la migraine. Vous voyez en réalité qu'on va agir sur un organe auquel personne ne pense en cas de migraine.

Le radis noir (*Raphanus niger*) en solution aqueuse est la meilleure plante pour cela. Procurez-vous chez votre pharmacien des spécialités sous forme d'ampoules. En cas de douleur aiguë, vous pouvez prendre 2 ampoules 3 fois par jour, pendant 1 à 3 jours et, si nécessaire, terminez par une petite cure de 5 jours avec 1 ampoule par jour en apéritif dans le jus d'1 citron.

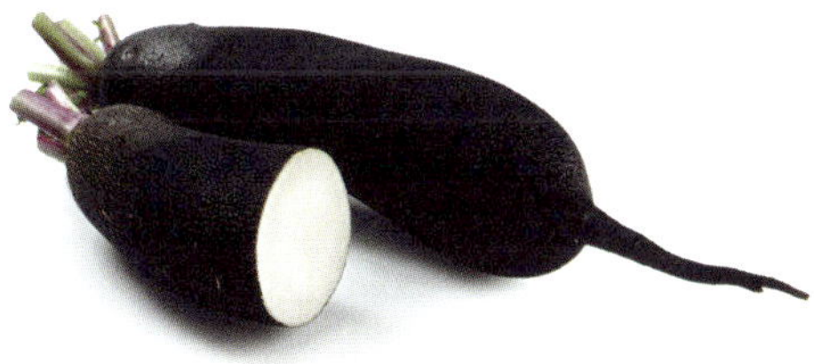

Attention, si vous avez des calculs (pierres) dans la vésicule, évitez le radis noir. Son action est tellement puissante que vous risquez d'entraîner une migration d'un calcul puis éventuellement une colique hépatique et ça, c'est loin d'être confortable !

À part ce souci de taille je sens, chers patients, que vous n'allez pas m'aimer... En effet l'odeur et le goût des ampoules de radis noir ne sont pas agréables, car ce légume est riche en soufre qui, comme par hasard, est génial pour les sinus (on ne peut pas tout avoir). Heureusement, lorsque les sinus sont congestionnés, on a très peu d'odorat. Mais votre entourage risque de se plaindre car cette odeur peut embaumer toute la cuisine. Enfin, pour arranger le tout, cela donne des gaz guère plus plaisants à l'odorat. Heureusement, le résultat sur les maux de tête vaut le coup.

La **primevère** (*Primula officinalis*) est aussi particulièrement recommandée pour les sinus inflammatoires. Vous pouvez l'associer au radis noir ou la prendre seule, en vous la procurant sous forme de fleurs sèches chez votre pharmacien en tisane et en boire 3 tasses par jour. Elle existe également sous forme de teinture mère. Dans ce cas prenez 25 gouttes, 3 fois par jour.

L'**euphraise** (*Euphrasia officinalis*), sous les mêmes formes, et aux mêmes doses, est à prendre en cas de surinfection. On peut l'associer systématiquement à la primevère sans problème.

L'arthrose cervicale

La deuxième cause de migraines liées à l'humidité est l'arthrose cervicale. Cette migraine n'a pas le même territoire d'expression. Elle est mécanique et résulte de la compression d'un nerf, au niveau de la nuque. La douleur s'exprime alors dans tout le trajet du nerf en souffrance : elle part donc de l'arrière du crâne, passe derrière l'oreille, puis remonte vers l'avant de la tête (on appelle cette zone la zone pariétale), pour terminer au niveau du front. On dit que la douleur est en hémicasque. Pour soigner cette sensation désagréable, il faut avant tout s'occuper de l'arthrose cervicale et des tensions musculaires qui y sont associées et qui amplifient la douleur. Pour cela, massez votre nuque avec une huile contenant 10 % d'huile essentielle de **lavande** (*Lavandula officinalis*) dans de l'huile végétale d'**arnica** (*Arnica montana*). Vous obtiendrez de façon empirique ce mélange en mettant 2 à 3 gouttes d'huiles essentielles dans de l'huile d'arnica, versée au préalable dans le creux de la main. Afin d'augmenter l'effet antalgique arthrosique, vous pouvez y associer 1 à 2 gouttes d'huile végétale de **gingembre** (*Zingiber officinale*) ou de l'huile essentielle de **genièvre** (*Juniperus communis*). Buvez du jus de bouleau, à raison de 2 c. à soupe par jour pendant 5 à 20 jours. Enfin, si vous êtes un grand arthrosique, n'oubliez pas de faire à l'entrée dans l'automne une cure de citron (voir p. 94).

Rhumatismes, nos vieilles douleurs

Arthrose, rhumatismes, nos chères « vieilles douleurs », nos compagnes de souffrance...

Liées à l'arrivée de l'humidité, elles se réveillent avec les différences de pression atmosphérique. Pour expliquer simplement, nous dirons que le rhumatisme est une conséquence de la dégénérescence des articulations. Une multitude de plantes sont efficaces, mais je ne vais pas vous en proposer une longue liste.

Je vais me contenter de vous présenter ce que vous trouverez le plus souvent à la maison, chez l'épicier ou enfin chez le pharmacien pour palier aux petites difficultés passagères. Bien entendu, devant toute inquiétude de votre part sur une douleur inhabituelle, il faut consulter votre médecin, ou prendre avis auprès de votre pharmacien.

Pour commencer, pensez à la cure de citron (voir p. 94) et à la sève de bouleau (voir p. 59). Une cure importante qui ne s'entreprend qu'à l'automne est à faire pour les rhumatisants chroniques : la cure de raisin (voir p. 201).

Lorsque vous avez peu d'articulations en souffrance, ou s'il y en a une ou deux qui présentent une forme localisée très algique et inflammatoire, pensez à poser dessus des cataplasmes d'argile verte à garder humide pendant 20 min à 1 h. Vous pouvez également faire des cataplasmes avec une feuille de chou à appliquer par exemple pendant toute la nuit.

Cataplasme à la feuille de chou contre les rhumatismes

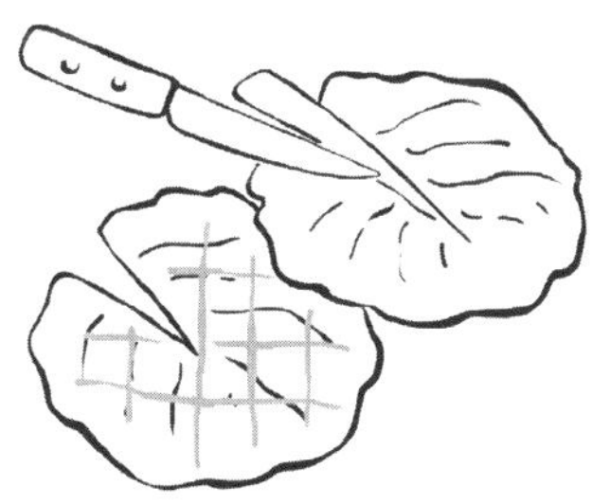

Achetez au marché un chou vert de préférence, appelé chou pommé. Les autres variétés sont également efficaces sauf que le contact avec la peau est moins bon avec le frisé et que le chou rouge tache terriblement.

Prenez une belle feuille (évitez les feuilles extérieures qui sont plus vieilles, plus dures et parfois souillées). Lavez-la à l'eau claire.

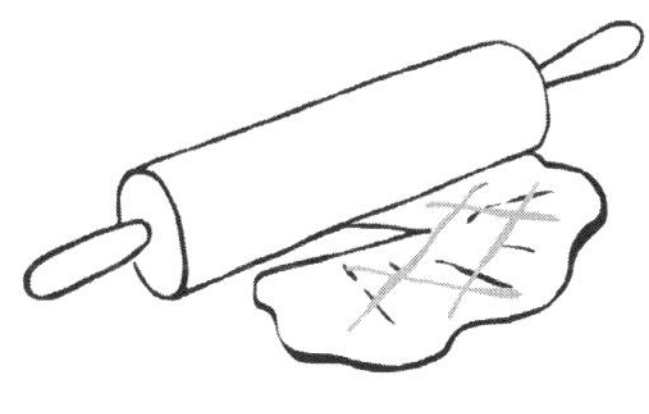

Enlevez sa côte, puis à l'aide d'une pointe de couteau scarifiez toute la feuille.

Enfin, écrasez-la en douceur à l'aide d'un rouleau à pâtisserie afin de favoriser l'extraction des sucs.

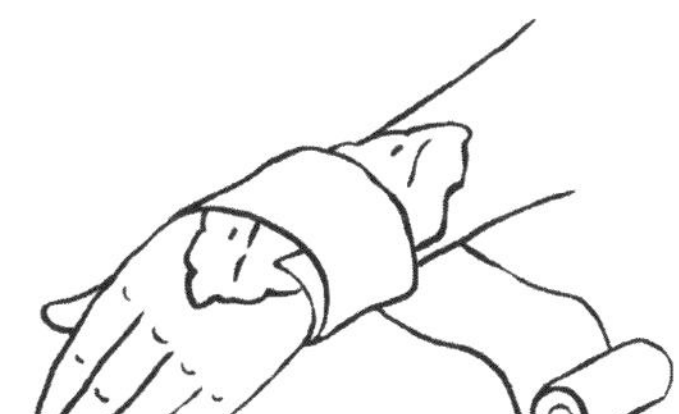

Appliquez directement la feuille sur l'articulation douloureuse et mettez un bandage.

Grâce à la feuille de chou, j'ai sauvé les vacances de ski de mon père. En effet, une forte poussée douloureuse articulaire, au tout début de son séjour, l'empêchait de pratiquer son sport favori. Étant dans un village-club, nous avons sollicité le cuisinier qui s'est montré compréhensif. Ce dernier nous a dépannés avec ce qu'il avait sous la main : du chou rouge ! Le résultat a été spectaculaire, d'ailleurs, dès le lendemain, mon père a pu rechausser ses skis. En revanche, à la fin du séjour sa peau était colorée et toutes ses chaussettes tachées...

Pour rester dans le soin local, de façon un peu plus sophistiquée, vous pouvez utiliser des huiles essentielles de **lavande** (*Lavandula officinalis*), de **gingembre** (*Zingiber officinalis*) et, si la douleur est trop vive, ajoutez-y de la **gaulthérie** (*Gaulteria procumbens*). Évidemment, vous avez bien compris qu'il ne faut pas utiliser ces huiles essentielles pures directement sur la peau. Vous pouvez donc prendre comme transporteur de l'huile d'arnica, mais si vous avez de l'huile de noisette ou de raisin dans la cuisine, celles-ci feront très bien l'affaire. À défaut, l'huile d'olive peut aussi être utilisée. Mettez de l'huile végétale dans le creux de la main et ajoutez-y 1 goutte de chaque huile essentielle. Masser ensuite l'articulation afin de soulager vos souffrances rhumatismales.

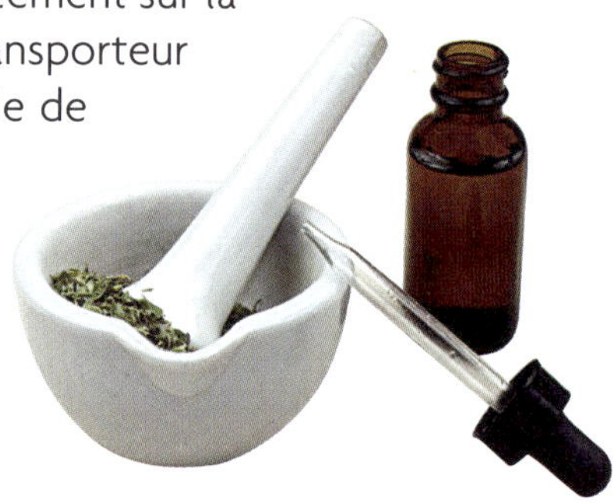

L'alimentation en cas de rhumatismes

Pensez à privilégier une alimentation adaptée à cette pathologie tout au long de l'année. N'alourdissez pas le travail du pancréas, du foie, et du tube digestif et donc évitez les graisses cuites, les plats en sauce, les produits laitiers et la farine de blé.

Consommez de la soupe d'ortie (voir p. 79), mais aussi de la soupe de cresson, mangez des salades de pissenlits, assaisonnez-les d'huile de noisette, et remplacez le vinaigre par du jus de citron. Ail, oignon, persil, romarin, genièvre (les petits grains noirs dans la choucroute) et tous les types de radis sont les bienvenus dans votre assiette. Buvez régulièrement des jus de cassis, myrtilles, pommes, groseilles, mûres, framboises et raisins, mais aussi du jus d'argousier que l'on trouve en boutique diététique et en pharmacie. Vous pouvez boire de la chicorée ou encore en manger en salade. Régalez-vous d'huîtres et surtout buvez leur eau de mer afin de faire le plein d'oligoéléments (sauf si vous avez de l'hypertension difficilement régulée).

Le débat sur les produits laitiers

En prônant l'éviction des produits laitiers, je suis certain de faire bondir certaines personnes. Le discours médiatique à ce sujet est tellement important qu'il est difficile d'apporter une approche différente. Et pourtant, la clinique est là pour témoigner. Le nombre de rhumatisants qui se présentent à ma consultation, avec l'habitude de consommer 5 produits laitiers par jour, pratique conseillée de façon presque obligatoire par leur rhumatologue, et qui voient leurs douleurs fortement régresser ou disparaître après un régime d'éviction complet de 15 jours, est surprenant. Alors faites l'essai et vous verrez bien.
Pas de problème pour le calcium, une alimentation riche et variée comme vous la découvrez tout au long de ce livre est suffisante pour vos besoins et surtout pour aider votre calcium à se fixer dans l'os et pas ailleurs.

Pour la petite anecdote, je suis issu d'une lignée d'ostréiculteurs et je me rappelle que, dans mon enfance, ma grand-mère gardait toujours l'eau qui restait du plat dans lequel avaient été servies les huîtres. Elle la filtrait, ajoutait un filet de citron, et la faisait boire aux petits enfants pour les fortifier.

Les tisanes antirhumatismales

Les femmes qui ne souffrent pas de dérèglements hormonaux peuvent boire des tisanes de sauge (*Salvia officinalis)* qui sont interdites aux hommes. Ces derniers peuvent prendre des infusions de gingembre (*Zingiber officinale*) qui convient aux hommes et aux femmes. Le soir, préparez des tisanes de romarin (*Rosmarinus officinalis*), et toute la journée buvez des tisanes de feuilles d'eucalyptus (*Eucalyptus globulus*) et de cassis (*Ribes nigrum*). Ces deux dernières vous protégeront aussi des affections ORL de l'hiver. Enfin, devant des douleurs un peu plus vives, utilisez les fleurs de reine-des-prés (*Spiraea ulmaria*) comme les feuilles de saule blanc (*Salix alba*). Ces deux dernières plantes sont des précurseurs de l'aspirine.

L'huile de térébenthine

L'adjonction d'huile de térébenthine médicinale est aussi d'un grand secours. Cette huile, qu'on appelle « l'huile de Haarlem », est une recette néerlandaise. Pour la petite histoire, les Néerlandais, afin de lutter contre l'invasion de leurs côtes par la mer, ont construit des digues, mais aussi des moulins afin de pomper en permanence l'eau et la rejeter dans l'océan. Ayant à leur disposition une force motrice importante (grâce aux moulins), ils ont été les premiers à inventer la scie industrielle. Cela leur a permis de construire de nombreux bateaux avec un arbre (le pin) qui produit l'huile de térébenthine. Associée au soufre, l'huile de térébenthine forme la fameuse « huile de Haarlem » créée en 1696, que les marins néerlandais utilisaient comme panacée. Elle les protégeait du scorbut et fait partie de leur patrimoine. Elle est aujourd'hui commercialisée sous forme de capsules, c'est plus agréable qu'à l'époque, même si certains ont du mal avec son goût qui peut remonter dans la gorge.

Recette de la soupe de cresson antirhumatismale

Préparation : 20 min

Cuisson : 40 à 45 min

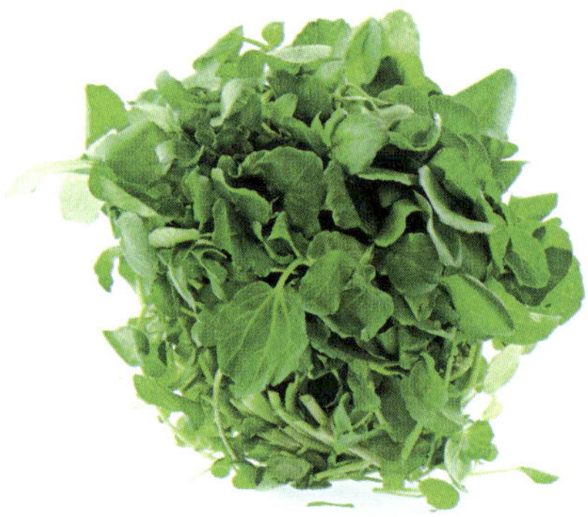

Ingrédients pour 4

- 1 botte de cresson
- 3 pommes de terre moyennes
- 1 échalote
- 1 branche de thym
- 1 c. à soupe d'huile d'olive
- 1 bouillon cube bio de légumes
- 1 l d'eau (ou plus selon la quantité de cresson)

Préparation

Lavez soigneusement le cresson et enlevez les trop grosses tiges.

Épluchez les pommes de terre, détaillez-les en cubes.

Dans une grande casserole, mettez l'huile d'olive à chauffer. Lorsqu'elle est bien chaude, ajoutez le cresson, les pommes de terre, l'échalote hachée grossièrement et le thym.

Laissez le cresson ramollir puis ajoutez l'eau et le bouillon cube.

Il faut que l'eau recouvre les légumes d'au moins 2 doigts.

Arrêtez la cuisson lorsque les pommes de terre sont très tendres et s'écrasent avec une cuillère en bois.

Une fois la préparation tiédie, mettez de côté un peu de bouillon.

Mixez les légumes et rajoutez le bouillon mis de côté, pour obtenir la consistance désirée.

Enfin, pour poursuivre une prise en charge naturelle des rhumatismes, pensez à demander à votre médecin la prescription d'une cure thermale. Des études ont démontré que les patients qui souffraient de rhumatismes et qui faisaient des cures consommaient moins de médicaments dans les 6 mois suivants.

Casser la voix

Si vous ne pouvez plus chanter sous la douche, ou simplement crier après les enfants, c'est que vous avez une inflammation des cordes vocales. Lorsque cela persiste, il vaut mieux consulter un médecin afin de s'assurer que vous ne souffrez pas d'une maladie chronique sur les cordes vocales, notamment si vous êtes fumeur. Mais, le plus souvent, il s'agit d'un épisode passager fréquent à l'automne. Ce symptôme est d'autant plus important que la météo fait des caprices et qu'elle hésite encore entre l'été et l'hiver, si bien que dans la même semaine vous pouvez avoir plus de 10 degrés d'écart. Maintenant, vous savez que la thyroïde et son axe de régulation sont impliqués. Mais ils ne sont pas les seuls. L'inflammation des cordes vocales est aussi due à des difficultés à l'adaptation au stress (et là je fais très simple) : c'est-à-dire à des sursollicitations de tout ce qui gère la surrénale, que cette sursollicitation soit seulement liée à votre environnement climatique, mais aussi à votre environnement personnel, professionnel, familial ou autre. Et, vous savez comme moi, qu'à tous ces points de vue, la rentrée est souvent un moment de challenge qu'il faut affronter... et qui nous laisse parfois sans voix.

Maintenant que vous connaissez les grandes lignes du problème, comment le prévenir naturellement, surtout si vous devez animer une conférence ?

Le saviez-vous ?

Le nom de la molécule de l'aspirine, acétyle salicylique, provient pour « sali » de salix ; le nom « aspirine » provient du nom latin de la reine-des-prés : le « spir » qui découle de spiraea plus un « a » devant car il y a eu une acétylation du précurseur de l'aspirine. Le premier nom était « aspirin » mais à l'après-guerre on a ajouté un « e » final pour faire plus américain, plus « in ».

Soigner sa voix cassée

Avant chaque représentation, préparez-vous une décoction de citron avec de la cannelle et buvez aussi chaud que possible, mais pas brûlant. C'est la même recette que pour la prévention des coups de froid (voir p. 173).

Ayez toujours sur vous des pastilles à base d'eucalyptus, c'est très symptomatique mais cela vous aidera beaucoup.

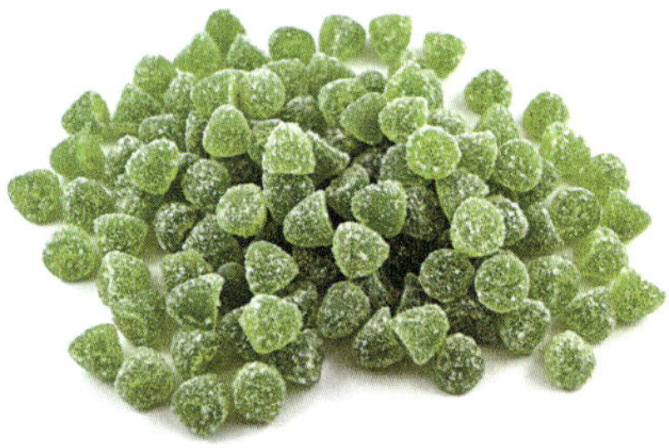

Enfin, lorsque vous vous sentez fragile de la gorge, pensez à vous faire un porridge de flocons d'avoine dans du lait d'avoine le matin, à boire des jus de fruits rouges ou des infusions de feuilles de cassis (*Ribes nigrum*). Si vous êtes plus avancé dans la maladie, vous pourrez également rajouter des feuilles de ronce (*Rubus fruticosus*) et des fleurs de mauve (*Malva sylvestris*).

Le matin, prenez le temps d'avaler 1 c. à soupe de jus d'argousier et 1 c. à café d'huile de germe de blé. Enfin, faites une petite cure d'oligoéléments de bismuth pendant 1 semaine.

La grippe : les protections naturelles

C'est une question de terrain ?

Si vous faites entrer une personne grippée dans une pièce close de 10 personnes, vous constaterez avec surprise que, par exemple, 7 d'entre elles développeront la grippe et 3 ne présenteront aucun signe. Et sur les 7 premières personnes, vous en aurez peut-être 1 seule qui développera une forme aggravée (et encore !), alors que les autres iront du simple frisson à la grande fièvre, de la simple courbature de 24 h à une immobilisation au lit pour 8 jours, du simple éternuement au catarrhe occulo-nasal, transformant le nez du malade en fontaine. Alors, pourquoi autant de disparité ? Simplement parce que chacun a un mode de fonctionnement qui lui est propre. L'idéal est donc de faire en sorte de se rapprocher le plus possible de celui des 3 qui n'ont pas développé la grippe, bien qu'ils aient été de la même façon que les 7 autres en contact avec le virus.

Sachez que si l'on meurt de la grippe aujourd'hui, c'est avant tout de déshydratation, et parce qu'on a de très mauvaises défenses immunitaires. Les petits enfants et les grands vieillards se déshydratent très facilement et sont plus fragiles. Pour ces derniers, c'est également parce qu'ils sont le plus souvent dénutris en protéines et qu'ils ont une activité immunitaire plus faible. Les petits enfants sont également fragilisés non pas parce qu'ils présentent des dénutritions protéiques (ce serait grave à cet âge où l'on construit sa structure), mais surtout parce que leur système immunitaire est encore immature.

Comment se protéger de la grippe ?

Tout d'abord, une bonne hygiène de vie permet à l'organisme d'être à l'optimum (voir p. 172). Évitez une alimentation trop sucrée, trop grasse. Mangez des fruits et des légumes tous les jours et au moins 3 poissons par semaine. Consommez des graines germées, en particulier des graines de blé, riches en sélénium, vitamines B et E et qui stimuleront vos défenses. Évitez l'alcool en excès, le tabac et les pollutions atmosphériques (notamment à la maison les aérosols de parfum de synthèse).

Prenez régulièrement le matin de la vitamine C naturelle, comme celle que l'on trouve en grande quantité dans le jus d'argousier, mangez un grand bol de salade de fruits au petit déjeuner, enrichi avec des fruits rouges.

Si la grippe vous rattrape, agissez vite

Dès les premiers symptômes, ayez les bons réflexes !

Diluez 1 sachet de 20 g de chlorure de magnésium dans 1 l d'eau, la moins minéralisée possible. Buvez 3 verres de ce mélange, ainsi vous aiderez l'organisme à lutter contre la fièvre. Mon conseil : ayez toujours 1 sachet de chlorure de magnésium à la maison, ça ne prend pas de place, ça ne coûte pas cher et ça peut vous rendre de grands services.

Un deuxième réflexe à avoir, c'est de **respecter la fièvre**, qui permet de tuer le virus.

Préparez une infusion d'1 l à boire tout au long de la journée de feuilles de cassis (*Ribes nigrum*) et de feuilles d'aigremoine (*Agrimonia eupatoria*) avec un morceau de gingembre (*Zingiber officinale*). L'aigremoine est une plante antivirale qui possède de nombreuses autres propriétés très intéressantes pour lutter contre la grippe, mais en son absence une branche de thym (*Thymus vulgaris*) pourra faire l'affaire. Vous pouvez également rajouter le jus d'1 citron.

Le malade grippé doit garder la chambre dans laquelle on diffuse des huiles essentielles d'eucalyptus (*Eucalyptus globulus*) et de lavande (*Lavandula officinalis*). Mettez également sur l'oreiller et le pyjama des gouttes d'huiles essentielles de ravintsara (nom malgache) – qui est issue des feuilles du camphrier du Japon (*Cinnamomum camphora*). Cela dégage les voies aériennes, aide à lutter contre le virus, et calme les courbatures et la toux.

Un bain pour faire baisser la fièvre

Diluez quelques gouttes de ravintsara associées avec la lavande (*Lavandula officinalis*) mais aussi avec le cyprès (*Cupressus sempervirens*) dans 1 verre de lait entier de préférence ou demi-écrémé, afin de les mélanger dans un bain à la température du corps du malade. Ainsi le malade ne sera pas choqué par la différence de température. Au cours de ce bain ajoutez, petit à petit, de l'eau froide afin d'en abaisser la température jusqu'à 37 °C.

Recette de la salade de fruits du matin en période de froid ou d'épidémie de grippe

Prenez des fruits de saison, coupez-les en gros morceaux (afin d'en limiter l'oxydation), ajoutez autant de fruits rouges surgelés (myrtilles, cassis, framboises). Recouvrez l'ensemble d'un jus d'agrumes fait maison (orange, citron, pamplemousse, et pour les courageux mandarine ou clémentine), et saupoudrez le tout de cannelle.

Le jus d'agrumes limite l'oxydation des fruits, quant à la cannelle, elle empêche le développement des champignons et des bactéries, elle est donc un merveilleux conservateur.

Ainsi vous pouvez conserver votre salade de fruits pendant au moins 4 jours au réfrigérateur. C'est pratique car le matin il suffit d'ouvrir le frigo, de se servir une louche de salade de fruits dans un bol, et voilà : on n'a plus qu'à manger et cela prend 15 secondes ! En plus cette salade vous permet de faire le plein de vitamine C, de tonifier l'organisme avec la cannelle qui stimule nos défenses naturelles et draine notre organisme. On est alors plus résistant contre les virus en général, et contre la grippe en particulier.

Mon conseil pour la température

Il est important de contrôler la température et de comprendre que son élévation est physiologique. En effet, elle lutte contre le développement des bactéries et des virus. Jusqu'à 38,5 °C, elle doit être surveillée et, contrairement aux idées reçues, mieux vaut éviter de prendre des médicaments comme le paracétamol ou l'aspirine, par exemple, qui sont à réserver pour des situations plus graves (pour lesquelles vous devriez avoir consulté votre médecin).

Pour la petite histoire, Pasteur a démontré, chez les lapins, que la charge virale était beaucoup plus importante dans les poumons des lapins ayant eu concomitammentà l'injection d'un agent infectieux, une injection d'un produit antipyrétique (qui fait baisser la fièvre). Pensez-y avant de vous jeter sur la boîte de comprimés !

En cas de grippe, l'alimentation est essentiellement hydrique (soupe, bouillon, jus de fruits), tant que le malade est abattu. Introduisez du solide progressivement, dès qu'il ira mieux, les légumes et les fruits, enfin le riz et le poisson bouilli, comme pour toute infection : maintenant vous connaissez la recette...

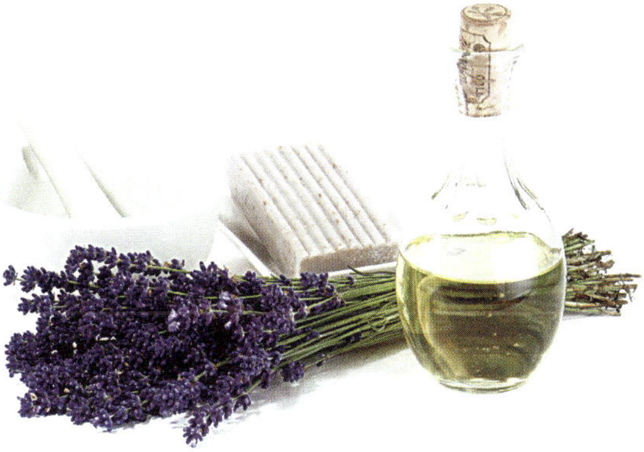

Bonnes résolutions de la rentrée

Comme au début d'une nouvelle année, la rentrée est le bon moment pour prendre de bonnes résolutions et s'y tenir. C'est le moment d'organiser l'année à venir. En effet, même si vous n'avez pas d'enfants, l'année scolaire rythme bien des calendriers.

Mon poids et l'automne

Avec l'automne, notre corps rentre dans une dynamique de prise de poids pour lutter contre les affres du froid. Souvent, on se met en situation pré-automnale très tôt, dès le mois d'août. Pourtant, nous ne sommes plus au Paléolithique et nous n'avons plus besoin de ce gras comme barrière de protection contre le froid et la disette. Aujourd'hui, nous vivons dans l'opulence alimentaire, avec des vêtements adaptés et dans des espaces chauffés. Donc, attention, tout excès sera stocké !

Ce moment de la fin de l'été et du début de l'automne étant celui de la récolte du raisin, c'est la période idéale pour faire la cure de raisin (voir p. 201). Ainsi votre organisme pourra évacuer les stocks inutiles de graisses et faire une opération « reset », avant de recommencer le programme d'adaptation d'entrée dans la période de froid.

Que vous fassiez ou non la cure de raisin, l'objectif principal dans cette période est d'avoir un poids stable. Il est inutile d'entreprendre un véritable régime (trop agressif). Cependant, ne vous laissez pas aller à grossir, car à cette saison la prise de poids s'amplifie. Ce risque est d'autant plus grand que vous avez fait des efforts excessifs pour affiner votre silhouette les mois précédents. Pour certains, la si redoutée « épreuve du maillot de bain sur la plage » vous a soumis, sans aucun respect de votre physiologie, à un régime drastique, ce qui a fait que votre organisme s'est senti comme votre banquier : à découvert. Ainsi, dès les premiers apports, le banquier (organisme) prend ses agios (graisse) et augmente donc le volume de vos bourrelets ! Et hop, c'est parti pour faire le yo-yo tout au long de l'année, jusqu'à l'épuisement des régulations et une prise de poids inexorable.

Donc, à l'automne, un seul objectif à se fixer : ne pas prendre 1 kg de plus ! Et cela, jusqu'à la fin de l'hiver.

Prendre soin de soi

Dans cette période où se manifeste fréquemment une baisse de tonus et de moral, prenez de bonnes habitudes. En effet, avec l'automne, le corps s'affaiblit fonctionnellement de plus en plus. Il accumule des matières grasses et énergétiques inutiles à l'intérieur des organes et des cellules. L'organisme humain se retrouve vite dans une sorte de léthargie, dans un état de faiblesse physiologique et psychologique. Alors, prenez les devants, c'est le moment de tester de nouvelles activités physiques qui maintiennent un bon équilibre à l'intérieur de votre corps.

Bougez-vous ! Pratiquez l'activité physique régulière de votre choix. Les étirements, qui permettent un travail profond sur les articulations et la colonne vertébrale, sont à privilégier car ils ont une vraie incidence sur notre système hormonal.

Une simple série d'exercices (par exemple, un footing de 30 min) active certains systèmes endocriniens pour maintenir l'homéostasie de l'organisme. Par ailleurs, les effets sur les fonctions endocrines ne s'arrêtent pas avec l'arrêt de l'exercice mais se prolongent pendant la phase de récupération. C'est bon pour le moral, car au bout de 15 à 30 min d'efforts soutenus, des hormones appelées endorphines sont libérées dans l'organisme et provoquent des pensées positives et un état euphorique.

L'ensemble des chercheurs s'accordent pour conseiller la pratique de 20 min de sport à intensité moyenne, 3 fois par semaine. Cette pratique régulière permet d'obtenir un effet durable sur la partie du cerveau qui module l'humeur. En plus, faire de la gymnastique assure un fonctionnement harmonieux du cœur en augmentant le débit sanguin dans l'ensemble du corps. Cela prévient des affections cardio-vasculaires, entretient la souplesse de tous les muscles des membres mais aussi du dos. On se sent plus en forme et à l'aise dans son corps. Cela est aussi bon pour l'immunité, la prévention de la vieillesse et ce n'est pas si compliqué : un minimum de 10 min d'affilée, plusieurs fois par jour, est nécessaire pour des bienfaits à long terme. Alors, un seul conseil : pratiquez dès que vous le pouvez des activités courtes. Monter l'escalier à pied, jouer avec les enfants, privilégier la marche à pied dans ses déplacements quotidiens, jardiner, etc. demeurent efficaces pour des avantages à courts termes (la souplesse, le renforcement de la musculature...).

Après l'effort, le réconfort

Ce n'est pas parce qu'on rentre dans une dynamique de projets et de mouvements à l'automne qu'il faut en oublier son propre corps. Celui-ci, après le repos bien mérité de l'été, se retrouve très rapidement confronté au stress du quotidien, aux nouveaux challenges. Ne pas lui accorder des moments de restructuration, c'est le fragiliser et s'attendre ensuite à passer un mauvais hiver. La prévention passe par là.

Que ce soit une séance de massage, un hammam ou un sauna, mais aussi une soirée au théâtre ou au cinéma, ou encore un dîner en tête à tête avec l'être cher, il est important de prendre soin de soi et parfois d'être un tout petit peu égoïste, cela permet ensuite d'être plus disponible pour les autres et pour les projets.

Profitez de ces moments pour boire une tisane relaxante et agréable. Vous pouvez goûter la feuille de mélisse, la fleur d'oranger, les pétales de rose, la lavande et, si vous êtes très stressé, la passiflore est très bénéfique.

La passiflore vous aide à trouver le sommeil

L'effet de la passiflore sur le système nerveux est connu depuis les Aztèques. C'est un véritable trésor pour calmer les angoisses, réduire les palpitations, agir sur les spasmes et faciliter le sommeil sans être pour autant hypnotique ou sédatif.

Excellent anxiolytique, la passiflore facilite la libération d'endorphines qui procurent une sensation de bien-être et de relaxation. Associée à de la valériane (*Valeriana officinalis*), le sommeil peut être encore plus profond car la passiflore va amplifier les effets sédatifs et hypnotiques de la valériane, comme elle le fait avec toutes les plantes sédatives. C'est pour cette raison que vous trouverez souvent de la passiflore dans les préparations pour dormir. Bien que la valériane puisse entraîner une petite dépendance, celle-ci est sans commune mesure avec celle produite par les médicaments de synthèse tels les benzodiazépines. Alors pas d'affolement !

La valériane associée à la passiflore est particulièrement recommandée pour entamer et donner toutes les chances à un sevrage d'une thérapeutique chimique. Ensuite, le sevrage secondaire de la valériane sera beaucoup plus facile !

Passiflore ou « la passion du Christ incarnée »

Pour l'anecdote, savez-vous d'où vient le nom de la passiflore ? Il y a plusieurs légendes au sujet de cette plante qui donne le fruit de la passion.

La première que je vous raconte ici est peut-être la plus fantaisiste. Christophe Colomb, en arrivant aux Amériques, remercie Dieu d'être arrivé sain et sauf sur cette terre inconnue. En foulant cette nouvelle contrée, et tout en pensant que ses souffrances n'étaient rien en comparaison de celles du Christ, il jette son regard sur une fleur jusqu'alors inconnue. En portant sur sa tête une couronne semblable à la couronne d'épines du Christ, il décide d'appeler cette fleur « la passion du Christ incarnée », d'où son nom latin *Passiflora incarnata*.

Une autre légende, certainement plus réaliste, veut que ce soit un moine italien, Jacomo Bosio, occupé à rédiger un livre fastidieux sur la passion du Christ, qui rencontra un moine mexicain, Emmanuel de Villegas, venu en Europe en 1609. Ce dernier lui présenta cette fleur. Inspiré par ce qu'elle représentait, la passion du Christ incarnée, il lui donna son nom et fut convaincu que cette plante était un signe de Dieu renforçant la nécessité de l'Église à être omniprésente sur ce nouveau continent.

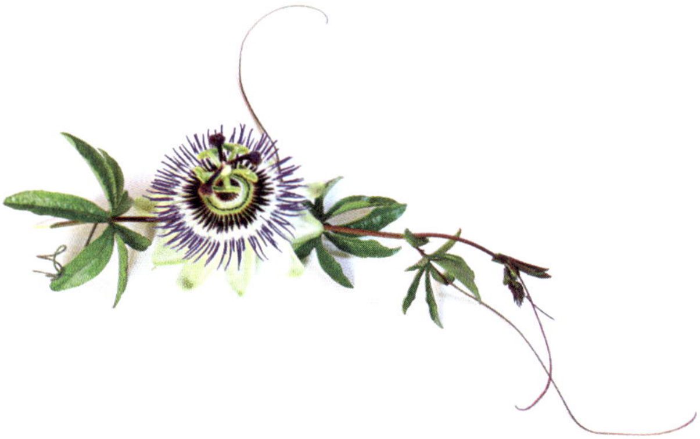

Des plantes dans toute la maison

Vaporisez votre intérieur avec des huiles essentielles pour une ambiance zen et pour favoriser une véritable prévention ! À bannir les produits chimiques en spray aux odeurs artificielles !

Avec l'arrivée de l'automne, on commence à se renfermer et reprendre des habitudes de vie plus confinée. Que ce soit à la maison ou au bureau, bénéficiez des diffusions d'huiles essentielles pour assainir l'atmosphère, créer une ambiance, et sentir bon tout simplement.

La diffusion peut se faire de plusieurs façons.

- Placez quelques gouttes d'huiles essentielles dans une coupelle d'eau, posée sur un radiateur en fonte. Cela humidifie la pièce, tout en diffusant l'huile.
- Suspendez un buvard saturé d'huiles essentielles dans une armoire ou dans un espace réduit. Cela embaume un dressing, par exemple, ou des toilettes.
- Utilisez un flacon à parfum et pulvérisez quelques nuages de particules d'huiles essentielles dans votre pièce. Vous pouvez également utiliser des diffuseurs mécaniques à vibration. C'est très efficace, mais ces derniers sont plutôt bruyants.
- Enfin, servez-vous des céramiques chauffantes dont la température est étudiée pour permettre une diffusion prolongée sans dénaturer les essences, comme le fait la chaleur du soleil sur les fleurs.

Il existe dans le commerce des sprays conditionnés. Le choix est grand. Il vous reste simplement à déterminer vos huiles essentielles préférées et faire en sorte de ne pas saturer l'atmosphère de ces odeurs. Pour être agréable, il faut que cela reste subtil.

Quelques plantes recommandées

Avec la lavande, vous ne prenez pas beaucoup de risque... Peu de personnes n'aiment pas son odeur, en plus c'est très relaxant ; quand il y a des tensions au bureau ou à la maison, cela allège l'ambiance. Avantage supplémentaire, cela fait fuir les parasites.

S'il s'agit d'un lieu dans lequel il y a beaucoup de passage, ou bien en période épidémique, le thym est particulièrement recommandé. Mais pour que cela ne sente pas trop la cuisine, préférez le thym citronné, plus agréable.

Vous pourrez aussi mettre du ravintsara, puissant antiviral, mais mieux vaut l'associer à une autre huile essentielle afin de ne pas trop faire ambiance « infirmerie ».

La cannelle est intéressante, mais son parfum est entêtant, alors méfiez-vous. Et, pour une atmosphère plus légère les agrumes – citron, mandarine, orange douce ou amère – seront très appréciés, même si leur grande volatilité fait que leur odeur ne tient pas longtemps.

S'il y a de nombreux fumeurs, ou si les alentours sont soumis au courant d'air, choisissez de l'eucalyptus. Pour une chambre de malade, ce même eucalyptus éventuellement associé au thym et à la cannelle peut être diffusé. Et si le malade a le nez qui coule comme une fontaine, associez-le à des agrumes.

Les plantes dépolluantes

Pourquoi ne pas mettre des plantes dépolluantes pour décorer la maison tout en assainissant l'atmosphère ? Au-delà de leur aspect esthétique, certaines plantes d'intérieur appelées dépolluantes ont pour propriété d'absorber les pollutions présentes dans les maisons et les appartements. En effet, aussi étonnant que cela puisse paraître, l'air de notre maison est plus pollué que celui de l'extérieur. Maniaque du ménage ou pas, les acariens ou champignons ne cessent de proliférer. Et parfois même, plus vos fenêtres sont isolées, plus l'air est vicié si vous ne pensez pas aérer régulièrement.

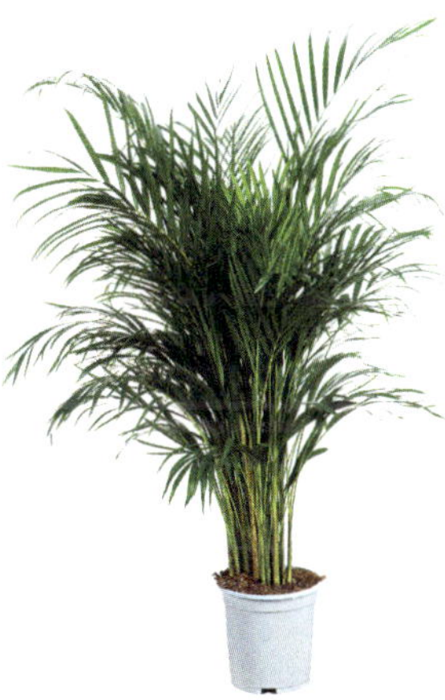

areca

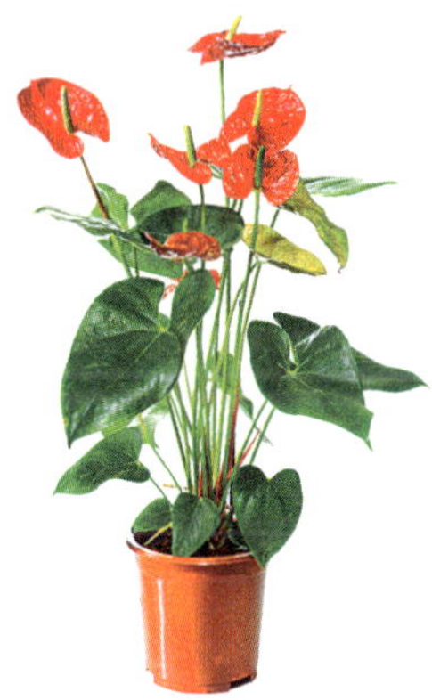

anthurium

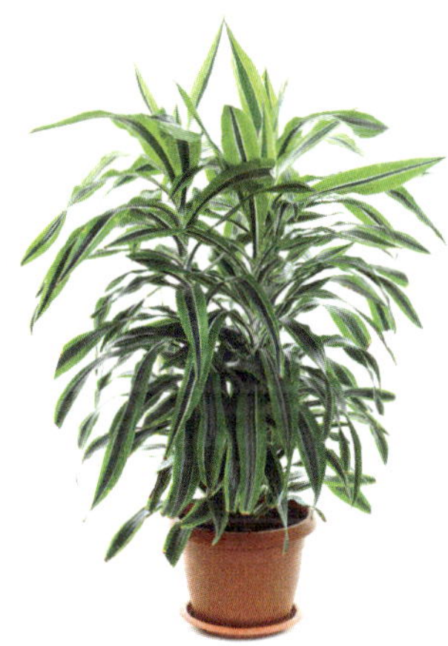

chlorophytum

Dans la cuisine, le chlorophytum absorbe 96 % du monoxyde de carbone en 24 h.

Dans votre chambre, l'areca est la plante qui a le meilleur indice de dépollution. Après des travaux, ou une chambre fraîchement repeinte, choisissez-la car elle est efficace contre les polluants de l'habitat comme le xylène et le formaldéhyde. Cette plante palmier, non allergisante et non toxique, peut très avantageusement décorer une chambre d'enfant.

Dans les pièces enfumées, comme le salon ou le séjour, le dragonnier absorbe le trichloréthylène, le xylène, le toluène et le monoxyde de carbone… rien que ça ! Elle lutte contre la plupart des composés organiques volatils (COV), fumée de cigarette, peinture, encre, parfums d'ambiance, matériaux de construction…

Dans la salle de bains, choisissez l'anthurium qui absorbera l'ammoniac des produits d'entretien.

Enfin, dans votre bureau, le cereus fera le nettoyage naturel des ondes électromagnétiques.

Mais pas la peine de transformer votre intérieur en forêt d'Amazonie : 2 ou 3 plantes dépolluantes suffiront à assainir l'air d'une pièce de 17 à 20 m^2. Et, cerise sur le gâteau, les risques d'attraper un rhume seront nettement réduits !

Les bonnes habitudes alimentaires de l'automne

Cette saison regorge de délices pour vos papilles. Qui pourrait résister à l'odeur des marrons qui grillent dans la cheminée ? Faites le plein d'énergie avec des fruits secs (noix, noisettes, pignons) dans vos salades et en dessert. Grignotez les fruits séchés tels les abricots secs, figues, dattes, raisins.

Concoctez des tisanes antiseptiques et n'oubliez pas de consommer des fruits ou des agrumes riches en vitamine C. Vous lutterez contre les coups de pompe et les infections de cette saison, en faisant entrer tous ces trésors de l'automne dans votre cuisine !

Premiers marrons

Savez-vous ce qui différencie une châtaigne d'un marron ? Tous deux sont issus du même arbre, le châtaignier, mais selon la forme que prend le fruit dans sa coque, on ne l'appelle pas de la même façon. Si le fruit dans la coque est unique, il s'agit d'un marron ; si le fruit est double, alors c'est une châtaigne. Aussi nous emploierons indifféremment les deux mots. Mais attention à ne pas les confondre avec le marron d'Inde (fruit du marronnier) que l'on trouve dans certaines cours d'école ou jardins publics et qui, lui, n'est pas comestible !

Les glucides du marron sont essentiellement composés d'amidon, dont une grande partie est un amidon résistant. Ce type d'amidon peut résister à la digestion et a un effet protecteur pour la santé du côlon.
Il protège efficacement du cholestérol et du risque de diabète sans insuline. On peut utiliser la farine de châtaigne pour faire des préparations sans gluten.

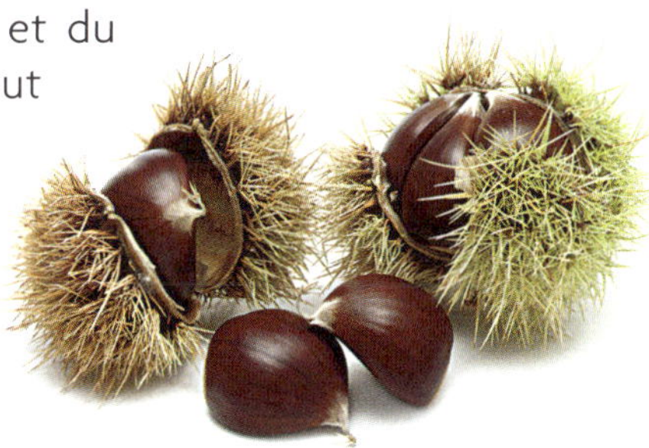

La châtaigne est riche en manganèse, cuivre, phosphore et fer. Toutefois, pour bénéficier de l'apport en fer, il faut y associer de la vitamine C et la consommer crue. Bon courage !

Grâce à son apport en phosphore, le marron est important pour l'os et le cerveau. Il contient également des folates (vitamine B9) nécessaires pour la constitution de l'ADN, qui stimulent l'immunité et protègent les neurones. Le marron contient de nombreux éléments qui entrent en synergie et renforcent son action protectrice de l'organisme contre toutes les dégénérescences.

Alors, les marrons chauds, à griller dans le feu de votre cheminée avant les fêtes et qui donnent un bon parfum à toute la maison, c'est plus que recommandé !

Les tisanes antiseptiques

Quelques tisanes sont à retenir pour l'automne, car elles aident à stimuler l'immunité et à passer au travers des infections diverses.

Le **thym** (*Thymus vulgaris*), que vous connaissez bien maintenant. Présent dans toutes les cuisines, il est d'un bon dépannage. Attention toutefois pour les personnes sujettes à l'hypertension ou au glaucome (la surconsommation de thym peut aggraver ces deux maladies), mais sur une période de 5 jours, de toutes les façons, vous ne risquez pas grand-chose. Si vous craignez l'insomnie, évitez d'en boire le soir. Le thym a des propriétés neurovégétatives importantes qui rendent le terrain peu favorable au développement des infections. Il était déjà utilisé par les Sumériens, il y a 5 000 ans, comme remède efficace. La médecine du Moyen Âge l'utilisait souvent et, jusqu'à aujourd'hui, il est indispensable dans la pharmacie naturelle.

Le **romarin** (*Rosmarinus officinalis*) est également bien connu dans les cuisines, même si on le trouve un peu moins que le thym. Pratiquement aussi puissant dans la lutte contre les infections, il est aussi utile contre les douleurs. Contrairement au thym, il vous aidera à mieux vous endormir. Si bien que l'idéal, pour respecter la chronobiologie, serait de prendre du thym le matin et le midi, du romarin l'après-midi et le soir (ils possèdent des propriétés neurovégétatives inverses).

La **cannelle** (*Cinnamomum zeylanicum*) est une plante que j'affectionne particulièrement et qu'on a peu l'habitude d'utiliser en tisane. Pourtant c'est un anti-infectieux puissant, autant bactérien que viral. Elle est aussi très efficace contre les mycoses digestives. Mettez 1 bâton ou 1 c. à café de cannelle pour 1 grande tasse d'eau froide, portez à ébullition, puis laissez frémir 5 min, et éteignez le feu pour laisser infuser encore 10 min. Vous pouvez y ajouter des fleurs ou des feuilles pour compléter votre tisane, filtrez et buvez.

L'**aigremoine** (*Agrimonia eupatoria*), que vous trouverez en feuilles chez votre pharmacien, aide à lutter contre les virus, les gastro-entérites automnales. Elle protège également des infections bactériennes de la sphère ORL et pulmonaire.

Enfin, le **gingembre** (*Zingiber officinalis*) frais est à ajouter à toutes les tisanes citées précédemment, en cas de fièvre. En effet, il tonifie l'organisme, ce qui lui permet de lutter contre les éléments inducteurs de la fièvre et non contre la fièvre directement, qui elle, sert à tuer les virus et les bactéries.

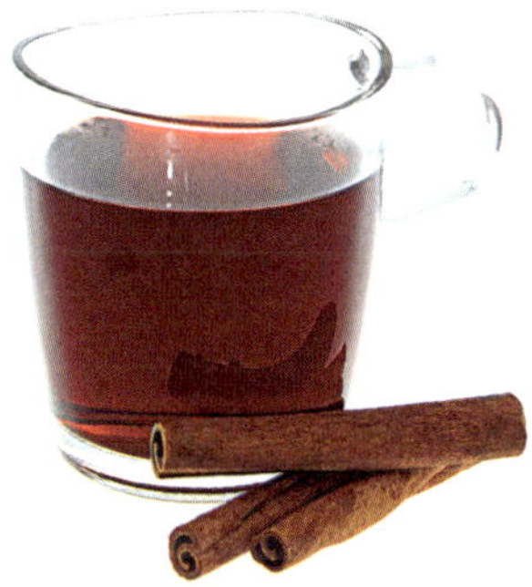

Les vertus de la ruche

La propolis, comme un antibiotique naturel

La propolis est une substance que fabriquent les abeilles pour protéger leur ruche. Elle est composée de différentes résines associées à des sécrétions et de la salive d'abeille. Elle sert en premier lieu à colmater la ruche contre les infiltrations, mais aussi à assainir et à lutter contre les parasites, les bactéries et les champignons. C'est pourquoi certains disent que c'est un véritable antibiotique de la ruche. La propolis se trouve facilement sous différentes formes dans le commerce, mais pour les affections de la gorge, le mieux, c'est de la choisir en spray à pulvériser sur les amygdales. C'est radical quand on a mal car cela allie les propriétés anesthésiantes aux propriétés antiseptiques de la propolis. Vous pouvez également en mettre quelques pelotes dans une infusion, mais c'est difficile à dissoudre. Utilisez-la aussi sous forme de teinture (solution alcoolique).

Pour la petite histoire, lorsqu'un animal (une souris, par exemple) s'introduit dans une ruche, les abeilles le tuent mais elles n'ont pas la capacité d'évacuer l'intrus mort hors de la ruche. Alors elles procèdent à son embaumement avec de la propolis particulièrement enrichie en pouvoir antiseptique afin d'éviter sa décomposition et garder la ruche saine. Les Égyptiens avaient observé ce phénomène et utilisaient la propolis dans le processus d'embaumement des momies, associée avec des précurseurs d'huiles essentielles.

Le miel pour éloigner les virus et les microbes

Le miel est essentiellement constitué de deux sucres principaux, le glucose et le fructose. Le glucose est un sucre qui a besoin d'insuline pour entrer dans les cellules, son excès de consommation favorise l'hyperinsulinisme qui, par différents mécanismes, fragilise le terrain et favorise les infections. Ce n'est pas le cas du fructose, et c'est en partie pour cette raison qu'il est préférable de consommer du miel foncé. En effet, par nature, le miel foncé est très concentré en fructose et plus riche en flavonoïdes (autres éléments importants pour les effets thérapeutiques du miel).

N'hésitez pas à utiliser le miel foncé pour édulcorer vos tisanes antiseptiques car, en plus du goût délicieux, il augmentera le pouvoir antibactérien de votre tisane. Oubliez le glucose seul, quand vous sucrez votre tisane, par exemple, qui au contraire réduira cet effet.

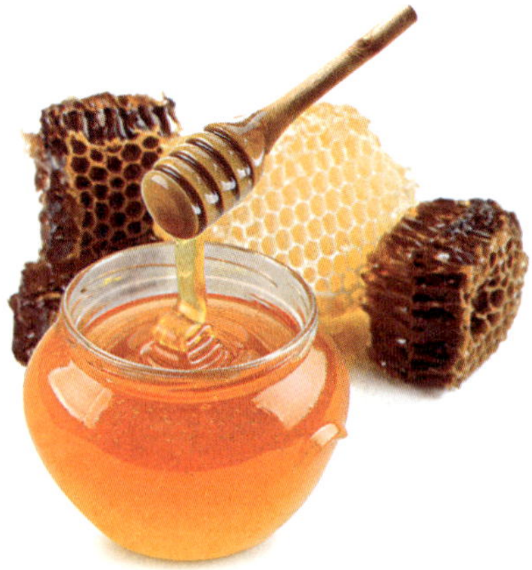

Petit remède contre le mal de gorge

Voici une recette que m'a donnée un patient tunisien pour soigner le mal de gorge :

- 1 c. à café de miel ;
- 1 c. à soupe d'huile d'olive.

Mélangez bien les 2, ajoutez-y 1 trait de jus de citron et buvez tout en faisant un gargarisme.

Il existe de nombreuses variétés de miel (en fait chaque miel est unique), vous pourrez choisir des miels enrichis en certaines plantes dont il porte le nom. Il s'agit alors d'un mélange complexe, comportant des huiles essentielles en quantité plus ou moins importante de la plante nommée, associées au miel. Le miel est également une bonne solution pour diluer les huiles essentielles, et vous pourrez vous en servir comme transporteur. Par exemple, ajoutez de 1 à 3 gouttes d'huile essentielle d'eucalyptus dans 1 c. à café de miel, remuez bien, puis diluez ce miel aromatisé dans de l'eau chaude ou une tisane. Vous renforcerez ainsi l'effet thérapeutique recherché.

Le miel fait la vie dure aux microbes

Le saviez-vous ? Une étude faite en 2007 à l'université de Pennsylvanie, qui portait sur l'évolution de symptômes chez des enfants âgés de 2 à 18 ans, a révélé que le miel était plus efficace qu'un sirop pour calmer la toux. Hippocrate avait déjà intuitivement utilisé le miel pour traiter des septicémies, des maux dentaires, pour restaurer la peau ou réparer les brûlures...

En France, au CHU de Limoges, le professeur Bernard Descottes fut pionnier dans les années 1980 de l'utilisation de miel de thym purifié sur les cicatrices et les escarres.

Ma pharmacie naturelle en automne

Avec la rentrée, prenez soin de vous en prévoyant des produits qui vous permettront d'éviter les virus et les épidémies qui reviennent avec le changement de climat. Faites la transition en douceur et pensez à vous renforcer pour vous préparer ensuite à l'hiver.

En automne, les indispensables :

- ✔ la **levure de bière maltée** (saupoudrer régulièrement vos salades) pour le bon équilibre de la flore digestive ;
- ✔ du **jus d'argousier** (1 c. à soupe tous les matins) pour soutenir la surrénale essentielle pour cette période d'adaptation ;
- ✔ la **cannelle** (en infusion) qui régule votre transit, lutte contre les infections et les mycoses, et soutient directement les surrénales ;
- ✔ le **ginseng** et le **gingembre**, qui ont une action stimulante sur l'organisme (idéal en période de convalescence ou de grande fatigue, en dehors des maladies cancéreuses) ;
- ✔ l'**ortie**, en teinture mère (flacon de 30 ml) pour une friction du cuir chevelu, qui reminéralise les cheveux, mais aussi en soupe pour minéraliser l'organisme ;
- ✔ la **vitamine E** (en capsules, cure de 3 mois) pour un effet antichute des cheveux ;
- ✔ la **vitamine B6** (en capsules, cure de 3 mois) également pour un effet antichute.
- ✔ l'**huile de rose musquée** (en cure de 2 capsules/jour) pour son effet anti-âge sur la peau ;
- ✔ la **prêle** en poudre (2 g/jour) pour son apport en silice qui aide la peau à garder toute son élasticité, les ligaments à ne pas souffrir et les phanères (cheveux et ongles) à se tonifier ;
- ✔ le **gelsemium** 9 CH (3 granules matin et soir) pour mieux gérer son stress dans les périodes un peu difficile à affronter ;
- ✔ le **magnésium**, très bon antistress de l'automne (en gélules, en ampoules ou sous forme homéopathique) ;
- ✔ le **griffonia** (en gélules, 1 le soir au coucher de novembre à mars) comme antiblues ;

- ✔ la **vitamine D**, dès que le soleil diminue (en capsules d'huile de foie de flétan ou de morue) ;
- ✔ les **fleurs de passiflore** (en tisane) pour se relaxer le soir ;
- ✔ les **feuilles de mélisse** (en tisane, à associer avec la passiflore) pour un effet détente encore plus important pour trouver le sommeil ;
- ✔ le **chlorure de magnésium** (solution faite avec 20 g à mélanger dans 1 l de sérum physiologique ou d'eau), en application locale pour désinfecter les plaies superficielles ou à boire pour aider l'organisme à lutter contre l'installation des virus en période de grippe ;
- ✔ l'**arnica montana** 9 CH (5 granules matin et soir pendant 3 à 5 jours) pour les bosses de la cour de récréation ;
- ✔ les **oligoéléments** d'argent et de cuivre (à faire en cure) quand vous vous sentez fébrile ;
- ✔ les **feuilles de cassis** en infusion ou en teinture mère, mais surtout sous forme de bourgeons en 1 DH pour le réflexe anti-infectieux ;
- ✔ le **radis noir** (sous forme d'ampoules), pour soulager la vésicule et donc vos migraines ;
- ✔ le **citron** chaud (à associer avec la cannelle) ;
- ✔ l'**huile de térébenthine soufrée** (huile de Haarlem), (en capsules) pour les rhumatismes et les rhumes ;
- ✔ les **pastilles à base d'eucalyptus**, pour tous les petits maux de gorge ou la voix cassée.

Petite aromathèque de l'automne

- ✔ **Huiles essentielles de lavande, eucalyptus, thym** à vaporiser dans vos intérieurs pour affronter l'humidité et les coups de froid (l'huile essentielle de lavande est aussi utile pour l'anxiété des petits et des grands).

- ✔ Préparation déjà toute faite à demander en urgence à votre pharmacien dès les premiers signes infectieux (menthe poivrée, cannelle, girofle, lavande et thym).

- ✔ **Huile essentielle de ravintsara,** puissant antiviral.

Mes cures de l'automne

Objectif : revitaliser et détoxiquer l'organisme

Comme à chaque changement de saison, et en particulier à l'automne, utilisez les étapes physiologiques d'adaptation de l'organisme pour l'aider dans son travail de nettoyage, afin qu'il se débarrasse de ses déchets. Cela le rendra plus performant pour son travail d'autoréparation.

Après les fruits et légumes frais et abondants en été, nous allons rentrer dans une période où ils sont moins variés. Par ailleurs, la venue du froid favorise la nécessité de fabriquer son propre isolant, c'est-à-dire de la graisse. Alors profitons-en pour mettre une isolation de qualité. Évitons de manger, sans retenue, charcuteries et graisses cuites saturées.
Et goûtons au plaisir de la châtaigne, des légumineuses, des poissons gras pour constituer une graisse de bonne qualité, qui vous protégera du froid, sans encrasser votre cœur.

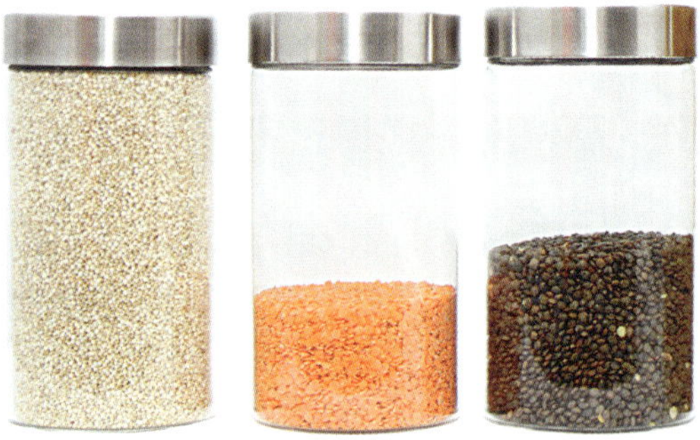

La cure de raisin

Le raisin est le fruit de l'automne par excellence. Il possède de nombreuses propriétés bénéfiques sur les articulations, la circulation sanguine. Il permet un meilleur apport des nutriments et favorise ainsi une bonne nutrition tissulaire, sur les graisses et leur mobilisation, sur le drainage et parfois la dilution des calculs. Pris en cure, en suivant scrupuleusement le protocole, vous pourrez faire un grand nettoyage avant d'affronter l'hiver.

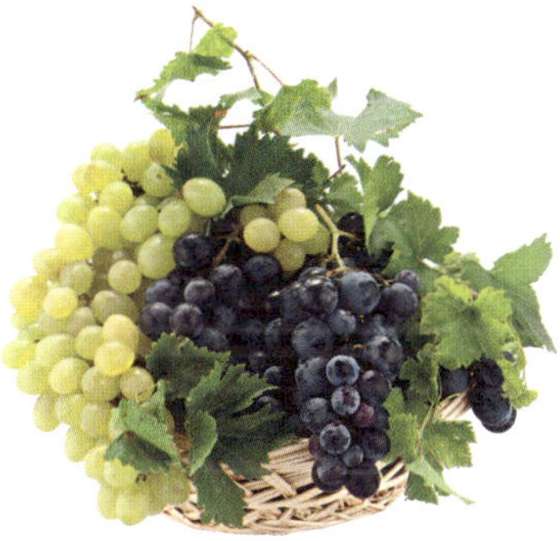

Bienfaits attendus de la cure

Cette cure vous permettra de faire le plein de vitamines A, B, C, E mais aussi de minéraux à doses d'oligoéléments, calcium, magnésium, manganèse, soufre...

Comme nous l'avons dit précédemment, cette cure n'a pas pour but de faire maigrir. Il est certes possible que les sujets en surpoids perdent de 2 à 5 kg, mais les personnes sans problème de surcharge physiologique peuvent ne pas perdre 1 g.

Les vertus du raisin

Le raisin est un excellent antidouleur, que ce soit au niveau des muscles, des tendons, des articulations ou des nerfs, mais il a également un fort pouvoir anti-inflammatoire. Par ailleurs, il favorise une bonne circulation. En effet, il lutte contre la tendance à faire des phlébites, malgré son apport en vitamine K (vitamine qui favorise la coagulation du sang). D'ailleurs cette dernière permet une bonne minéralisation par le biais de l'ostéocalcine qu'elle stimule. Comme toutes les plantes et beaucoup de fruits, le raisin a de multiples vertus à condition de le consommer en entier, et non en fonction d'un de ses seuls constituants qu'un chimiste pourrait isoler et vendre séparément.

Croquez donc les pépins pour bénéficier de leurs propriétés qui stimulent la circulation veineuse et le drainage du petit bassin, mais aussi qui permettent un meilleur drainage du foie et de la vésicule. Ces dernières actions apportent un effet contre les graisses et en particulier un bon équilibre du cholestérol. Les pépins ont aussi un effet diurétique, ce qui aide à désinfiltrer les tissus gorgés d'eau, comme la cellulite.

Un fruit sucré

La richesse en sucre du raisin est un avantage pour la cure. En effet, le sucre est une source d'énergie rapide, et durant toute la « période raisin » de la cure, ce sera pratiquement la seule source d'énergie de l'organisme. Il est donc important d'en manger toutes les heures ou heures et demie de façon à éviter une hypoglycémie. Lorsqu'il n'est pas associé à d'autres aliments, le sucre du raisin ne pose pas de problème d'excès de nutrition cellulaire, car l'organisme le régule bien. Au point que même un diabétique sans insuline peut faire cette cure. Toutefois, pour ce dernier, un suivi médical strict est nécessaire pendant toute la durée de la cure. Nous avons parfois la surprise de voir le patient diabétique en hypoglycémie, ce qui semble paradoxal mais peut inciter à réduire son traitement le temps de la cure.

Avec une source d'énergie facilement utilisable, l'organisme met les différents organes de la digestion au repos, et mobilise des stocks qui n'ont pas été sollicités depuis longtemps. Ne soyez donc pas étonné si, en plein milieu de la cure, vous avez la langue aussi chargée que si vous aviez fait la fête la veille. C'est le signe que vous êtes en train de vous débarrasser de vos vieux déchets. Vous pouvez aussi avoir des maux de tête vers le 5e ou 6e jour. Tenez bon, car c'est la preuve qu'il était vraiment temps pour vous de vous nettoyer de l'intérieur.

Pour toutes ces raisons, la cure de raisin est pour moi la cure maîtresse. Et s'il n'y en a qu'une seule à faire, c'est elle. Comme toute entrée en cure, il ne sert à rien de la faire si vous n'êtes pas motivé. À la fin de celle-ci, certains patients arrêtent spontanément de fumer, d'autres voient leurs douleurs tendineuses disparaître. Mais surtout, avec un minimum de discipline, votre rythme alimentaire peut se modifier, et il sera plus facile alors pour vous de maîtriser votre poids quelle que soit la perte ou non, obtenue à la fin de la cure.

Enfin, si vous êtes constipé pendant la « période raisin », peut-être ne buvez-vous pas suffisamment d'eau. Est-ce l'effet indésirable du compactage des peaux de raisins chez les personnes ayant un méga-dolichocôlon, ou simplement un intestin « paresseux » ? Dans ce cas, recrachez une bonne partie des peaux.

Déroulement de la cure

Prévoyez 3 semaines dans votre planning, dans une période débutant fin août et se terminant au plus tard à la Toussaint.

1er jour : céréales de toutes sortes (riz, blé, avoine, épeautre, etc.) et sous toutes leurs formes (pâtes, semoule, farine, bouillie, etc.).

2e jour : légumes crus ou cuits à l'eau. Utilisez les épices que vous souhaitez, mais aussi du sel. C'est la journée idéale pour une bonne ratatouille.

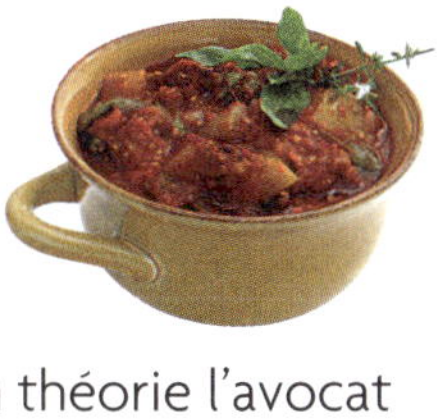

3e jour : fruits, crus ou cuits, à votre guise. En théorie l'avocat et la tomate sont aussi des fruits. En pratique, la tomate peut être consommée comme un légume.

10 jours suivants : raisin uniquement, noir ou blanc mais surtout de qualité biologique. Faites 3 repas plus importants de raisin par jour, entrecoupés de collations de raisin, de façon à avoir un apport de raisins toutes les heures ou heures et demie. En dépannage, et pour les collations, vous pouvez utiliser ponctuellement des raisins secs ou du jus de raisin.

Buvez de l'eau ou du jus de raisin. Pendant cette cure, on ne ressent pas la soif. Si vous ne buvez pas suffisamment, cela entraîne un effet de retard sur le drainage. Alors, n'hésitez pas à boire au moins 1 l par jour de liquide.

La sortie du raisin se fera avec une journée fruits, suivie d'une journée légumes, puis d'une journée céréales. Certains s'arrêteront là.
Par expérience et pour bénéficier au maximum des effets de la cure sur le long terme, il faudrait faire l'effort de poursuivre avec :

- 1 journée fruits et légumes ;
- 1 journée fruits et céréales ;
- 1 journée légumes et céréales ;
- enfin pour la dernière journée, fruits, légumes et céréales.

Maintenant que vous savez tout, il vous reste à agir. Ce n'est pas facile, alors courage ! Cette cure peut être faite une seule fois, l'idéal est de la faire au moins 3 ans de suite, puis chaque année où vous le jugerez utile.

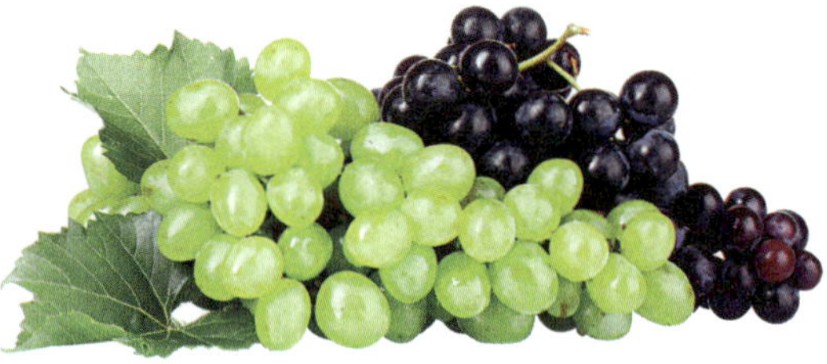

Citrons et kiwis : le plein en vitamine C

La cure de citron que nous avons détaillée au printemps (voir p. 94) a également toute sa place à l'automne. Elle sera bénéfique principalement pour la protection hivernale, mais aussi concernant la pathologie articulaire en recrudescence, avec l'arrivée de l'humidité de l'automne.

Mais même sans faire de cure, il est important de faire des choix alimentaires judicieux pour passer un bon automne et se préparer à être solide pour l'hiver à venir.

Aussi, je vous conseille le citron chaud associé à de la cannelle chaque fois que vous en avez envie, mais surtout dès que vous avez un petit coup de froid, le nez qui coule, la gorge qui pique.

Faites le plein de vitamine C en mangeant un kiwi chaque matin, pendant tout l'hiver. Extrêmement riche en fibres, ce fruit peut être suffisant à régler un problème de constipation. On lui attribue des propriétés antibactériennes, de protection cardiovasculaire, cicatrisantes et même anticancéreuses. Alors, pourquoi se priver ?

Enfin, l'argousier présente des avantages à cette saison. Vous le trouverez essentiellement sous forme de jus, à consommer tous les matins, pour faire le plein de vitamine C et d'oligoéléments essentiels pour se préparer à l'avance à affronter l'hiver.

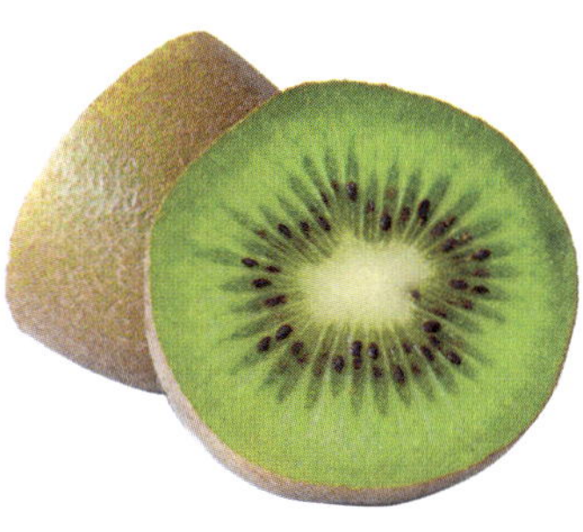

Prévenez les maux de l'hiver

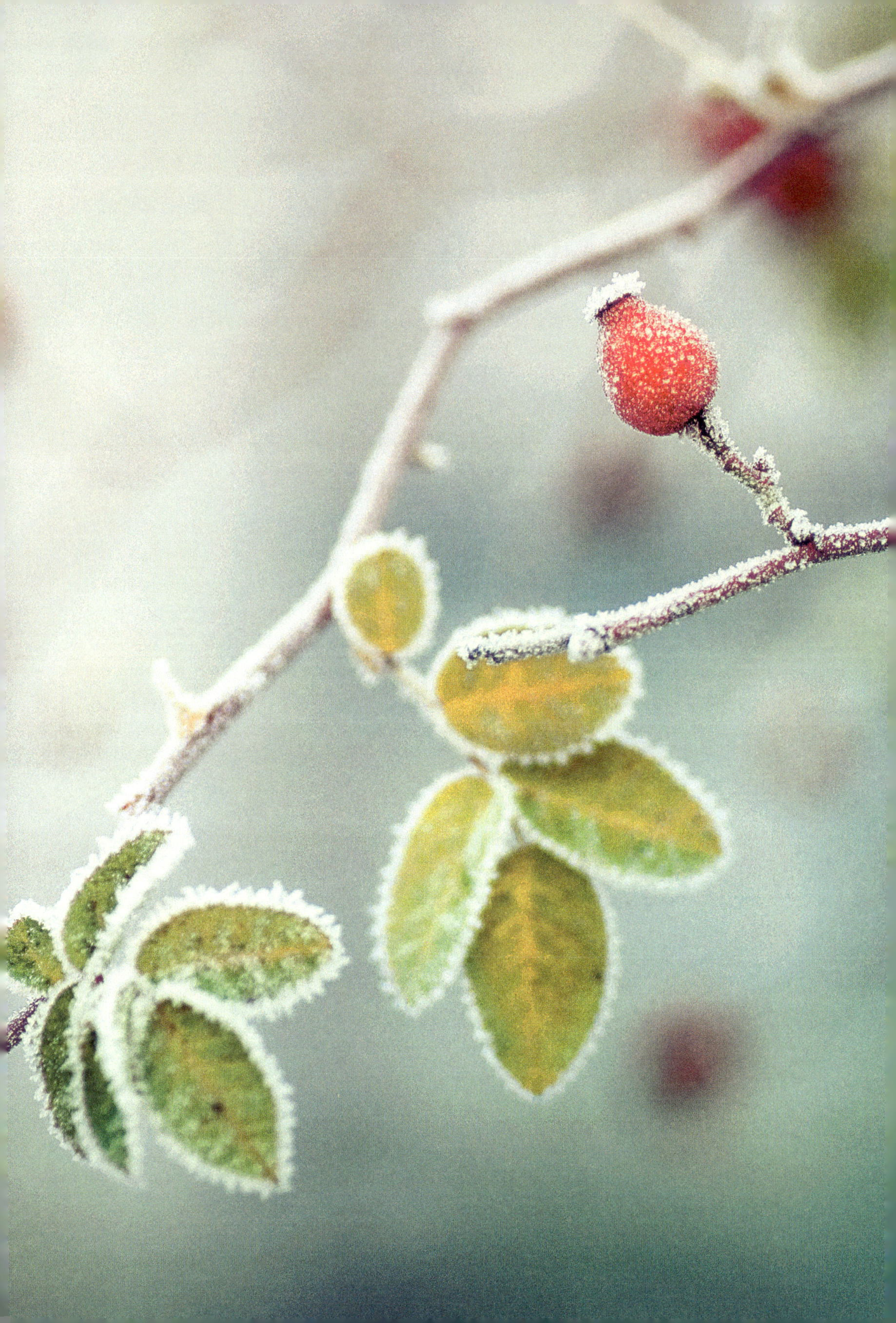

Noir c'est noir, il n'y a plus d'espoir

L'hiver, et plus encore l'hiver polaire, est souvent le moment d'expression d'une dépression qu'on qualifie de saisonnière et qui frappe massivement les Finlandais et les Danois. Du coup, ils sont les pionniers dans les recherches sur la luminothérapie. Le médecin danois Niels Ryberg Finsen a reçu le prix Nobel de médecine en 1903 pour ses travaux sur ce sujet.

Une question de lumière

Sans rentrer dans une explication compliquée sur les rapports de la lumière et du corps, il est facile de comprendre que l'être humain est un terrien qui, depuis son origine, est lié au cosmos et se trouve donc confronté à l'alternance du jour et de la nuit. Cette symbiose avec son environnement a influencé son développement et sa façon de fonctionner, comme d'ailleurs pour tous les êtres vivant à la surface de la terre. Cette régularité est l'origine d'une horloge intérieure qui gère notre métabolisme, instituant au sein de l'être, mais aussi au sein de chacune des cellules, des phases d'activités et des phases de repos.

Sérotonine et mélatonine : baromètres de nos humeurs

L'impact de la lumière sur notre comportement se mesure par deux éléments : la mélatonine et la sérotonine, qui agissent comme des directrices artistiques de nos humeurs ! Pour simplifier, disons que, quand l'organisme fabrique l'une, il ne fabrique pas l'autre. En effet, dans le métabolisme, la sérotonine est transformée en mélatonine. La mélatonine gère la nuit et la sérotonine le jour. La première gère le repos, les constructions et les réparations ; la seconde l'activité et la bonne humeur. Il y a donc un aiguillage dans l'organisme qui se situe au niveau de la rétine, et qui oriente la fabrication vers l'une ou l'autre. Là, il existe des cellules réceptives de la lumière qui ne fabriquent pas d'images. Ces cellules sont en lien neuronal direct avec l'épiphyse (glande pinéale). L'activateur de cet aiguillage est la luminosité. Ainsi le matin, lorsque la luminosité augmente, un blocage de la transformation de la sérotonine en mélatonine s'effectue, si bien que la concentration en mélatonine diminue et celle en sérotonine augmente.

La dépression hivernale

Dans la dépression hivernale, c'est la baisse d'intensité lumineuse qui rend ce blocage insuffisant. L'organisme produit encore de la mélatonine pendant la journée, ce qui explique une fatigue naissante et une déprime comme conséquence du manque de sérotonine. Mais, toute la journée, il lutte contre cette mélatonine si bien que parfois, le soir, épuisé, il n'arrive plus à en secréter. Et là, c'est le comble puisqu'après une journée durant laquelle vous avez ressenti de la fatigue, vous ne pouvez plus trouver le sommeil la nuit. Débutent alors le cortège d'insomnies et les alternances « épuisement le jour » / « agitation la nuit » qui entraînent une baisse générale de l'énergie vitale.

Il existe un moyen simple et naturel pour lutter contre cela, c'est l'usage de la lumière en soins, qu'on appelle la luminothérapie. Quand on a les moyens, l'idéal est de partir au moins 15 jours en voyage dans un pays ensoleillé au plus profond de l'hiver, c'est-à-dire en janvier.

Sinon, pourquoi ne pas demander au Père Noël de vous offrir une lampe spéciale ? Elle est équipée d'une ampoule délivrant 10 000 lux sur un spectre lumineux solaire privé des infrarouges et des ultraviolets, possédant une couleur de 400 K.

Bien utiliser la luminothérapie

Maintenant que vous avez votre belle lumière, comment vous en servir ? Surtout ne la rangez pas après chaque usage car, c'est certain, au bout de 3 jours vous l'oublierez. C'est pour cette raison que le critère esthétique de la lampe ne doit pas être négligé, elle doit s'intégrer avec harmonie dans votre intérieur.

Je vous conseille de la poser à côté de votre table de petit déjeuner. Ainsi, le matin, vous en profiterez pendant au moins 20 min, ce qui devrait suffire pour bien informer l'organisme du passage en « mode jour ». Pour certains, il peut être nécessaire de renouveler l'exposition pendant la journée. Cela dépend de la luminosité de l'extérieur et de la qualité lumineuse de votre environnement professionnel. Au plein cœur de l'hiver, quand le plafond nuageux est bas et qu'il fait noir bien avant d'arriver sur son lieu de travail, une séance de 20 min le soir en rentrant à la maison peut s'avérer nécessaire. Mais attention, cette séance ne doit pas être trop tardive pour éviter les risques d'insomnie par défaut de bascule de la sérotonine vers la mélatonine Abstenez-vous de vous exposer après 19 h pour les couche-tôt et 20 h pour les couche-tard.

> ***Le réveil à aube solaire***
>
> Dans certaines situations, le « réveil à aube solaire » peut être conseillé. Pour les couples, il est important que les deux se lèvent à la même heure, ou bien que le bénéficiaire de l'aube soit celui qui se lève le plus tard.

Il n'est pas utile de rester figé devant la lampe. Il suffit d'être inondé par la lumière et de vivre normalement en vaquant à ses occupations habituelles pendant la séance de luminothérapie. Placer la lampe dans différents lieux de vie est le plus efficace. Par exemple, à côté de la table où vous prenez vos repas ; dans la cuisine pendant que vous cuisinez ; dans la salle de bain pour en profiter lorsque vous prenez votre bain ; à côté de votre bureau pendant que vous faites votre comptabilité et le règlement de vos factures (ce qui les rendra moins douloureuses...).

Trop froid pour moi

Au cœur de l'hiver, non seulement la luminosité a baissé, mais la chaleur aussi. Vous rechignez à mettre votre nez dehors et vous vous enfermez dans le petit cocon de votre maison. Mais, paradoxalement, cela vous fragilise. Alors que faire ?

Avez-vous remarqué que, même lorsque l'on reste au chaud devant sa cheminée toute la journée, immobile, le froid nous envahit ? On a tendance à augmenter la température de la maison et dès qu'une personne arrive de l'extérieur, elle s'écrie rapidement : « Qu'est-ce qu'il fait chaud ici, on étouffe, peux-tu éteindre le feu ? ». Bizarre, non ?

Si l'on observe deux personnes au fil de l'hiver, c'est celle qui reste au chaud toute la journée qui est le plus souvent enrhumée. Pourquoi ? Tout simplement parce que l'on ne peut pas dire à notre corps que l'on vit sous les tropiques alors qu'il neige. Notre organisme ne peut pas se préparer à affronter le froid et, une fois dehors, la différence brutale de température est vécue comme une agression violente. Au contraire, la réactivité du corps de la personne qui exerce une activité à l'extérieur et qui reste moins longtemps confinée au chaud sera meilleure.

La balade fortifiante

C'est la raison pour laquelle il ne faut pas surchauffer les intérieurs ; mieux vaut porter une petite laine. Affrontez le froid, sauf les jours de tempête bien évidemment. L'idéal, quand vous n'avez pas à travailler dehors, c'est de faire au minimum 30 à 45 min de marche au plus beau de la journée. Il est important de se couvrir et l'écharpe sera souvent une bonne amie avec qui partager la promenade hivernale. Cette balade régulière vous tonifiera, améliorera votre énergie vitale et **renforcera votre immunité** ainsi que votre capital en vitamine D, s'il y a un rayon de soleil. Si besoin, en rentrant, pensez au citron chaud avec de la cannelle pour compléter cette tonicité !

L'appétit vient en mangeant

Avec l'hiver, le froid et l'absence de soleil, l'organisme est bien seul à produire l'énergie dont il a besoin pour maintenir son activité métabolique. Sa thyroïde qui joue un rôle de chaudière a besoin de carburant et de façon sommaire, on peut dire qu'elle brûle les graisses pour maintenir la température du corps. Or, quand le milieu environnant est très froid, le besoin en énergie est plus important pour compenser cet écart. Donc de nombreux **procédés physiologiques** nous poussent à stocker les graisses pour affronter le froid de l'hiver.

La dynamique de stockage

Cette dynamique de stockage se met en place de façon pernicieuse dès le mois d'août. Là encore, le déclin de la luminosité a un impact sur notre fonctionnement. Plus vous avancerez dans le froid et plus vous serez attiré par les aliments riches, comme le cassoulet, la potée au chou, le bourguignon, la daube, le petit salé aux lentilles, etc. En soi, ceci n'est pas un problème, mais si vous menez une existence sédentaire dans une maison surchauffée, ces plats énergétiques n'ont plus de sens.

Notre organisme dans nos vies modernes citadines et sédentaires est en pleine schizophrénie, car il vit avec un rythme d'hiver, mais dans une atmosphère des tropiques. Cela nous pousse alors à grignoter encore plus que d'habitude. À force d'accumuler toutes ces graisses, nous allons prendre de plus en plus de poids.

Le bon rythme alimentaire

Évitez de manger n'importe quoi à toute heure. Astreignez-vous à un rythme alimentaire régulier, sans grignoter entre les repas. Si vous avez un penchant pour le sucré, cela va s'exacerber en hiver, car le sucre est un apport en énergie immédiate. Évitez d'avoir vos placards remplis de biscuits et de chocolats.

Mon ordonnance naturelle antigrignotage

* 1 ampoule de chrome comme oligoélément sous forme colloïdale.

À prendre entre 16 h et 17 h, car c'est le moment de la journée où le foie se met à fabriquer du sucre (la néoglucogenèse). Vous limiterez votre envie de sucre et vous permettrez au foie de brûler les stocks. Ainsi, vous maîtriserez plus facilement votre poids.

Travaillez sur les régulations de la sérotonine avec le griffonia (*Griffonia simplicifolia*), en le prenant sous forme de poudre, en gélules de 250 à 300 mg, dans la même tranche horaire (16 h - 17 h). Cela vous permettra de réguler les compulsions alimentaires sucrées mais aussi salées.

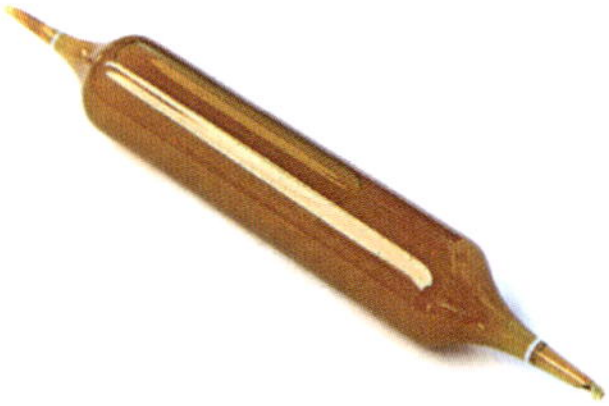

Diète hydrique

L'objectif en hiver n'est pas de perdre du poids, mais surtout de ne pas en prendre. Si vous réussissez, c'est déjà une grande victoire.

Pour vous aider dans cet équilibre, instituez des diètes hydriques tous les 15 jours. Calez-vous sur le calendrier lunaire et faites une cure à la pleine lune et à la nouvelle lune. Il n'y a pas de raison magique à cela, et ce n'est pas pour vous protéger des loups-garous. C'est d'abord une raison pratique car facilement visualisable sur votre planning. L'autre raison, primordiale, est que vous vous associez au cosmos et à ses forces, celles qui sont responsables des marées, c'est-à-dire celles qui influencent les mouvements de l'eau sur notre planète et donc dans notre corps. Ainsi, à la pleine lune (symbolisée par un cercle à centre clair sur votre calendrier), vous ne mangerez rien de solide et vous ne boirez que de l'eau et des jus de fruits, et à la nouvelle lune (symbolisée par un cercle noir), vous ne mangerez rien de solide et vous ne boirez que de l'eau, des bouillons et des jus de légumes.

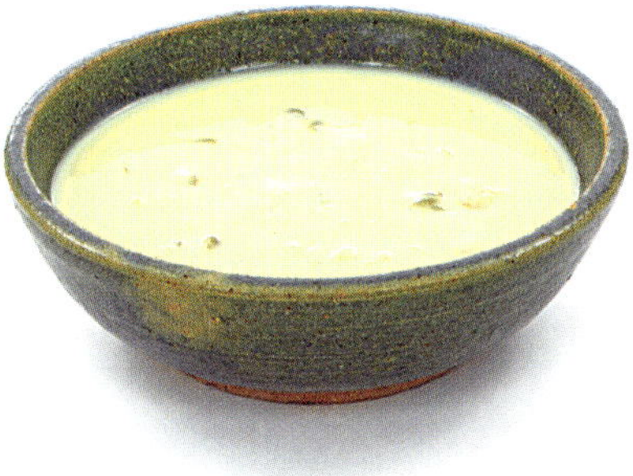

Dernier quartier

Nouvelle lune

Premier quartier

Pleine lune

Janvier				Février				Mars			
1	M	*Jour de l'an*		1	V	*Ste Ella*		1	V	*St Aubin*	
2	M	*St Basile*		2	S	*Présentation du Seigneur*		2	S	*St Charles le Bon*	
3	J	*Ste Geneviève*		3	D	*St Blaise*	☾	3	D	*St Guénolé*	
4	V	*St Odilon*		4	L	*Ste Véronique*		4	L	*St Casimir*	☾
5	S	*St Édouard*	☾	5	M	*Ste Agathe*		5	M	*Ste Olive*	
6	D	*Épiphanie*		6	M	*St Gaston*		6	M	*Ste Colette*	
7	L	*St Raymond*		7	J	*Ste Eugénie*		7	J	*Mi-Carême*	
8	M	*St Lucien*		8	V	*Ste Jacqueline*		8	V	*St Jean de Dieu*	
9	M	*Ste Alix*		9	S	*Ste Apolline*		9	S	*Ste Françoise*	
10	J	*St Guillaume*		10	D	*St Arnaud*	●	10	D	*St Vivien*	
11	V	*St Paulin*	●	11	L	*N.-Dame de Lourdes*		11	L	*Ste Rosine*	●
12	S	*Ste Tatiana*		12	M	*Mardi gras*		12	M	*Ste Justine*	
13	D	*Baptême du Seigneur*		13	M	*Cendres*		13	M	*St Rodrigue*	
14	L	*Ste Nina*		14	J	*St Valentin*		14	J	*Ste Mathilde*	
15	M	*St Rémi*		15	V	*St Claude*		15	V	*Ste Louise*	
16	M	*St Marcel*		16	S	*Ste Julienne*		16	S	*Ste Bénédicte*	
17	J	*Ste Roseline*		17	D	*Carême*	☽	17	D	*St Patrice*	
18	V	*Ste Prisca*	☽	18	L	*Ste Bernadette*		18	L	*St Cyrille*	
19	S	*St Marius*		19	M	*St Gabin*		19	M	*St Joseph*	☽
20	D	*St Sébastien*		20	M	*Ste Aimée*		20	M	*Printemps*	
21	L	*Ste Agnès*		21	J	*St Pierre Damien*		21	J	*Ste Clémence*	
22	M	*St Vincent*		22	V	*St Isabelle*		22	V	*Ste Léa*	
23	M	*St Barnard*		23	S	*St Lazare*		23	S	*St Victorien*	
24	J	*St François de Sales*		24	D	*St Modeste*		24	D	*Rameaux*	
25	V	*Conversion de St Paul*		25	L	*St Roméo*	○	25	L	*St Humbert*	
26	S	*Ste Paule*		26	M	*St Nestor*		26	M	*Ste Larissa*	
27	D	*Ste Angèle*	○	27	M	*Ste Honorine*		27	M	*St Habib*	○
28	L	*St Thomas d'Aquin*		28	J	*St Romain*		28	J	*St Gontran*	
29	M	*St Gildas*						29	V	*Ste Gwladys*	
30	M	*Ste Martine*						30	S	*St Amédée*	
31	J	*Ste Marcelle*						31	D	*Pâques*	

Prévenir les infections de l'hiver...

Contrairement à ce que l'on croit, les microbes ne reviennent pas avec les premiers froids. Ils sont toujours là ! Ce sont les conditions d'accueil qui se modifient.

L'épidémie ne passera pas par moi ?

Certains organismes (pour des raisons diverses et variées qui leur sont propres) développent des bactéries pathogènes et sont à l'origine de leur propagation. D'autres organismes, moins susceptibles de favoriser leur développement, lorsqu'ils sont soumis à une forte charge d'inoculum, c'est-à-dire lorsqu'ils se trouvent directement exposés à une grosse quantité de virus ou de bactéries (crachat, toux, éternuement à proximité...), se retrouvent débordés dans leur système de défense et à leur tour manifestent la maladie. Ainsi, elle se propage, de proche en proche, créant à certains moments de véritables épidémies.

C'est en adoptant une bonne hygiène de vie que l'on pourra éviter ou diminuer l'expression dans notre corps des infections saisonnières, qu'elles soient virales ou bactériennes.

Ces consignes, si elles sont **indispensables**, ne sont pas une garantie absolue. Toutefois, elles en diminuent l'impact et donc l'expression des maladies hivernales. La prévention, c'est comme la ceinture de sécurité dans la voiture : bouclée, elle n'empêche pas l'accident, mais elle en minimise l'impact. Ainsi, avec une bonne prévention, « les antibiotiques, c'est pas automatique ! ».

Une alimentation équilibrée

Vous l'avez bien compris, une alimentation saine et équilibrée permet de renforcer notre système immunitaire.

Consommez régulièrement des légumes et des fruits riches en vitamine C et privilégiez ceux de couleur rouge. Si vous n'aimez pas manger des fruits, buvez-les, sous forme de smoothies (purée de fruits) ou de jus de fruits de cassis, myrtilles, mélange de fruits rouges, sans sucre ajouté, sans édulcorant de synthèse et de préférence de qualité biologique.

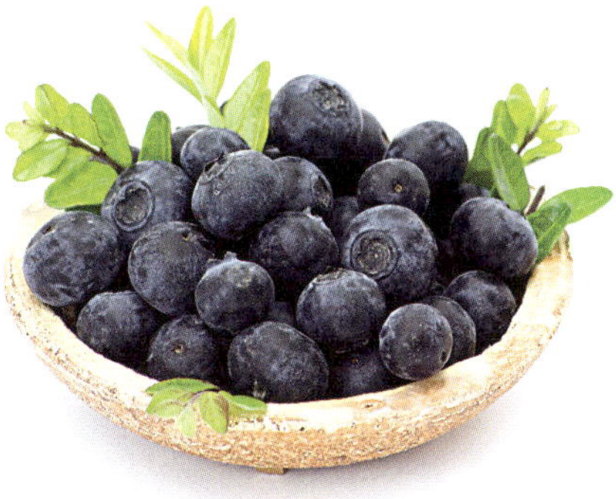

Préparez des salades de fruits, en associant les fruits de saison frais avec des fruits rouges surgelés comme la myrtille, les framboises... Arrosez du jus d'un agrume (citron, orange, mandarine, pamplemousse...), puis saupoudrez l'ensemble de cannelle.

Évitez les sucres rapides (stop aux bonbons et confiseries !) car ils « nourrissent » les bactéries et fragilisent l'activité du parasympathique par l'intermédiaire du pancréas, ce qui congestionne la sphère ORL et favorise alors l'installation des germes.

Fuyez les aliments difficiles à digérer comme les plats en sauce, fritures, charcuteries, surtout le soir. Préférez une alimentation qui vous aide à résister au froid (lentilles, petits pois, pois cassés, haricots) particulièrement à midi.

En période épidémique, pour renforcer l'activité de défense de la thyroïde (l'axe thyréotrope ayant une action sur les amygdales et les tissus similaires situés tout au long du tractus digestif), prenez un porridge de flocons d'avoine au petit déjeuner, celui-ci étant également très énergétique (voir p. 171).

L'eau riche en magnésium vous protégera également (Hépar, par exemple). Buvez aussi des tisanes stimulant vos surrénales, comme celle que vous préparez avec des feuilles de cassis qui pourra être prise 1 à 3 fois par jour (1 c. à café de feuilles pour 1 tasse, infusez 12 min, filtrez et buvez).

Bien dormir

La fatigue diminue les résistances de l'immunité, il est donc important de bien dormir. Pour cela, couchez-vous à heure régulière. Dînez léger, sans sucre ni graisse cuite, car comme dit le proverbe « qui dort, dîne ». Si vous êtes trop stressé, pensez à boire une **tisane calmante** après le repas du soir : bractées de tilleul (*Tilia sylvestris*), fleurs de passiflore (*Passiflora incarnata*), camomille romaine (*Anthemis nobilis*) ou allemande (*Matricaria chamomilla*), fleurs d'oranger, etc.

Évitez toute activité stimulante avant le coucher : il faut à votre organisme au moins 20 min pour fabriquer vos hypnotiques qui vous aideront à rentrer dans le sommeil. Respectez ce temps, quand vos yeux deviennent lourds ou piquants, ce n'est plus le moment d'aller se brosser les dents car vous risquez de brûler les hypnotiques synthétisés, et si votre stock est faible, il vous faudra attendre à nouveau avant de voir le « marchand de sable » frapper à votre porte.

De même, si vous vous réveillez au milieu de la nuit, évitez de vous plonger dans une lecture captivante, ou pire, de faire vos comptes. Vous brûleriez vos hypnotiques au fur et à mesure, de plus à force d'avoir une activité nocturne, vous favoriseriez un trouble du sommeil persistant. Si, au cours d'une nuit vous êtes totalement réveillé, mieux vaut rester dans son lit et essayer de se relaxer. Si cela ne vous permet pas de vous rendormir, au moins vous serez moins fatigué le lendemain matin.

Pratiquez une activité physique régulière

Sortez et n'hésitez pas à pratiquer une activité physique régulière même en plein hiver. Pour les non-sportifs, 30 à 45 min de marche par jour, à un rythme soutenu, est suffisant. Oxygénez-vous, fuyez les airs viciés de vos logements.

Évitez la surchauffe chez vous !

Surchauffer son intérieur provoque, notamment, un assèchement des muqueuses ORL, ce qui les rend plus fragiles face aux agressions dues aux fortes variations de température.

N'hésitez pas à baisser le chauffage, placez des humidificateurs sur vos radiateurs dans lesquels vous rajouterez des huiles essentielles.

Aérez régulièrement votre intérieur et profitez-en pour prendre un bol d'air.

Abusez des huiles essentielles

Les huiles essentielles sont les **parfums des fleurs**. Dans la nature, elles servent à protéger les plantes des insectes, parasites, champignons, qui pourraient leur être nuisibles. Elles produisent ces principes volatils odorants pour des effets autothérapeutiques. Nous pouvons extraire ces principes, pour en fabriquer des huiles essentielles à notre usage, d'ailleurs plusieurs études ont démontré leurs effets dans la lutte contre les bactéries, les virus et les champignons. Alors les utiliser pour assainir votre intérieur, tout en le parfumant, c'est une bonne idée. Versez quelques gouttes dans une coupelle d'eau posée directement sur un radiateur (cela humidifiera également la pièce), ou bien utilisez un pulvérisateur, ou un diffuseur.

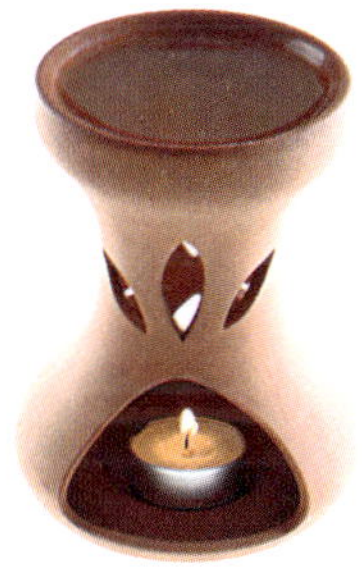

Lesquelles choisir ?

- La **lavande** (*Lavandula officinalis*), en plus de son effet relaxant, est un antiseptique des voies ORL, anti-irritante, anti-inflammatoire, expectorante.
- L'**eucalyptus** (*Eucalyptus globulus*) est un puissant antiseptique des voies ORL et pulmonaires (idéal pour assainir la chambre d'un malade).
- Le **thym** (*Thymus vulgaris*), très efficace contre les infections ORL et pulmonaires, stimule l'immunité.
- Le **pin** (*Pinus sylvestris*), particulièrement les huiles essentielles d'aiguilles de pin, apporte une douce odeur des Landes tout en purifiant l'atmosphère et en libérant les bronches.
- La **menthe** (*Mentha piperita*) est parfaite pour sa fraîcheur.
- Mon coup de cœur va tout particulièrement à la **ravintsara** (*Cinnamomum camphora*), très puissant stimulant de l'immunité et très efficace dans la lutte contre les virus. Elle décongestionne les fosses nasales et débouche le nez.

De nombreuses autres huiles essentielles peuvent être utilisées en fonction de chacun et du contexte. Prenez conseil auprès de votre pharmacien.

Comment les appliquer ?

En raison de leurs propriétés fortement antivirales et décongestionnantes pour le nez, l'idéal est d'imprégner votre mouchoir avec l'huile essentielle de ces plantes. Respirez-le plusieurs fois par jour, surtout si vous vous êtes en contact avec des personnes déjà malades qui éternuent beaucoup.

Déposez-la sur le col de vos vêtements et vous obtiendrez ainsi une protection rapprochée pour toute la journée.

Les oligoéléments vous protègent

Pour vous protéger en période hivernale, et particulièrement en pleine épidémie, prenez des oligoéléments d'argent, de cuivre et d'or. Je préconise les suspensions colloïdales qui semblent être les mieux assimilables (en ampoules chez votre pharmacien).

À quelle fréquence et à quelle dose les prendre ?

Alternez chaque matin une dose de l'un et de l'autre. Par exemple lundi cuivre, mardi or, mercredi argent...

- Le cuivre a des propriétés antivirales et antibactériennes importantes, et facilite la synthèse des anticorps.
- L'or favorise la phagocytose, c'est-à-dire la digestion des germes par les globules blancs, et renforce ainsi l'immunité.
- L'argent est un puissant anti-infectieux de contact et un anti-inflammatoire de la muqueuse ORL. En phase aiguë, prenez-le en instillation par le nez.
- Le silicium stimule le système réticulo-endothélial, système régulant en partie l'immunité et favorisant la destruction des éléments considérés comme étrangers.
- Enfin le soufre, recommandé pour la sphère ORL et son activité de gestion de la sécrétion de mucus, est également à ne pas oublier.

Où trouver ces oligoéléments ?

Les oligoéléments sont présents dans l'eau de mer (que vous trouverez en ampoules), les huîtres fraîches et, bien sûr, dans votre alimentation. Par exemple, le radis noir est riche en soufre et facile à trouver sur les marchés en hiver.

Le soufre est aussi présent, en moindre mesure dans le radis rose, l'ail, les oignons, les orties, le pissenlit, le persil et la pomme.

Le silicium se trouve dans la membrane coquillière de l'œuf (la petite peau entre la coquille et l'œuf, visible facilement quand vous écalez un œuf dur). On le trouvera également dans la prêle (*Equisetum arvense*) à consommer en poudre (2 g/jour maximum) disponible en pharmacie.

Les bettes, les carottes, le persil, les épinards, la betterave, le céleri, le chou, le brocoli, les lentilles, le citron, l'orange, l'abricot, les fruits secs, le blé, les germes de blé et les champignons sont riches en cuivre.

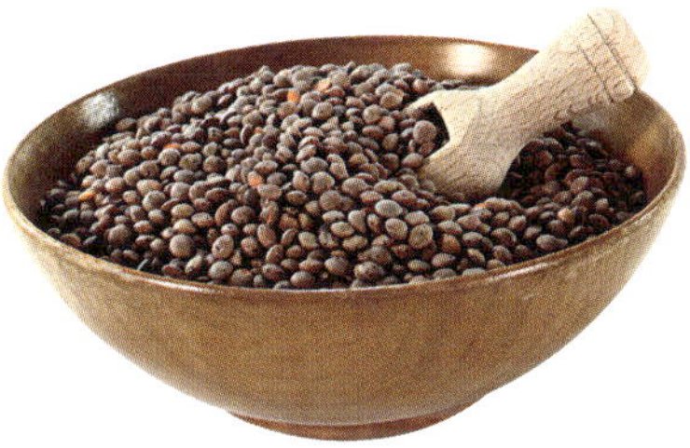

Notre système immunitaire aime les probiotiques, mais pas trop ?

Les probiotiques stimulent l'immunité et augmentent nos défenses. Mais que sont un probiotique et un prébiotique ?

La flore digestive

La flore digestive représente environ 2 kg de votre poids, avec une quantité de 100 000 milliards de bactéries (10^{14}), soit 10 fois plus que de cellules qui vous composent : 10 000 milliards (10^{13}).

Cette flore se renouvelle en permanence (on perd 100 milliards de bactéries par gramme de selle). On dénombre environ 500 espèces connues constituant la flore digestive que nous devrions appeler le « microbiote intestinal ». Ce microbiote a quatre fonctions fondamentales qui sont :

- une fonction physiologique corégulant le renouvellement de la muqueuse intestinale ;

- une fonction immunitaire activée par le microbiote (attention, celui-ci peut malgré tout déclencher des maladies inflammatoires et allergiques de l'intestin) ;
- une fonction protectrice due à l'effet de masse évitant la colonisation du tube digestif par des espèces pathogènes ;
- une fonction digestive par la fermentation qui permet de libérer des substrats nutritifs inaccessibles autrement.

À la naissance, l'enfant n'a pas de microbiote. Il le contracte par les bactéries ingérées au cours de l'accouchement par voie naturelle et lors des premières tétées. D'où l'importance de donner le sein au tout début, même si l'on ne souhaite pas poursuivre l'allaitement par la suite, et particulièrement pour les enfants nés par césarienne.

Les probiotiques et les prébiotiques

Les probiotiques sont des germes vivants qui entretiennent un bon équilibre du microbiote. Ils sont, selon la définition même des germes, de passage. L'organisme ne les garde pas, mais leur influence met en place et maintient un équilibre protecteur. Ces germes probiotiques fabriquent des substances qui stimulent la croissance des autres micro-organismes de l'environnement dans lequel ils baignent. Il s'agit pour la plupart des bactéries lactiques (*Lactobacillus, Bifidobacterium...*), mais aussi des levures – apparentées aux champignons (*Saccharomyces*). Ainsi, et par définition, les probiotiques ne doivent être utilisés que par cure et jamais de façon continue. Par ailleurs, pris de façon répétée, leur impact peut devenir néfaste. Ils sont acidifiants lors des prises au long cours.

Les prébiotiques, quant à eux, ne sont pas vivants. Ce sont des ingrédients alimentaires non digestibles. Ils ont un effet bénéfique sur l'organisme, assurent le bon développement de certaines bactéries du tube digestif dont l'action est positive pour le corps. Par exemple, la racine de chicorée, comme l'oignon, le poireau ou le topinambour apportent de l'inuline qui, au niveau du côlon, est utilisée par les bactéries afin de se développer. Cet effet prébiotique est obtenu à partir de 5 à 15 g absorbés par jour.

Et les antibiotiques dans tout ça ?

On comprend aisément les dégâts que peut induire un traitement antibiotique mal conduit et inadapté. Ce dernier détruit en partie certains éléments du microbiote digestif, entraînant des déséquilibres de flore et une perte des défenses immunitaires.

À l'extrême, voici un exemple bien connu des médecins : suite à l'usage de certains antibiotiques associant une pénicilline à de l'acide clavulanique, le déséquilibre du microbiote favorise le développement d'une bactérie appelée le *Clostridium difficile*. Cette bactérie entraîne des diarrhées profuses qui, sans traitement, peuvent être fatales.

Alors rappelez-vous, quand vous avez le choix : « Les antibiotiques, c'est pas automatique ! » Ce n'est pas qu'un argument publicitaire de la Sécurité sociale en vue de limiter les dépenses de santé mais avant tout un principe important pour le respect de votre propre écologie intérieure qui vous permet d'améliorer votre capacité à vous défendre. En médecine naturelle, nous pouvons utiliser des plantes sous diverses formes mais aussi d'autres thérapeutiques d'extraction naturelle pour enrayer un grand nombre d'infections, et cela tout en respectant votre organisme. Dans la majorité des cas, l'antibiotique n'est pas utile, sa prescription est réservée au médecin seulement dans les cas où l'organisme ne peut se défendre. Ainsi, en lisant ces conseils, vous aurez les moyens simplement chez vous de mettre en place les premiers soins pour renforcer les défenses de votre organisme. Si la situation le nécessite, consultez votre médecin qui est le seul à pouvoir décider de la poursuite de cette prise en charge naturelle ou du passage à une thérapeutique plus agressive.

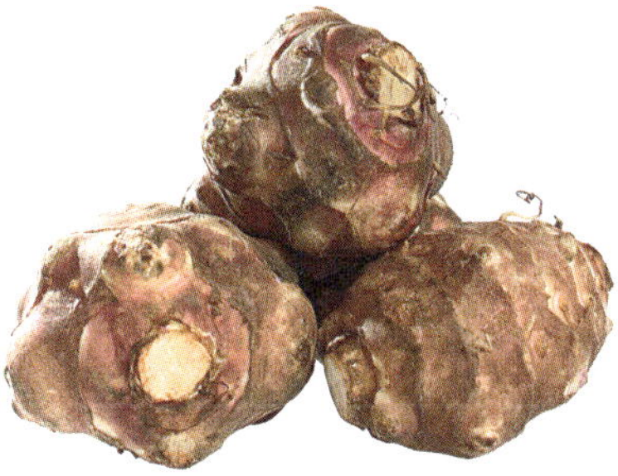

Et quand ce n'est pas encore trop tard : agir avant de consulter le médecin

Voici quelques principes simples à adopter. Ces petits plus peuvent devenir des réflexes qui, mis en route le plus rapidement possible, enrayent les infections. Cela vous évitera d'être victime des épidémies de cette saison !

Le nez qui coule…

C'est souvent le premier désagrément de l'hiver. Savez-vous que, selon la couleur de l'écoulement, cela ne veut pas dire la même chose ? Avant de vous traiter, sachez que quelle que soit la couleur de cet écoulement, il correspond à un **drainage physiologique naturel** destiné à expulser des corps étrangers (particules de poussière, virus, bactéries) entrant dans l'organisme. L'expulsion est parfois violente (éternuement). Là encore, respectez au maximum la physiologie sans chercher à assécher à tout prix ce fluide nasal avec des thérapeutiques chimiques puissantes. Elles n'auront d'autre effet que d'aggraver le mal en donnant l'impression d'une amélioration symptomatique du problème. En réalité, avec ce type de traitement, vous passerez rapidement d'un écoulement aqueux abondant à un faible écoulement épais et verdâtre, accompagné de fièvre nécessitant peut-être une antibiothérapie. Ce traitement est d'ailleurs le plus souvent donné à titre systématique en prévention : évitez ce type de stratégie !

La couleur de l'écoulement

L'écoulement peut être aqueux (couleur de l'eau), jaunâtre, ou verdâtre.

Un écoulement aqueux n'est pas forcément infecté, toutefois il peut être le lit d'une infection future. Le plus souvent, à cette saison, il est purement vasomoteur, entraînant une hypersudation des muqueuses du nez. C'est une réponse physiologique au contraste des températures, mais aussi aux dynamiques du réveil matinal avec la montée en puissance de l'alpha sympathique en lutte contre le parasympathique pour sortir du sommeil (voir p. 26). Au printemps, il en va tout autrement : cet écoulement est souvent lié à une réaction de type allergique.

Quoi qu'il en soit, la réactivité est pratiquement toujours la même : vasomotricité, exsudation abondante de mucus, écoulement non maîtrisé du nez (la goutte au nez) parfois associé à un éternuement.

Lorsque l'écoulement devient très abondant, on parle de catarrhe oculo-nasal : il s'y associe un larmoiement des yeux et, dans ce cas, on est en général au début d'une infection communément appelée rhume de cerveau…

Mon ordonnance naturelle pour maîtriser l'écoulement aqueux

Avant d'arriver au catarrhe, des solutions simples existent.

Règle n° 1

Pressez l'écorce d'un citron (Citrus limonum) ou d'une mandarine (Citrus deliciosa) de façon à ce que les microgouttelettes d'essence contenues soient propulsées dans le nez.

Ces essences d'agrumes sont vasoconstrictrices et antiseptiques. Vous trouverez en pharmacie des sprays nasaux homéopathiques.

Vous pouvez aussi inhaler des huiles essentielles de citron ou de mandarine mises au préalable sur un mouchoir ou dans un bol d'eau chaude.

Règle n° 2

Nettoyez-vous les fosses nasales avec de l'eau de mer médicinale. Vous éviterez ainsi une surinfection. L'eau de mer, sous forme d'ampoules isotoniques ou hypertoniques, ou encore sous forme de spray, est en vente en pharmacie. Il existe également des sprays composés d'eau thermale soufrée très efficaces.

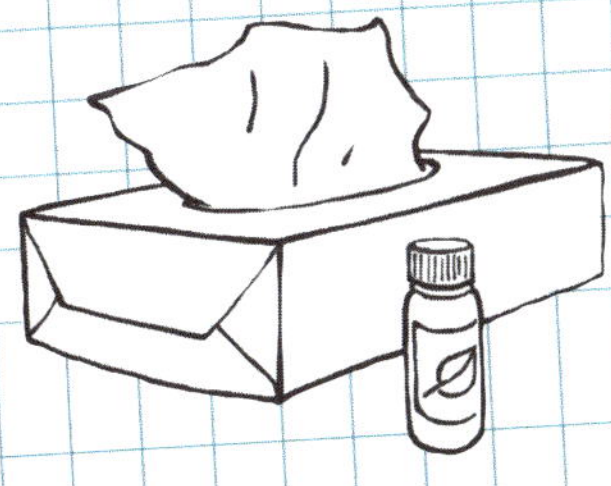

L'écoulement jaunâtre

Si l'écoulement devient jaunâtre, vous êtes certainement face à une infection virale qui peut se surinfecter par la suite avec des bactéries. En plus des lavages à l'eau de mer ou à l'eau thermale soufrée, inhalez des huiles essentielles de ravintsara (*Cinnamomum camphora*) sur un mouchoir. Utilisez en même temps des sprays d'oligoéléments contenant de l'argent (en pharmacie).

Pour les enfants, procédez de la même façon en remplaçant le ravintsara par de la lavande (*Lavandula officinalis*) ou de l'eucalyptus (*Eucalyptus globulus*).

L'écoulement verdâtre

L'écoulement peut devenir verdâtre, signe d'une infection bactérienne confirmée. Ce pigment vert est produit par une bactérie. L'infection peut n'être que localisée sans fièvre associée ; si elle se généralise, alors la fièvre apparaît. En attendant de consulter votre médecin, faites des inhalations avec des complexes d'huiles essentielles prévues pour cette indication et vendues chez le pharmacien.

Versez quelques gouttes dans un bol d'eau chaude, mettez une serviette sur la tête et respirez autant que possible au-dessus du bol. Mouchez-vous de temps en temps dans un mouchoir jetable. Puis, après cette séance, je vous recommande d'avaler, par le nez, 1 ampoule par narine d'oligoélément d'argent, en suspension colloïdale, à acheter chez votre pharmacien. Ainsi, vous tapisserez l'ensemble de la muqueuse nasale et de l'arrière-gorge avec cet oligoélément aux propriétés de contact anti-inflammatoires et anti-infectieuses. Attention, ne prenez pas du nitrate d'argent car vous vous brûleriez profondément.

Comment faire ?

Si vous êtes habile, vous pourrez casser les deux extrémités de l'ampoule tout en bouchant l'une d'elles avec votre doigt. Il vous suffira ensuite de placer l'extrémité ouverte de l'ampoule dans votre narine et de laisser s'écouler doucement, en déglutissant en même temps.

Sinon, versez votre ampoule dans un verre, puis utilisez une pipette de sérum physiologique vide. Appuyez dessus pour chasser l'air, et placez le bec dans le fond du verre. Relâchez la pression pour laisser tout le liquide remonter dans la pipette (comme avec une poire à lavement). Il ne vous reste plus qu'à faire couler la solution dans le nez.

Les sinus congestionnés : je ne peux plus respirer ?

Devant des sinus inflammés et douloureux, la première chose à faire est de désinfecter les fosses nasales et de les laver, mais en douceur. Le « Kärcher » est à bannir car vous aggraveriez l'inflammation. Utilisez, comme pour le nez qui coule, soit l'eau de mer médicinale, soit l'eau thermale soufrée, ou encore des oligoéléments d'argent en suspension colloïdale.

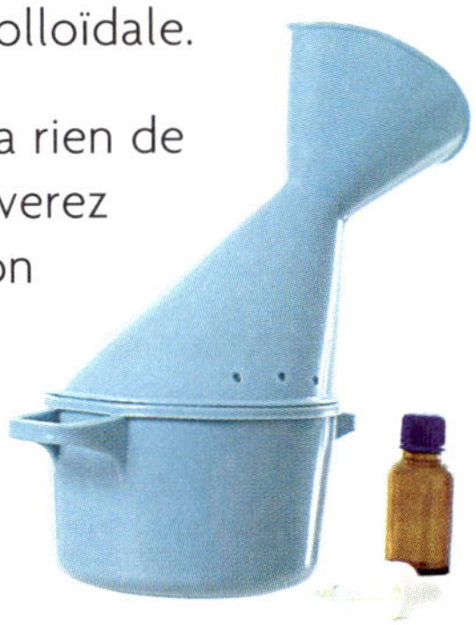

Ensuite, pour nettoyer les sinus en profondeur, il n'y a rien de mieux que l'inhalation d'huiles essentielles. Vous trouverez de nombreuses spécialités adaptées à cette indication en vente en pharmacie. Faites au moins 3 inhalations par jour dont 1 avant le coucher, et versez ensuite des huiles essentielles de ravintsara (*Cinnamomum camphora*) sur votre oreiller avec éventuellement de la lavande pour passer une bonne nuit.

Si la sinusite devient trop douloureuse, appliquez des cataplasmes d'argile verte sur la peau au niveau des sinus maxillaires ou frontaux, que vous garderez au moins 20 min sans sécher. Il existe une spécialité très efficace pour les sinus congestionnés qui associe de l'argile verte, de l'aloès et des huiles essentielles de lavande, romarin et de girofle (renseignez-vous auprès de votre pharmacien). Quand on l'applique sur les sinus maxillaires, il est important de bien fermer les yeux car, dans un premier temps, les vapeurs d'huiles essentielles peuvent être irritantes.

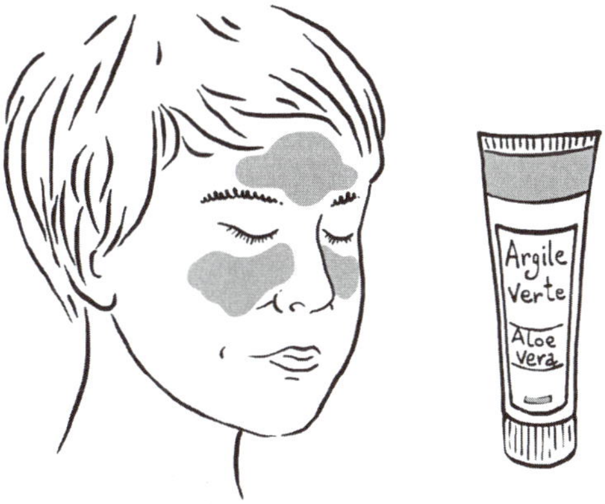

cataplasme d'argile verte sur les sinus

Mon ordonnance naturelle antisinusite

* suc aqueux de radis noir (en vente en pharmacie)
* 1 ampoule dans le jus d'1 citron avant les repas de midi et du soir (2 ampoules par prise dans les cas aigus)

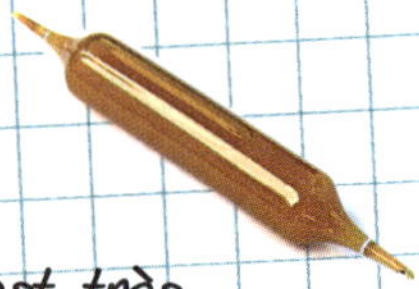

Le suc aqueux de radis noir (Raphanus niger) est très soufré et ne sent donc pas très bon. Pour les personnes difficiles comme moi, prenez directement l'ampoule en l'aspirant, cela passe mieux, puis buvez le jus de citron avec de l'eau.

Ce traitement est contre-indiqué chez les patients ayant des calculs dans la vésicule biliaire car le radis noir crée une chasse biliaire importante qui peut entraîner la migration d'un calcul et une crise de colique hépatique.

En cas de sinusite chronique, mangez régulièrement du radis noir pendant tout l'hiver, vous ne vous en porterez que mieux.

Vous pouvez également prendre deux plantes, l'euphraise (*Euphrasia officinalis*) et la primevère (*Primula officinalis*), en teinture mère à la dose de 25 à 50 gouttes chacune 3 fois par jour.

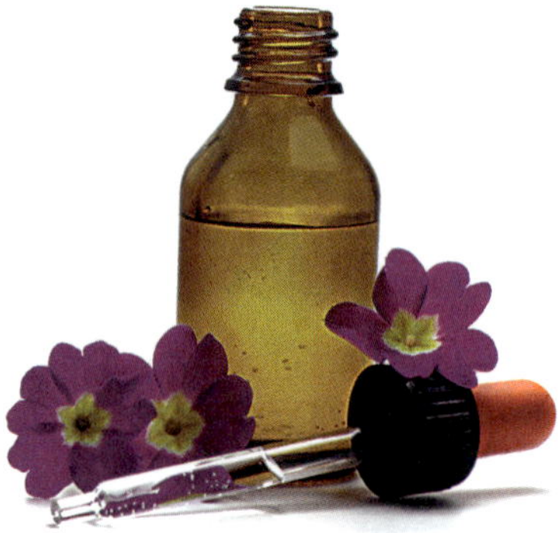

« J'me sens pas bien »

Un coup de froid, des frissons, la tête lourde... Vous ne vous sentez pas bien mais vous n'êtes pas encore malade. Pourtant, si vous ne faites rien avant ce soir, c'est certain demain vous serez au lit !

Premier réflexe

Dès les premiers symptômes, buvez 1 citron chaud. Dans le premier café du coin, dans votre cuisine, chez la voisine ou à l'épicerie du quartier, il serait bien étonnant que vous ne trouviez pas 1 citron à presser et à boire dans de l'eau chaude. L'idéal est d'y ajouter de la cannelle en poudre, d'attendre quelques minutes pour qu'elle infuse puis de boire le plus chaud possible sans vous brûler.

Si en plus vous avez un peu de fièvre, ajoutez 3 à 4 clous de girofle et 1 pincée de thym. Laissez frémir l'ensemble pendant 5 à 10 min. Puis retirez la cannelle et les clous de girofle, écrasez le citron avec une fourchette, filtrez et buvez le plus chaud possible. N'ajoutez pas de sucre car il « nourrit » l'infection naissante. Si cela est indispensable, mettez un peu de miel foncé (pauvre en glucose) ou du sirop d'agave en quantité raisonnable (1 c. à café). Certains rajoutent du rhum, mais là ce n'est pas une prescription du médecin !

Quand prendre ce traitement ?

Dès les premiers signes, 1 seule prise peut être suffisante pour enrayer l'infection qui s'installe. Quand vous aurez pris l'habitude de vous soigner ainsi, vous saurez si 1 prise unique est suffisante, sinon prenez 3 tasses par jour pendant 2 à 3 jours, puis 2 tasses par jour pendant 2 à 5 jours et, si l'infection a été sévère, quel que soit le traitement complémentaire que vous avez pris (antibiotique et/ou anti-inflammatoire prescrit par votre médecin par exemple), prenez 1 citron-cannelle par jour, en convalescence pendant 5 à 15 jours.

Si vous pensez que cette fois ce sera un peu plus sérieux, vous pouvez ajouter au citron chaud une spécialité avec des huiles essentielles adaptées aux infections saisonnières. Il existe également des sachets individuels très pratiques, qui se prennent sans eau, et que vous pouvez garder dans votre sac (c'est par exemple un mélange d'huiles essentielles de lavande, avoine, cannelle de Ceylan, eucalyptus, sarriette), ou des capsules renfermant des huiles essentielles adaptées que vous trouverez en pharmacie.

En cas de douleurs musculaires

Si vous avez des frissons, associés à des douleurs musculaires, il est fort probable que ce soit le début d'une infection virale, qui se manifeste aussi par une température élevée. Cela peut être la grippe, mais pas obligatoirement. Dès les premiers symptômes, buvez 1 verre 3 fois par jour d'une solution de chlorure de magnésium. Pour la réaliser, diluez 1 sachet de 20 g de chlorure de magnésium (à acheter en pharmacie) dans 1 l d'eau, faiblement minéralisée. Attention, la plupart des bouteilles d'eau contiennent 1 l et demi !

Attendez-vous à avoir des selles liquides, c'est dû au chlorure de magnésium. On parle alors de fausse diarrhée car on peut la retenir.

Puis c'est la gorge...

Malgré tous les conseils précédents, ou parce que ces derniers n'ont pas été appliqués suffisamment tôt, l'infection de la gorge apparaît. Dans ce cas, vous avez l'impression d'avoir une multitude d'aiguilles plantées dans le fond de la gorge, c'est une vraie torture d'avaler ou de parler.

La ronce

La ronce est un puissant anti-inflammatoire de toute la sphère ORL. Elle a également une petite action anti-infectieuse sur la gorge et elle est aussi astringente, ce qui limite les écoulements du fond de la gorge qui entretiennent la douleur. Vous pouvez vous la procurer en pharmacie, mais pour ceux qui vivent à la campagne et proches des zones humides, il s'agit d'une plante commune envahissante que vous trouverez dans le fond du jardin. Cueillez les feuilles hautes seulement afin d'éviter les contaminations par des déjections animales (renard en particulier).

Afin d'augmenter ses qualités anti-inflammatoires et anti-infectieuses, ajoutez à cette tisane des fleurs de mauve (*Malva sylvestris*) qui adouciront votre gorge (en vente en pharmacie).

Enfin, si la douleur est très vive, ajoutez quelques clous de girofle pour leur effet anesthésiant et de renfort symptomatique anti-inflammatoire et anti-infectieux. Attention toutefois, le clou de girofle renforce le déséquilibre neurovégétatif induisant le mal de gorge. Ne le prenez jamais seul mais

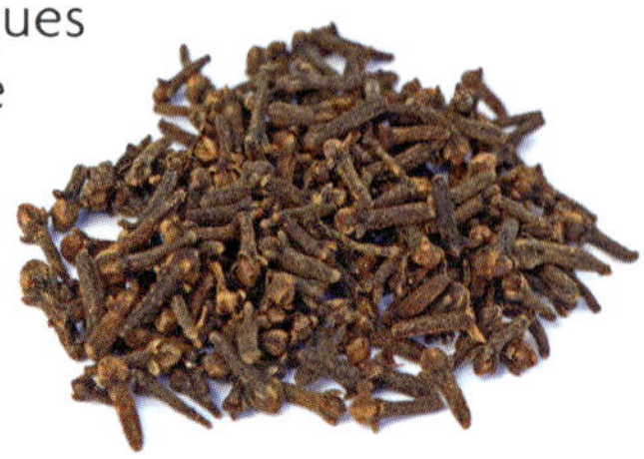

Mon ordonnance anti mal de gorge

Prenez 1 ampoule d'oligoélément de bismuth systématiquement matin et soir, pendant 1 semaine.

Préparez également une infusion de feuilles de ronce, (Rubus fruticosus) qu'on utilisera de 2 façons :

* en gargarisme : pour cela mettez 1 c. à soupe bombée de feuilles dans l'équivalent d'1 tasse d'eau froide, portez à ébullition, puis laissez infuser 15 min et filtrez. Vous obtenez une tisane très concentrée, avec laquelle vous ferez un gargarisme que vous recracherez. Renouvelez l'opération plusieurs fois et vous serez vite soulagé.
* en tisane : mettez 1 c. à café de ces feuilles par tasse, versez de l'eau chaude par-dessus et laissez infuser entre 10 à 15 min. Filtrez et buvez 3 tasses/jour tant que vous avez mal.

toujours associé à la ronce dont la concentration doit être supérieure pour contrecarrer cet effet. Enfin, utilisez-les sur des courtes durées et seulement quand cela est nécessaire.

Pour être pratique et efficace, et quand on ne peut pas préparer d'infusion, le mieux est d'acheter un spray ou des pastilles (sans glucose et faux sucre) de propolis (voir p. 195). La propolis est un produit de la ruche au fort pouvoir antiseptique et anti-inflammatoire ORL qui soulage les maux de gorge.

… et enfin la toux

Pour soigner la toux, il est important de différencier la toux grasse de la toux sèche. Une toux grasse ramène des crachats, c'est une toux qui élimine des corps étrangers (poussières, bactéries, virus…) englués dans du mucus. Il faut donc cracher ces glaires qui, de plus, sont très difficiles à digérer. Une toux sèche est le plus souvent une toux d'irritation, elle s'autoentretient et peut favoriser l'installation d'une inflammation chronique qui fera le lit d'une surinfection.

Mettez votre pancréas au repos

Si vos poumons sont fragilisés, il convient là aussi d'éviter de surstimuler le parasympathique. Mettez votre pancréas au repos (en évitant le sucre, le gras, les produits laitiers). Aussi, je vous recommande d'éviter les sirops que l'on trouve dans le commerce, trop souvent riches en glucose ou, pire encore, plein de « faux sucre ». Si vous souhaitez vraiment prendre du sirop, il en existe à base de miel foncé qui est plus recommandable. C'est pour cette raison que je préfère prescrire des tisanes et que j'affectionne particulièrement la suivante (découverte au tout début de mon enseignement).

Frictionnez la cage thoracique

En plus des tisanes, frictionnez la cage thoracique avec des huiles essentielles. Afin de permettre une diffusion autant transdermique qu'aérienne, préparez cette friction avec une base alcoolique plutôt que huileuse. Il existe aussi des baumes en pharmacie avec des formules adaptées aux adultes ou aux enfants. En effet, les jeunes enfants (moins de 6 ans) peuvent faire des convulsions en réaction au camphre, il est donc contre-indiqué ; il l'est également, par principe, chez les épileptiques.

Recette de friction décongestionnante

- alcool à 90 °C
- 5 gouttes d'HE d'aiguille de pin (*Pinus sylvestris*)
- 2 gouttes d'eucalyptus (*Eucalyptus globulus*)
- 1 c. à moka de moutarde

Versez dans le creux de votre main l'alcool, les huiles essentielles et la moutarde puis utilisez ce mélange pour faire une friction tonique et décongestionnante. Vous pouvez aussi remplacer l'alcool par une teinture mère de grindélia (*Grindelia robusta*) qui renforcera l'effet antitussif.

Pour calmer la toux, une inhalation est toujours efficace, comme indiquée pour les sinus. Elle désinfecte l'ensemble de l'appareil ORL.

Mon ordonnance antitoux

La tisane des 7 fleurs pour les toux sèches ou grasses :

* fleurs de mauve (Malva sylvestris)
* fleurs de guimauve (Althaea officinalis)
* fleurs de pied de chat (Gnaphalium dioicum)
* fleurs de bouillon-blanc (Verbascum thapsus)
* fleurs de tussilage (Tussilago farfara)
* fleurs de coquelicot (Papaver rhoeas)
* fleurs de véronique (Veronica officinalis)

Mélangez ces fleurs à proportion égale. Prenez 1 c. à café bombée pour 1 tasse, laissez infuser 10 à 15 min, puis filtrez. Buvez 1 à 5 tasses/jour en fonction de la toux, en général 3 tasses/jour suffisent. Vous pouvez également en préparer 1 l avec 1 poignée de fleurs, à boire dans la journée. Cette tisane, très efficace, adoucit les voies aériennes et permet un drainage pulmonaire. Légèrement sédative, elle aide l'organisme à lutter contre les infections.

Pour la petite histoire, j'ai prescrit un jour cette tisane à ma voisine qui présentait une toux revêche. Trouvant cette tisane délicieuse (en plus d'être belle car fleurie et colorée), elle prit l'habitude d'en boire tous les jours. Au bout d'1 mois, son professeur de chant lui a dit : « Tu as fait de grands progrès dernièrement pour tenir tes notes, on dirait que tu as gagné en capacité respiratoire. » Depuis, cette tisane est bue par tout son groupe de choristes...

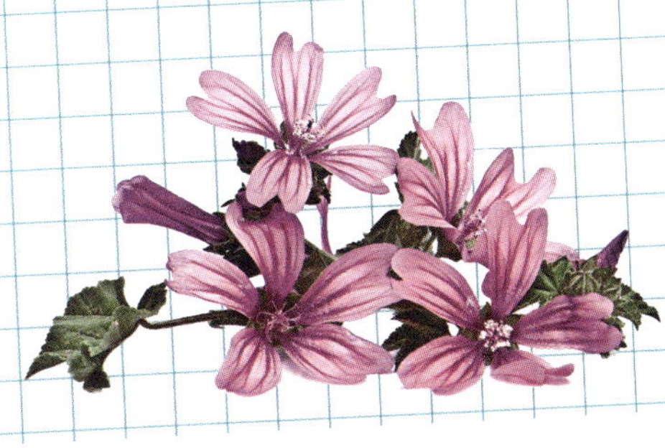

Faire baisser la fièvre, oui mais pas à tout prix ?

De nombreux médecins ont oublié que, jusqu'à 38,5 °C, la température ne doit pas être baissée artificiellement car elle permet de lutter contre le développement des virus et bactéries. C'est même la seule solution qu'a l'organisme pour détruire les virus (voir p. 185).

Les risques de la fièvre

Si la fièvre dépasse 38,5 °C, et en fonction de l'âge, mieux vaut éviter les complications. Pour les jeunes enfants, le risque majeur est la convulsion, car leur cerveau est encore immature et les centres de thermorégulation ne jouent pas totalement leur rôle.

Chez l'adulte, les protéines (principal constituant de notre organisme après l'eau) ne commencent à être détruites qu'à partir de 42 °C (ça laisse de la marge). Donc, dans la majorité des cas, on peut se contenter de surveiller cette fièvre en évitant de la faire baisser artificiellement avec des antipyrétiques tels que le paracétamol ou l'aspirine à forte dose.

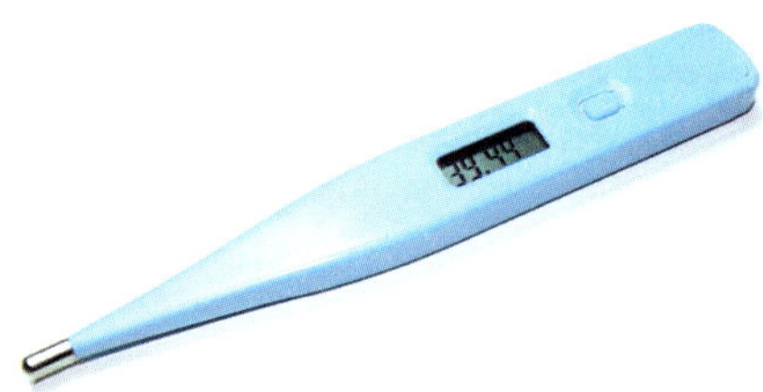

Les tisanes antipyrétiques

La fièvre entraîne une déshydratation. Pensez donc à boire beaucoup et, tant qu'à faire, buvez de la tisane afin d'optimiser les défenses de l'organisme. Les feuilles de **cassis** (*Ribes nigrum*) sont particulièrement indiquées pour leur soutien surrénalien ; les feuilles ou fleurs d'**aigremoine** (*Agrimonia eupatoria*) sont un antiviral très efficace qui régule la fièvre (on dit « fébrifuge). C'est également une plante cytophylactique, c'est-à-dire qu'elle aide à la mise en place des défenses de l'organisme.

Rajoutez dans cette tisane des rondelles de racine de gingembre pour renforcer l'activité fébrifuge, ainsi que les défenses de l'organisme. Vous aiderez votre organisme à se réparer par lui-même sans jamais vous substituer à lui, c'est comme cela qu'à la longue vous le rendrez plus résistant.

Les autres moyens

Il existe d'autres moyens simples pour faire baisser naturellement la fièvre. Le premier est surtout de découvrir le malade. En effet, à cause des frissons, le malade a tendance à trop se couvrir ce qui fait monter la température. Commencez par remplacer la couette par un drap, puis humidifiez des serviettes avec de l'eau froide du robinet parfumée à l'eau de fleur d'oranger pour l'apaiser et l'aider à refroidir son corps. Appliquez ces serviettes :

- sur la nuque pour être au plus près des centres nerveux de régulation de la température ;
- aux plis de l'aine (lieu de passage à fleur de peau des gros vaisseaux sanguins qui, refroidis par ces linges, répartiront cette fraîcheur).

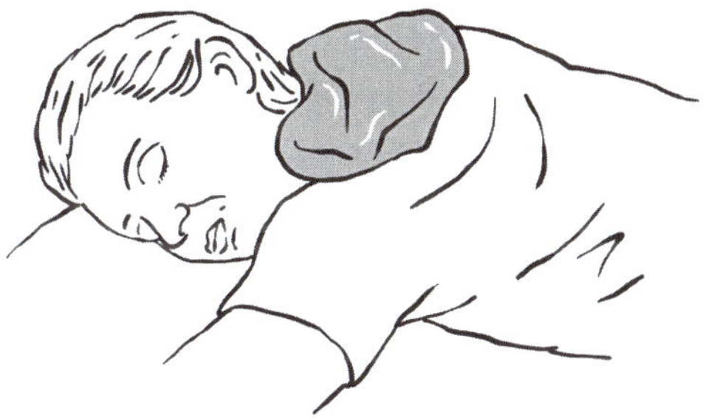

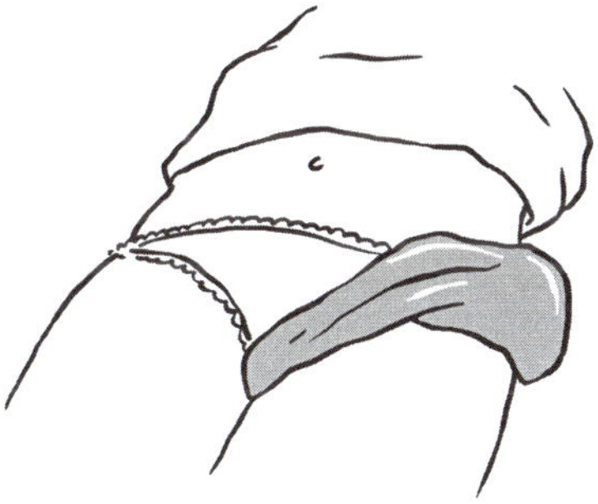

serviettes humides à appliquer

Faites boire au malade des tisanes froides ou des jus de fruits frais. Ainsi, son organisme régulera au mieux la température du corps sans aucune substitution bloquant les mécanismes naturels d'autoréparation.

Paracétamol et aspirine, à ne consommer qu'en dernier recours

Le paracétamol, l'aspirine ou les autres produits antipyrétiques ne doivent être utilisés qu'en dernier recours, si malgré tous les conseils précédents, la fièvre est difficilement supportée, ou si le jeune malade risque les convulsions. Quoi qu'il en soit, si le malade ne supporte pas la fièvre, ou si vous avez le moindre doute, il est indispensable de faire appel à votre médecin. Il vous indiquera le traitement à mettre en place.

Virus ou bactérie, voilà la question

L'antibiotique ne sert qu'à tuer les bactéries, il n'a aucun effet sur les virus. Or, la plupart des infections courantes épidémiques de cette saison sont virales. Le médecin saura faire la distinction entre les deux et ne doit donc pas vous prescrire de façon systématique un antibiotique. D'autant plus que, sur des infections bactériennes simples, vous pouvez utiliser des spécialités en vente chez votre pharmacien à base d'huiles essentielles. Elles sont souvent suffisantes. Si votre médecin connaît l'usage des thérapeutiques d'extraction naturelle, il pourra vous prescrire une formulation spécialement adaptée à votre terrain. Et même s'il vous prescrit au final un antibiotique, vous pouvez poursuivre vos huiles essentielles afin d'en augmenter l'efficacité.

Certaines infections virales peuvent dans un deuxième temps se surinfecter par des bactéries, c'est pour cette raison que certains médecins prescrivent d'emblée un antibiotique. Cette stratégie, qu'on appelle l'**antibioprophylaxie**, n'est pas recommandée car on ne sait pas à l'avance contre quel germe il faudra combattre, et ainsi on favorise les résistances. De plus, en déséquilibrant la flore digestive, on diminue les capacités immunitaires de l'organisme.

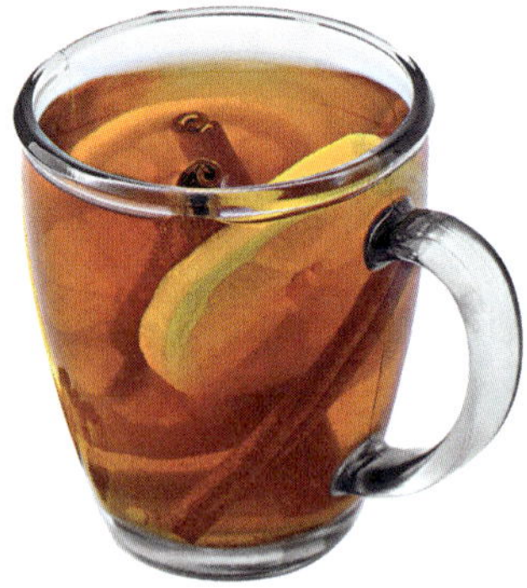

Au secours, la gastro !

Avec les premières pluies et les premiers froids, on voit apparaître des gastro-entérites de façon épidémique. Elles sont le plus souvent dues à un virus (Rotavirus), c'est pour cela que l'on parle de « grippe intestinale ». Parfois, la gastro peut être liée à une bactérie (salmonelle), un parasite ou un champignon. Les signes cliniques sont la conséquence d'une irritation de la muqueuse digestive : elle se traduit donc par un inconfort digestif, des nausées, des diarrhées, voire des vomissements, et touche plus fréquemment les enfants. Le risque principal est la déshydratation, surtout chez les nourrissons. C'est la principale cause des hospitalisations. Nous ne parlons ici que des gastro-entérites épidémiques hivernales, pour les autres types de gastros, reportez-vous à la diarrhée du voyageur (p. 107).

Dès les premiers signes

Le petit de la voisine a une diarrhée, la copine de votre fille n'est pas venue à l'école car elle a mal au ventre... alerte et méfiance ! Peut-être sommes-nous face à un début de « gastro épidémique » ? Comment éviter la contamination ?

Tout d'abord, il est primordial d'expliquer aux enfants (et aux adultes) l'importance de se laver les mains régulièrement et surtout après avoir été aux toilettes. En effet, la gastro fait partie des maladies dites « des mains sales », ou pour être encore plus direct, « oro-fécale ».

Une fois sur les mains, le virus se propage très rapidement, en jouant, en touchant les camarades de classe, en préparant les repas, en se serrant la main, etc. Une personne est contagieuse dès le début de

Quelques précautions

Savonnez-vous les mains puis essuyez-les avec une serviette à usage unique. Car certaines personnes ne font qu'un simple rinçage à l'eau rapide et étalent ensuite le virus sur l'essuie-main.

Interdisez à vos enfants de boire de l'eau directement au robinet des sanitaires de l'école, car ils sont très certainement souillés. Donnez-leur une petite bouteille personnelle pour les récréations.

ses symptômes et jusqu'à 48 h après. Certains adultes notamment peuvent être contaminants sans avoir de signe clinique, ce qui est un grand facteur de propagation.

Prévenir la gastro

Durant ces périodes, pensez à boire chaque matin du surnageant d'argile (voir p. 108). Pour mémoire, diluez 1 c. à café d'argile verte ultra-ventilée de qualité alimentaire dans 1 verre d'eau le soir. Laissez reposer toute la nuit et buvez le surnageant (l'eau trouble en laissant l'argile dans le fond du verre) le matin. Remettez de l'eau dans le verre et renouvelez l'opération. Vous rajouterez de l'argile quand nécessaire. Utilisez un verre à moutarde dont vous aurez conservé le couvercle afin d'éviter que la poussière ne tombe dans le verre.

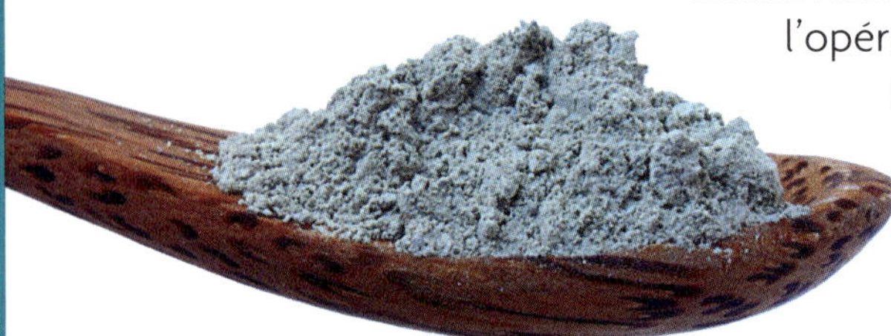

Préparez une tisane de fleurs ou de feuilles d'aigremoine (*Agrimonia eupatoria*) à boire chaque jour. Cette plante est un puissant antiviral et antidiarrhéique, elle cicatrise les muqueuses, lutte contre les spasmes digestifs, et régule les sécrétions du foie et du pancréas. La feuille d'aigremoine est à utiliser à dose raisonnable (pas plus de 2 biberons/jour pour un nourrisson). À des doses excessives, elle peut entraîner des convulsions.

Pour les personnes particulièrement sensibles aux infections saisonnières, ajoutez des feuilles de cassis (*Ribes nigrum*) à cette infusion. Et si la gastro s'installe malgré tout, un adulte peut en boire jusqu'à 1 l par jour.

Stopper le cercle infernal de la nausée, diarrhée, vomissements...

Si malgré toutes ces précautions, vous présentez des signes, il faut passer à la phase thérapeutique.

Consulter rapidement votre médecin si…

Si vous observez (notamment chez un enfant) des signes préoccupants dus à la déshydratation, il faut consulter. Les signes d'alerte sont : sécheresse excessive de la bouche, léthargie de l'enfant avec difficulté à le réveiller, absence d'urine ou des urines de faible abondance très foncées, crampes musculaires importantes, yeux creux, irritabilité excessive et non maîtrisable ; ou à l'inverse grande fatigue avec perte de poids rapide et absence d'appétit, et au pire des selles sanglantes de sang rouge ou noir nauséabond.

Mon ordonnance naturelle pour soigner la gastro

Dans les autres circonstances, cette affection commune se traite facilement à la maison.

Règle n° 1

Buvez 3 verres/jour d'argile verte ultra-ventilée de qualité alimentaire, hydratée depuis au moins 4 h (sauf pour le 1er verre, à boire immédiatement). Arrêtez dès que les selles sont moulées et reprenez à moindre dose en fonction de la qualité du transit.

Règle n° 2

Buvez 1 l de tisane de feuilles d'aigremoine et de cassis (voir p. 236).

En cas de spasmes

Si à la diarrhée s'ajoutent des spasmes digestifs importants, ajoutez des feuilles de mélisse (*Melissa officinalis*) à la tisane recommandée ci-dessus. Cette plante possède des activités antivirales. On peut, pour les mêmes raisons, utiliser à la place des feuilles de mélisse des feuilles d'estragon (Artemisia dracunculus). Par ailleurs, certaines gastros ne se manifestent que sous la forme spasmodique, sans diarrhée, ni vomissement associé. Dans ce cas, ne prenez que ces deux dernières plantes.

En cas de diarrhée

Si la gastro ne se manifeste que par une diarrhée légère, l'infusion de ronce (Rubus fructicosus) seule peut suffire (voir p. 228).

En revanche, devant une diarrhée profuse résistante à l'argile et à l'aigremoine, ajoutez des feuilles de noyer (Juglans regia), extrêmement riches en tanin et puissamment efficaces dans ce cas.

Enfin, il y a aussi la possibilité de boire l'eau ayant servi à cuire du riz riche en amidon, elle a un fort pouvoir antidiarrhéique.

En cas de nausées associées

N'hésitez pas à consommer du gingembre (Zingiber officinalis) découpé en petits morceaux ajoutés dans l'infusion d'aigremoine. Vous pourrez aussi avaler, si cela est plus facile, 1 à 4 gélules/jour de poudre de gingembre à 0,5 g.

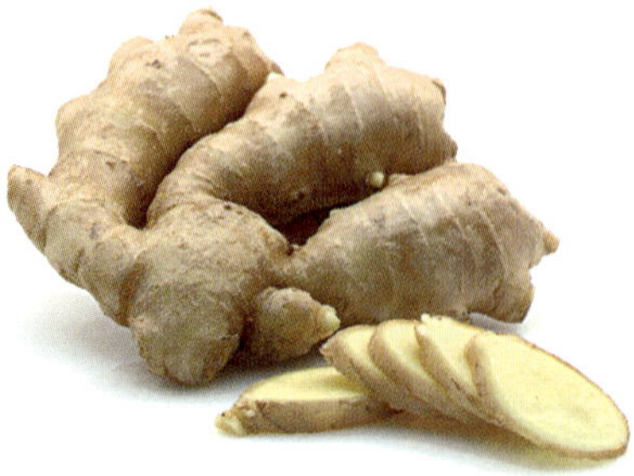

Au niveau végétatif, pour pouvoir vomir, il faut un parasympathique très fort (d'où l'intérêt de l'aigremoine pour le limiter) mais aussi une très forte réactivité alpha et surtout bêta sympathique, celle-ci s'exprimant de façon immédiate et excessive. Si les vomissements sont importants et qu'ils ne répondent pas aux tisanes précédentes, frictionnez le ventre, en direction du foie, du plexus solaire et du sphincter d'Oddi (petit « robinet » permettant l'évacuation de la bile dans l'intestin) avec de l'huile essentielle de lavande (*Lavandula officinalis*) qui vous soulagera, pure (une des rares pour lesquelles c'est possible) ou diluée dans une huile à 10 %.

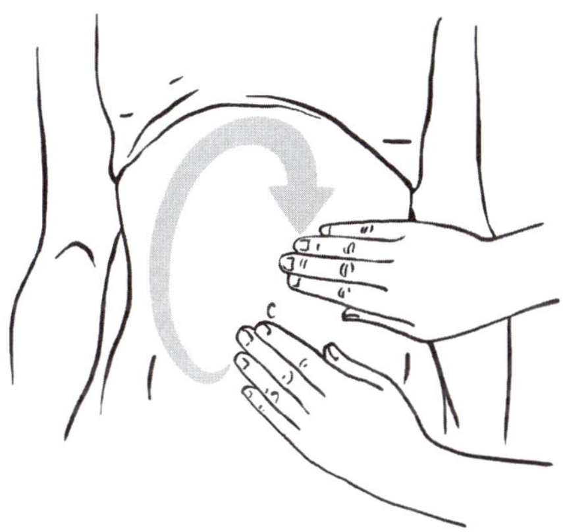

friction du ventre

Se réhydrater

Rien de tel qu'un bon bouillon de légumes salé car il apporte une alimentation riche en oligoéléments et en sel permettant une réhydratation rapide de l'organisme. Il peut se boire par petites gorgées tout au long de la journée. En plus, c'est plus facile à vomir !

On utilisera prioritairement des oignons, des poireaux, du thym, du fenouil et des carottes car ils permettent d'augmenter les défenses.

- L'**oignon** relance la diurèse, soutient l'action du pancréas, draine le foie...
- Le **poireau** favorise les mictions, c'est un anti-inflammatoire des muqueuses et un régulateur de la flore digestive.
- Le **thym** combat la fièvre, il soutient fortement l'activité des surrénales et stimule l'immunité. Antispasmodique digestif, il lutte contre les douleurs de l'estomac et régule la flore digestive.

Recette du bouillon de légumes

Préparation : 15 min

Cuisson : 1 h

Ingrédients

- 3 l d'eau
- 3 carottes
- 3 navets
- ½ céleri rave
- 1 fenouil
- 1 côte de céleri branche
- 3 poireaux
- 2 oignons, dont 1 piqué de 3 clous de girofle
- 1 bouquet garni (laurier, thym, romarin)
- 1 bouquet de persil
- gros sel de mer gris

Préparation

Lavez les légumes bio et coupez-les grossièrement, sans les éplucher.

Portez à ébullition dans les 3 l d'eau (sans trop saler en début de cuisson), et laissez mijoter 1 h à couvert, ou plus pour un bouillon plus concentré. Assaisonnez, puis filtrez sans trop presser les légumes si vous voulez un bouillon clair.

- Le **fenouil** est surtout antispasmodique digestif et calmant pour l'estomac.
- Les **carottes** ont une fonction régulatrice digestive et sont un puissant antidiarrhéique. Elles cicatrisent les muqueuses et soutiennent aussi le pancréas.
- Le **laurier** aide à digérer, il est antifatigue et diurétique.
- Le **romarin** draine le foie. Anti-infectieux, il cicatrise les muqueuses digestives et est anti-inflammatoire. Il est également diurétique.
- Le **persil** est riche en vitamines A et C, il faut donc l'ajouter en fin de cuisson. Il est également diurétique.
- Le **céleri** est anti-inflammatoire et diurétique.

Pour parfaire la réhydratation, achetez des ampoules d'eau de mer isotonique en pharmacie (suivre la posologie indiquée sur la boîte).

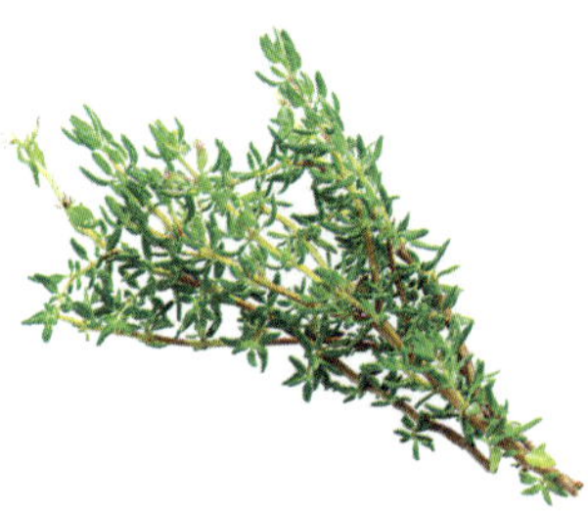

En cas de vomissements très importants

Diluez 1 c. à café de sel de mer gris dans 1 l d'eau. Donnez 1 c. à café de ce mélange au malade en lui demandant de bien la garder en bouche avant de l'avaler.

Prenez 1 autre c. à café de ce mélange que vous diluerez dans 1 verre à moutarde dont vous aurez conservé le couvercle en plastique. Dynamisez ensuite ce mélange en remuant fortement le verre (comme un barman avec un shaker). Environ 10 min après, donnez au malade 1 c. à café de ce nouveau mélange.

Renouvelez l'opération avec un nouveau verre dans lequel vous aurez mis 1 c. à café du verre précédent et de l'eau (dilution + dynamisation). Recommencez ainsi 10 min après la seconde prise : 1 c. à café de ce nouveau mélange. C'est comme fabriquer de façon empirique son homéopathie (dilution, dynamisation) à la maison. À chaque fois, la concentration en sel est plus faible et la dilution est plus grande. Le brassage vif crée une dynamisation. Poursuivez ainsi de suite, jusqu'à l'arrêt des vomissements.

Je vous conseille de numéroter les verres afin de pouvoir renouveler les prises si les vomissements reprennent sans avoir à refaire les dilutions successives et dynamisations.

Se réalimenter par étapes

Après une gastro, la réintroduction des aliments doit se faire très progressivement. Commencez par un bouillon de légumes, ensuite une soupe de légumes en mixant les légumes ayant servi à préparer le bouillon. Puis dans un second temps, quand ça va mieux, rajoutez des pommes de terre et/ou du chou. Et enfin, ne mixez pas les légumes, mais coupez-les en petits morceaux.

La pomme de terre, en plus d'être fortement nutritive, possède des propriétés antispasmodiques digestives et freine le parasympathique. Le chou, quant à lui, très nutritif également, est un cicatrisant de la muqueuse digestive. Seulement après, introduisez le riz cuit à l'eau, en première protéine animale des filets de poisson maigre cuits à la vapeur, enfin, de manière progressive, les autres aliments.

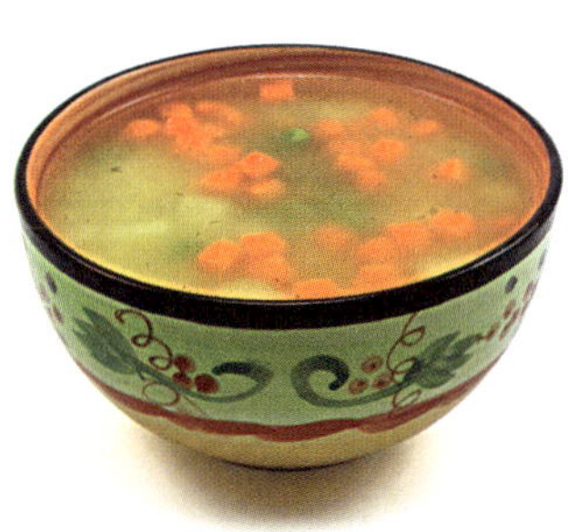

Grise mine et peau sèche

Le froid, le vent, l'humidité, les changements brutaux de température sont les principaux agresseurs de la peau pendant l'hiver. De plus, pendant cette saison, nous sommes emmitouflés dans plusieurs couches de vêtements et le visage reste seul à affronter les intempéries. Le résultat ne se fait pas attendre : dartre, gerçure, couperose... Autant de manifestations d'agression de la peau qui, au fil des années, laisseront des traces indélébiles.

Protéger sa peau de l'intérieur

La première action de protection se fait de l'intérieur. En effet, c'est en renforçant l'apport d'éléments bons pour notre peau qu'on lui donne le meilleur soin. Crèmes et cosmétiques ne sont que le crépi sur une façade parfois lézardée, ils sont utiles mais c'est sur la structure même de la peau qu'il faut agir.

Où trouver les apports en silice ?

Votre peau a besoin de silice par voie interne, qui contribue à lui donner son élasticité et à lutter contre les rides. La poudre de prêle, en gélules, est le meilleur apport et le plus facile à trouver. L'idéal est de prendre 2 g par jour, soit 2 gélules de 500 mg matin et soir.

La membrane coquillière de l'œuf (la peau entre la coquille et l'œuf facilement visible lorsque vous écalez un œuf dur) est très bonne pour la peau. Récupérez-la en faisant dissoudre une coquille d'œuf dans du vinaigre de cidre que vous utiliserez ensuite pour une vinaigrette. En plus de la silice, vous conserverez également tous les minéraux constitutifs de la coquille, qui protègent vos tendons, os, cheveux et ongles. Il existe aussi des compléments alimentaires contenant de la membrane coquillière de l'œuf. Et vous pouvez également utiliser un jus de citron à la place du vinaigre.

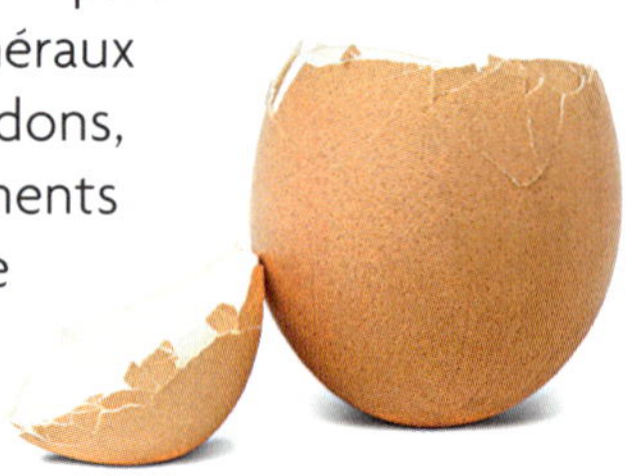

Mangez des poissons gras

Pour avoir une belle peau, rien de tel que de manger des poissons gras, au moins 3 fois par semaine. En plus, vous comblerez vos besoins en vitamine D, vous améliorerez la qualité de votre cholestérol, et nourrirez vos neurones. Ces poissons gras sont essentiellement la sardine (de préférence fraîche et crue), le maquereau, le hareng, le flétan, l'anguille, l'anchois, le saumon sauvage, la truite sauvage et les foies de morue ou de flétan. Les poissons d'élevage mangent beaucoup moins les algues qui sont à l'origine des graisses intéressantes pour la santé, c'est pourquoi mieux vaut privilégier le poisson sauvage. Cela vous paraît compliqué de manger 3 poissons gras par semaine ?

Pourquoi ne pas préparer une entrée avec du foie de morue sur des toasts grillés, une salade de hareng à l'huile d'olive avec des pommes de terre, une boîte de thon au naturel, ou un filet de maquereau séché avec un jus de citron ? Vous avez vos 3 poissons gras sans faire un brin de cuisine. Consommés crus, c'est encore mieux, à condition d'être sûr de la qualité. Et honnêtement, c'est plus logique de consommer les poissons dans l'assiette qu'en capsules, non ?

Et les capsules ?

Pour les inconditionnels des capsules, 2 huiles végétales sont à consommer en capsule, car elles s'oxydent très vite et l'encapsulation, si elle est bien faite, les protège de l'oxydation. Il s'agit de l'onagre et la bourrache. La bourrache est réservée aux peaux qui démangent et l'onagre est surtout destinée aux femmes ménopausées. Mais vous pouvez, au cœur de l'hiver, faire une cure de 1 à 3 mois avec ces 2 huiles, seule ou mélangée.

Reconnaître une bonne capsule

Pour un novice, il existe une façon simple de contrôler la qualité d'une capsule : lorsque vous la regardez par transparence, vous ne devez pas voir de bulle à l'intérieur. La bulle est le signe de la présence d'oxygène et donc d'oxydation de l'huile.

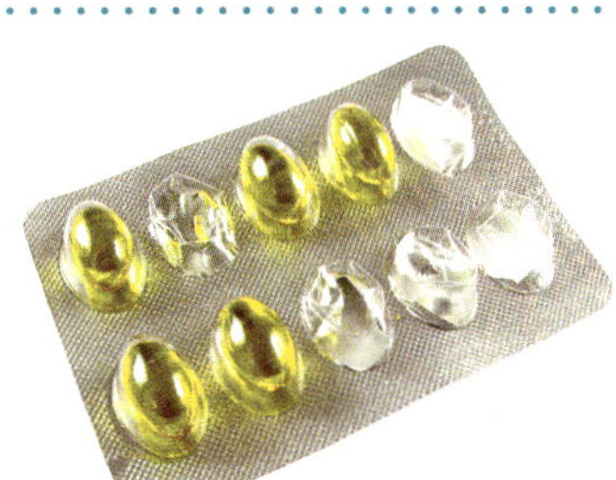

Le carpaccio de saumon

Ingrédients pour 4

- 600 g de filets de saumon de sauvage
- 1 citron
- 1 bouquet de ciboulette
- 5 c. à soupe d'huile d'olive
- 1 c. à soupe de vinaigre
- 3 c. à soupe de vin blanc sec (facultatif)
- thym
- sel, poivre
- pain de campagne

Demandez à votre poissonnier de couper les filets de saumon en tranches très fines, comme des tranches de saumon fumé.

Répartissez-les dans les assiettes, en évitant qu'elles ne se recouvrent. Pressez le citron. Lavez et ciselez finement la ciboulette. Mélangez le jus de citron et le vin (pour plus de goût) dans 1 bol. Salez, incorporez 4 c. à soupe d'huile d'olive, puis le vinaigre, sans cesser de remuer pour bien émulsionner la sauce. Incorporez la ciboulette et poivrez généreusement.

Faites dorer au four vos tranches de pain de campagne, après les avoir huilées et parsemées de thym.

Nappez les 4 assiettes de saumon avec la sauce et servez aussitôt, avec les tranches de pain chaudes.

Vous pouvez aussi assaisonner la sauce avec des câpres, de la coriandre fraîche, du poivre vert, ou décorer vos assiettes avec des lamelles d'avocats.

Une bonne vascularisation

Pour que la peau soit bien nourrie, elle doit être bien vascularisée. Avec les changements de température, les vaisseaux se contractent ou se dilatent et peuvent se fragiliser. Pour vous assurer une bonne protection, préparez des infusions de feuilles de vigne rouge (*Vitis vinifera*) associées à des zestes de citron, mandarine, clémentine ou orange.

Une bonne protection externe

Seulement après avoir mis en place la protection interne, vous pourrez vous occuper de l'externe.

Le tartare de thon

Ingrédients pour 4

- 500 g de thon rouge très frais d'Atlantique
- 1 petit bouquet de ciboulette
- 1 branche d'estragon
- 2 jaunes d'œufs
- 4 c. à soupe d'huile d'olive
- Tabasco, sel, poivre du moulin

Demandez à votre poissonnier de hacher finement la chair du thon et placez-la dans 1 saladier. Ciselez la ciboulette et les feuilles d'estragon. Mettez les jaunes d'œufs dans 1 grand bol et versez l'huile en filet, en tournant comme pour une mayonnaise. Ajoutez 1 trait de Tabasco, 1 pincée de sel et les herbes. Goûtez pour rectifier l'assaisonnement puis versez cette préparation sur le poisson. Mélangez soigneusement jusqu'à ce que tous les ingrédients soient bien répartis. Mettez au frais pendant 10 min puis servez en assiettes après avoir saupoudré de poivre au moulin avant de servir.

Les lèvres

Le plus simple par grand froid pour protéger les lèvres est la vaseline en pommade. D'accord ce n'est pas trop glamour, mais dans les conditions extrêmes, c'est fort utile. De façon un peu plus cosmétique, achetez en pharmacie la *cold cream* lèvres. Le beurre de karité fait l'affaire. Enfin, pour vous mesdames, un usage plus fréquent de votre rouge à lèvres habituel, s'il est de bonne qualité, peut être suffisant.

Le visage

Pour le visage, évitez le savon. Dans les conditions extrêmes (montagne, pôle Nord, navigation en mer australe), le liniment oléocalcaire – celui qu'on utilise pour laver les fesses des bébés – est excellent. C'est un mélange à partie égale d'eau de chaux récente avec une huile. L'eau de chaux s'achète chez votre pharmacien, et l'huile la plus souvent utilisée est l'huile d'olive. En fonction de la fragilité de votre peau, vous pouvez utiliser de l'huile d'amande douce (pour adoucir, hydrater) ou de l'huile de calendula (pour lutter contre les inflammations cutanées). L'huile d'amande douce est parfois suffisante comme dans le cas des dartres sur le visage de bébé.

Enfin, sachez utiliser les eaux florales, véritables cadeaux de la nature, résultant de la distillation des fleurs pour en extraire les huiles essentielles, laquelle nécessite de la vapeur d'eau, qui une fois recondensée devient de l'eau florale.

À chacun son eau florale

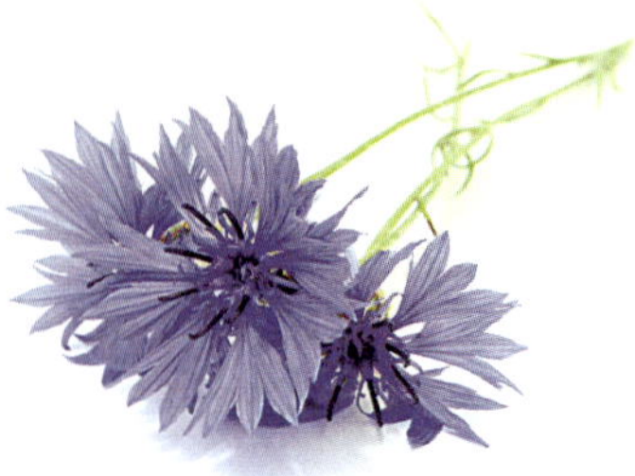

Vous pouvez utiliser l'eau florale pour nettoyer votre peau et vos paupières, mais aussi pour vous démaquiller. L'inconvénient, c'est qu'une fois le flacon ouvert, l'eau florale se garde peu de temps. Choisissez celle qui vous convient en fonction des besoins de votre peau.

- L'eau florale de rose est bien pour tous les types de peau. Si vous devez n'en avoir qu'une à la maison, c'est elle ! Elle lutte contre le vieillissement accéléré de la peau dû à l'exposition au froid. Elle est d'ailleurs utilisée dans de nombreux produits cosmétiques qui coûtent bien plus cher.
- L'eau florale de bleuet aide à lutter contre les agressions du froid et répare la peau irritée.
- L'eau florale de camomille est indiquée pour les peaux enflammées et sèches. Elle est idéale en compresses autour des yeux irrités par le vent glacial asséchant.
- L'eau florale de géranium a les mêmes propriétés que les précédentes. Elle est particulièrement indiquée pour les peaux acnéiques.
- L'eau florale de myrte convient aux peaux acnéiques avec des boutons purulents (sur une peau très agressée et congestionnée).
- L'eau florale de lavande est bien chez l'acnéique, surtout en cas de problèmes circulatoires associés (couperose).
- L'eau florale de menthe apaise « le feu » sur le visage. Elle favorise la vasoconstriction et peut être utilisée en compresses sur les pommettes le soir lorsque la couperose est douloureuse.
- L'eau florale d'hamamélis est à privilégier sur les peaux à forte expression vasculaire.

Les mains sèches

Comme le visage, les mains souffrent du froid, surtout si elles sont régulièrement en contact avec l'eau. Chez les personnes qui travaillent dehors, les mains dans l'eau au quotidien, la peau s'épaissit progressivement et se protège. Par exemple, mon père ostréiculteur skiait sans gants. Un jour, il nous dit : « Je ne sais pas ce qu'ils mettent sur les perches des tire-fesses, mais ça colle aux mains ! » En fait, ce jour-là, il faisait - 30 °C, et c'est sa peau qui collait au métal en raison du froid. Maintenant qu'il est à la retraite, et qu'il n'a plus les mains toute la journée dans l'eau, je peux vous assurer qu'il enfile ses gants de ski !

Comment en prendre soin ?

De même que pour le visage, il faut avant toute chose permettre une bonne circulation sanguine dans les extrémités (doigts et orteils). En effet, par temps froid, l'organisme protège en priorité les tissus nobles (cerveau, cœur, poumons, foie, pancréas, reins et tube digestif). Afin de garder le centre du corps au chaud, les vaisseaux sanguins se contractent pour éviter que le sang ne se refroidisse trop à la périphérie. Ainsi, les doigts et les orteils sont faiblement vascularisés car moins de sang y est envoyé. Ce réflexe peut entraîner un défaut de nutrition du tissu cutané des extrémités, d'où une peau qui craque, se coupe, se meurtrit. Certaines personnes y sont tellement sensibles que leurs doigts deviennent blancs, congelés et peuvent même parfois se nécroser. C'est ce qu'on appelle la maladie de Raynaud.

Les infusions

Afin de lutter contre cela, préparez des infusions de feuilles de vigne rouge, de cassis et de fleurs d'églantier. Vous pouvez également utiliser les bourgeons de ces plantes qui sont particulièrement actifs. Vous les trouverez sous forme liquide chez le pharmacien, il s'agit de la forme en bourgeons macérât glycériné en première dilution décimale homéopathique (1 DH).

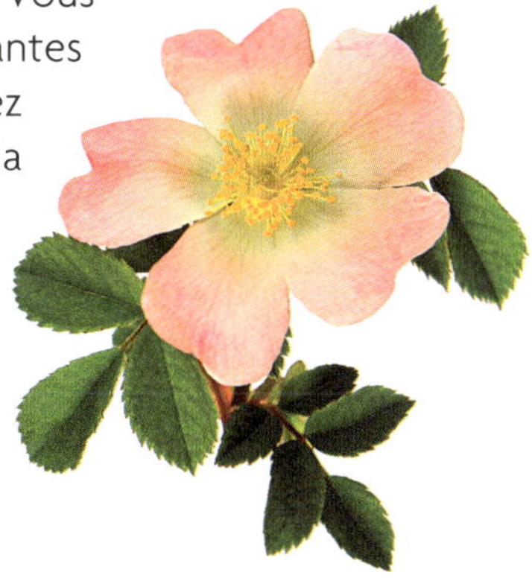

Pour 1 adulte, et en fonction de la sévérité des troubles, mélangez les 3 plantes et prenez de 50 gouttes 2 fois par jour, à 200 gouttes 3 fois par jour. Enfin, n'oubliez pas de manger des poissons gras.

Les soins externes

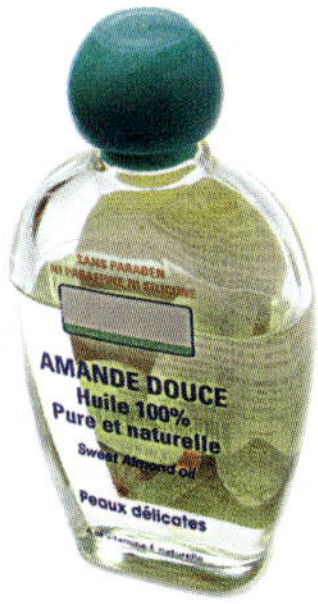

Massez les mains avec de l'huile d'olive en prenant soin de bien aller jusqu'à la racine de chaque ongle. Les huiles d'amande douce ou de macadamia sont également adaptées, comme le liniment oléocalcaire. Si les crevasses sont douloureuses, appliquez plutôt de la vaseline, ou encore de la *cold cream* mains (en pharmacie). Si elles sont trop profondes, la vitamine A accélérera la cicatrisation. Dans ce cas, le plus simple est d'utiliser du beurre (doux, sinon ça pique !), mais il existe aussi des pommades à la vitamine A chez le pharmacien.

Et les pieds ?

Enfin, pour vos pieds, les mêmes consignes que pour les mains sont à suivre. Toutefois la peau des talons présente une particularité : elle est constituée d'une couche cornée très épaisse. Chez certains, cette couche cornée est particulièrement sèche et forme des crevasses difficiles à cicatriser et très douloureuses. Si tout cela ne suffit pas, demandez à votre pharmacien de vous préparer une **crème à l'urée** contenant 30 % d'urée. L'urée est très hydratante pour la peau, mais aussi kératolytique, elle permet de réduire la couche cornée, d'hydrater la peau et d'aider ainsi à la cicatrisation.

Se faire un mini-hammam maison

Qu'on parle de hammam à pratiquer à la maison, en cabine, ou dans un espace professionnel, les bienfaits sont similaires. Il faut juste que la température du bain de vapeur environne les 50 °C.

Les bienfaits du hammam

Imaginez, une brume de vapeur chaude et apaisante qui vous enveloppe...

Le hammam est un must pour qui veut faire du bien à son organisme. Il dilate les pores de la peau, élimine les saletés, les toxines et les bactéries, libère les sinus et les voies nasales, apaise les douleurs musculaires et facilite la respiration. Si vous terminez votre séance de hammam par un bain chaud, vous dormirez ensuite comme un bébé. Si vous préférez le faire suivre d'une douche froide, vous vous sentirez d'attaque et totalement revigoré.

Dans la chaleur de la vapeur d'eau, les tensions se relâchent et le stress s'évacue.

Comment faire ?

Rien de plus facile que de se faire un mini-hammam à la maison, il vous suffit de bien fermer la porte et la fenêtre de la salle de bains, de prendre une douche ou un bain bien chaud, et rapidement vous serez entouré de vapeur. Vous pouvez compléter cette ambiance en lâchant la vapeur d'une Cocotte-Minute dans votre salle de bains. Attention à ne pas vous brûler pendant le transport de la Cocotte de la cuisine jusqu'à la salle de bains et il est formellement interdit de la faire chauffer dans la salle de bains, vous pourriez surcharger l'air en monoxyde de carbone, ce qui vous serait fatal.
Autre consigne, adaptez la quantité de vapeur au volume de votre pièce : rien ne sert de surcharger l'atmosphère. Enfin, évitez de faire cela à proximité d'une source électrique. L'idéal est de parfumer cette vapeur par des plantes agréables et bienfaitrices. La plante de base est bien sûr l'eucalyptus (*Eucalyptus globulus*) : il purifie l'air et vous aide à lutter contre les infections hivernales, mettez des feuilles dans la Cocotte avant de la porter à pression.

Contre-indication importante

Le hammam est déconseillé aux femmes enceintes, aux personnes souffrant de troubles respiratoires, cardiaques, d'asthme ou de phlébite. Il est à éviter après avoir consommé de l'alcool, ou en cas d'hypertension artérielle, car le bain de vapeur augmente la température du corps et active la circulation sanguine.

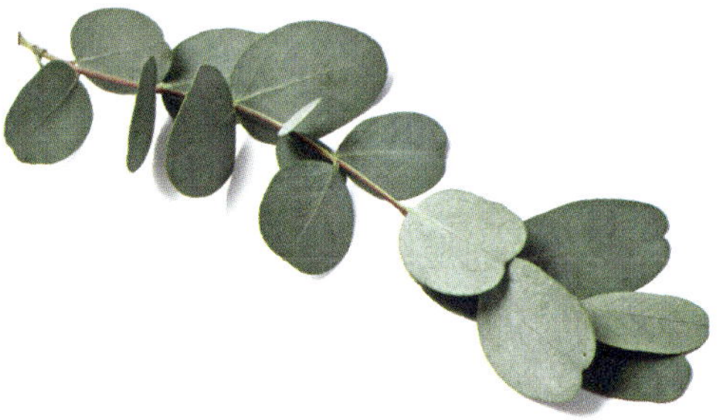

Pour une meilleure protection de la peau, ajoutez du thym qui régulera la sécrétion du sébum et permettra une réparation de la peau après les agressions de l'extérieur. Deux poignées de chaque plante pour une Cocotte remplie d'eau jusqu'au repère maximum seront suffisantes.

Vous pouvez aussi simplement enrichir votre bain en diluant quelques gouttes d'huiles essentielles d'eucalyptus et de thym dans 1 verre de lait entier ou demi-écrémé que vous verserez dans l'eau du bain.

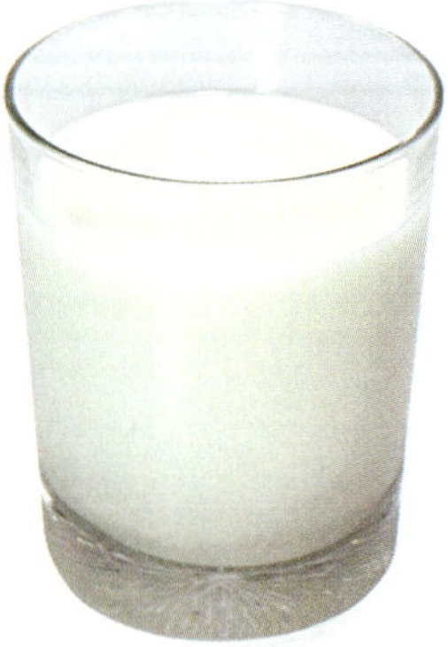

Attention à la crise de foie après les fêtes

Avec l'arrivée des fêtes, les tentations abondent : chocolats, marrons glacés... Autant de gourmandises parfois difficiles à refuser. Et pourtant, si vous avez quelques problèmes à maintenir votre poids, mieux vaut ne pas craquer. Puis vient le jour de Noël et du nouvel an souvent gargantuesques, avec foie gras, dinde, chapon... Des plats si bons mais si riches en graisses également. Pauvre foie !

Chocolat, foie gras, dinde aux marrons... Bonjour les dégâts ?

Merci pour le chocolat

Tout d'abord, si l'on vous propose un assortiment de chocolats que vous ne pouvez (ou ne voulez) pas refuser, choisissez du chocolat noir et laissez de côté les autres. Le chocolat noir, s'il est de bonne qualité, est moins riche en sucre.

Et pourquoi ne pas offrir une corbeille de fruits confits, enfin un cadeau convivial et plus sain, même si les fruits sont enrobés de sucre !

Menu de fêtes

Si c'est vous qui préparez le menu, vous pourriez opter pour une bonne soupe de poisson ou des huîtres en entrée, avec un plateau de fruits de mer, des grosses crevettes poêlées à l'ail et au persil, un homard flambé au cognac ou des Saint-Jacques, pour terminer par une belle salade de fruits rouges accompagnée d'un sorbet et de tuiles ou de madeleines faites maison ? C'est festif, original et votre ligne appréciera, à condition bien sûr d'éviter la mayonnaise et les excès d'alcool.

Enfin, pendant toute cette période et afin de protéger votre foie, pensez à l'infusion de graines et semences de **chardon-Marie** (*Silybum marianum*) éventuellement associées à des fleurs et des feuilles de **chrysantellum** (*Chrysantellum americanum*). Vous pouvez même ajouter à ce litre de tisane 1 à 2 ampoules d'extrait d'artichaut à boire tout au long de la journée.

C'est la crise de foie ?

Malgré toutes ces précautions, et surtout si elles n'ont pas été suivies, parfois le lendemain de fêtes rime avec crise de foie ! La crise de foie est une maladie bien française qui n'existe pas chez les Anglo-Saxons. Vous l'avez peut-être déjà lu ou entendu quelque part. Les Anglo-Saxons ne souffriraient donc pas des excès de fêtes comme les Français ? L'explication est bien plus subtile.

Médecine par la preuve et médecine clinique

Il s'agit en réalité d'une différence conceptuelle de la **vision médicale**. La « crise de foie » est l'illustration d'un reliquat de l'histoire médicale en France et de son rayonnement passé.

La médecine par les preuves, de culture anglo-saxonne, ne considère comme vraie maladie que ce qui est mesurable, photographiable... bref tout ce qui peut être prouvé par des examens complémentaires. Pasteur, bien que français, a été un catalyseur de cette approche et en a permis l'expression intellectuelle dominante actuelle de notre médecine moderne. Et pourtant, il n'était pas médecin...

La médecine par la clinique est à l'origine de la compréhension de la physiologie. Ce courant, de culture latine, a été porté par un grand savant français, Claude Bernard, dont Pasteur a été l'élève.

Sans rentrer dans la polémique, constatons que ces deux approches sont complémentaires et qu'il est dommage que l'une exclue l'autre. Il est donc absurde de nier la « crise de foie », cette maladie qui ne s'exprime que par la clinique mais dont on n'a pas de preuve biologique, ni échographie, ni autre...

Comme il est saugrenu de dire à un patient qui souffre : « On vous a fait tous les examens, ils sont normaux, donc vous n'avez rien, c'est dans votre tête. » Cela signifie que le médecin nie alors le malade, sa souffrance, le prend en quelque sorte pour « le malade imaginaire »...

Les symptômes

Vous l'avez compris, la « crise de foie » existe et elle s'exprime dans le corps du patient par différents symptômes : envie de rien, dégoût des odeurs, des aliments, leur simple vue ou évocation pouvant conduire à la nausée, voire au vomissement, mal-être général, maux de tête, brûlure à l'estomac, aérophagie...

Elle est le résultat d'un excès alimentaire, une sorte de punition du péché de gourmandise, donc fréquente après les fêtes. Hors de ce contexte et surtout si elle est récurrente, il convient de consulter un médecin pour éliminer d'autres maladies plus problématiques à soigner au naturel à la maison.

Mon ordonnance naturelle pour soigner la crise de foie

* 1 jus de citron dans de l'eau chaude à boire par petites gorgées
* du radis noir (*Raphanus niger*) à manger, à boire en jus (à la centrifugeuse) ou en ampoules (extraits aqueux vendus en pharmacie)
* la fumeterre (*Fumaria officinalis*), draineur du foie, du pancréas et de la bile. Cette plante salutaire existe sous forme de cachets, mais peut être prise également en infusion de feuilles
* la mélisse (*Melissa officinalis*) aide à lutter contre les spasmes digestifs. On peut lui associer de l'aubépine (*Crataegus oxyacantha*) pour renforcer cette action
* en cas de spasmes de la vésicule, prenez du combretum (*Combretum raimbaultii*)
* la menthe (*Mentha piperita*) seule peut être parfois suffisante. Alors autant commencer par 1 infusion de feuilles de menthe le matin, les lendemains de fêtes, vous pouvez aussi y rajouter un peu de semence d'anis vert (*Pimpinella anisum*)

Pensez à faire une diète hydrique (de 1 repas par jour si nécessaire) constituée de bouillon de légumes, riche en fenouil si vous souffrez de spasmes, et en carottes en cas de diarrhées.

Drainage d'après-fêtes

Ça y est, les fêtes sont passées, mais il va falloir affronter l'Épiphanie avec la galette des rois qu'on s'offre à tour de rôle au travail et chez les copains (un mois de gâteaux supplémentaire). À peine passée cette période de frangipane et voici la Chandeleur avec les crêpes ! Vient ensuite le Carême que très peu de personnes pratiquent. Nos anciens qui étaient sages imposaient un jeûne juste avant l'arrivée du printemps, ce qui préparait le corps à se purifier et à éliminer toutes les mauvaises graisses accumulées pendant l'hiver. Pour ceux qui ne sauraient jeûner, je vous invite quand même à adapter votre alimentation, pour perdre le maximum d'excédant avant le printemps. C'est le moment pour entamer une cure de pommes (voir p. 278).

En attendant de faire cette cure, l'idéal est de nettoyer votre foie, vos reins et votre peau en douceur. Pour cela, buvez chaque jour, pendant 8 à 15 jours minimum, 1 l d'aubier de tilleul (voir p. 60). Achetez votre aubier en bâton, il sera plus efficace. Mettez 2 bâtons dans 1 l, faites une décoction de 15 min, puis une infusion de 10 min, filtrez et buvez. Cette tisane, un peu longue à préparer, peut être réalisée la veille au soir, puis conservée dans un Thermos ou une bouteille étanche de couleur foncée afin de la protéger de l'oxydation qui la dénature rapidement. Inutile donc de la préparer plusieurs jours à l'avance. Par ailleurs, ce qui n'a pas été bu à la fin de la journée doit être jeté (arrosez vos plantes avec, vous leur rendrez service) car au-delà de 24 h elle perd de ses effets.

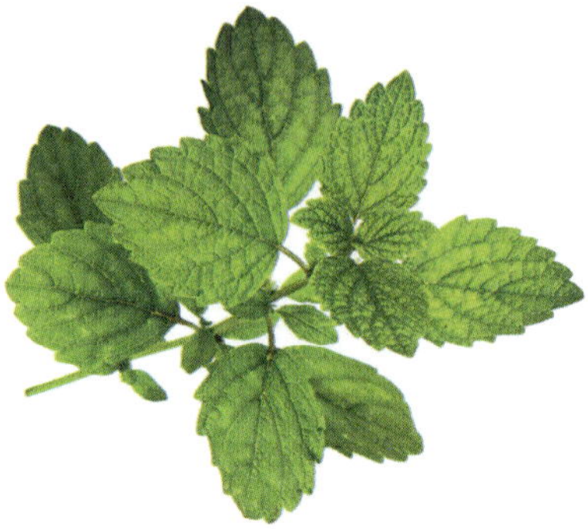

Mon ordonnance naturelle pour un drainage plus drastique

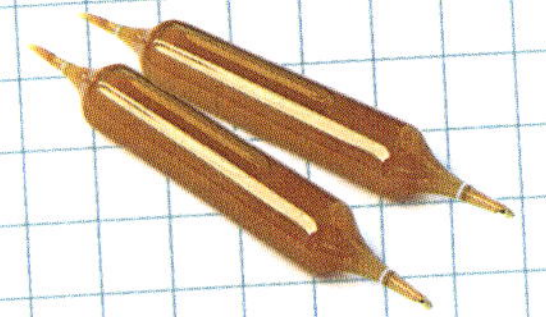

* De 2 à 3 ampoules/jour d'artichaut (Cynara scolymus), à diluer dans 1 l d'eau à condition de ne pas souffrir de calcul biliaire. En tisane, c'est très amer car on utilise la feuille, je vous conseille donc de l'acheter chez votre pharmacien sous forme d'ampoules. À boire tout au long de la journée avant 17 h si l'on ne veut pas se lever toute la nuit.
* En cas de douleurs rhumatismales ou de problèmes d'infections ORL, du radis noir en ampoules également (2 à 3/jour) à prendre avant les repas (en apéritif, c'est sympa !) ou en jus préparé à la centrifugeuse.
* À faire pendant 1 bonne semaine et à compléter ensuite par 3 semaines de jus de bouleau, à raison de 2 c. à soupe le matin dans de l'eau.

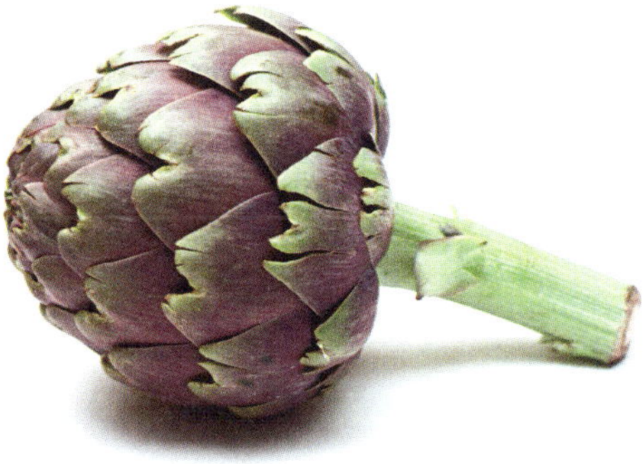

Prêts pour les sports d'hiver !

À vous la montagne, le ski, l'enivrement de l'altitude, les hautes cimes enneigées... Pour profiter au mieux de votre séjour, quelques conseils médicaux aideront votre corps à s'adapter. Vous pourrez ainsi chanter « que la montagne est belle ! ».

L'altitude

Quand on vit toute l'année dans la vallée et plus encore au bord de la mer, l'arrivée en altitude peut entraîner quelques troubles liés à un problème d'oxygénation de l'organisme. C'est ce que l'on appelle communément « le mal des montagnes », un trouble d'oxygénation touchant le cerveau.

Le téléphérique de Chamonix

Sans monter aux sommets de l'Himalaya, le téléphérique de l'aiguille du Midi à Chamonix passe de 1 040 m à 3 842 m en seulement 30 min ! Cela demande un gros effort d'adaptation à votre organisme en sollicitant l'ensemble des activités surrénaliennes et thyroïdiennes.

Les problèmes surviennent surtout au-delà de 3 000 m, mais ils peuvent apparaître pour certains à partir de 2 000 m. C'est pourquoi quand on prévoit de séjourner en altitude, mieux vaut être préparer pour pouvoir s'adapter.

Pour arriver en pleine forme et supporter l'altitude, n'hésitez pas à prendre, par exemple, 25 gouttes chaque matin de la semaine précédant votre voyage en teinture mère :

- du cassis (*Ribes nigrum*) ;
- de l'avoine (*Avena sativa*) ou, pour éviter les œstrogènes, des algues telles que la laminaire (*Laminaria flexicaulis*).

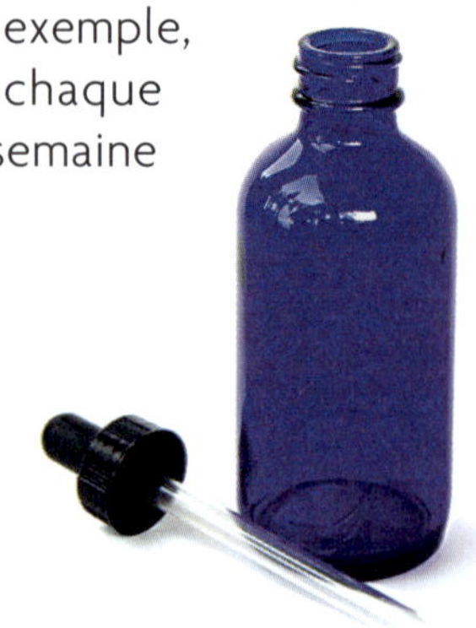

Que se passe-t-il dans notre corps en altitude ?

En altitude, l'organisme est confronté à la difficulté d'oxygénation (due aux modifications de pression partielle en oxygène) et au fait que l'air est moins humide. Cela entraîne une sécheresse des muqueuses mais aussi de la peau. Ainsi, ce climat est très bon pour les allergiques asthmatiques car il est faiblement pourvoyeur d'allergène (par contre la très haute altitude n'est pas recommandée aux asthmatiques, car ils sont avides d'oxygène au niveau cellulaire).

Les contre-indications à l'altitude

Peu de pathologies sont concernées, toutefois il faut les connaître.

L'insuffisance respiratoire peut entraîner des difficultés dès 1 500 - 2 000 m.

En cas d'insuffisance cardiaque, le cœur est sursollicité en altitude pour compenser le manque d'oxygénation. Parfois, c'est au cours d'un séjour en altitude que l'on découvre cette pathologie. Pour les patients traités, stabilisés et après une épreuve d'effort faite par le cardiologue, la reprise du sport ou du seul déplacement en altitude peut être acceptée, voire conseillée afin de les aider à remuscler leur cœur, mais il vaut mieux toujours consulter son cardiologue pour avis.

Les patients artéritiques (artères qui se bouchent) doivent être vigilants car le manque d'oxygène aggrave les symptômes dès 1 000 m pour les artérites très évoluées.

Les hypertendus, brutalement confrontés à l'altitude, ont la tension qui augmente, même au repos. Si malgré le traitement votre tension s'équilibre difficilement, mieux vaut aller pêcher des coquillages qu'aller voir les marmottes.

Enfin, souvenez-vous qu'en France quand vous êtes à 4 000 m, vous êtes aux sommets des montagnes, mais qu'à Mexico, vous êtes déjà à 2 000 m ! Quand vous êtes à La Paz, c'est 4 000 m. Et dans un avion long-courrier, avec la pressurisation, vous êtes comme à 2 000 m. Pensez-y pour un prochain grand voyage, surtout si vous présentez les pathologies que je viens de décrire.

Le temps d'acclimatation

L'acclimatation est un processus long, il faut compter 10 jours ! Alors si vous n'avez qu'une semaine de vacances de ski, vous repartez en ayant eu à peine le temps de vous adapter. Si vous en avez la possibilité, restez 15 jours pour profiter des bénéfices de vos vacances.

Bien manger avant son séjour en altitude

Pour bien se préparer, il est important d'éviter d'être anémié avant votre séjour. Trois semaines avant votre départ, ayez une alimentation riche en fer, ou supplémentez votre alimentation avec des ampoules de fer en oligoélément et buvez des infusions de racines de patience (*Rumex patientia*). Elles vous aideront à l'assimiler comme le fait aussi la vitamine C. Pour les enfants, on peut aussi suivre ce traitement 1 jour sur 2 pour les oligoéléments et 1 tasse de tisane par jour suffira.

Recette de la tisane de racines de patience pour les anémiés

- 1 c. à café de racines de patience pour 1 bol d'eau.

Portez à ébullition, puis laissez infuser 6 à 10 min, filtrez et buvez 1 bol/jour associé à 1 ampoule de cuivre en oligoélément et 1 comprimé d'acérola (vitamine C), tous deux indispensables à l'assimilation du fer.

Pour les femmes qui ont des règles abondantes, suivez ces indications, mais luttez également contre ces règles hémorragiques en prenant pendant les règles 25 à 50 gouttes de teinture mère de bourse-à-pasteur (*Capsella bursa-pastoris*), 1 à 5 fois/jour.

Attention, avant de prendre cette plante, faites un bilan avec votre gynécologue.

Recommandations alimentaires avant un séjour en montagne

- Mangez du fer et par ordre de forte teneur en fer : algues (spiruline, varech, laitue de mer), basilic, orties, boudin noir cuit, foie de veau, gingembre, cacao, biscotte complète, persil, graines de sésame ou de citrouille, fèves, lentilles sèches, palourdes, haricots blancs secs, pois chiches, jaune d'œuf, moules, abricots secs, huîtres, noix de cajou, amandes, noisettes, noix de coco, pruneaux, raisins secs, pissenlits, figues, noix, pain de seigle...

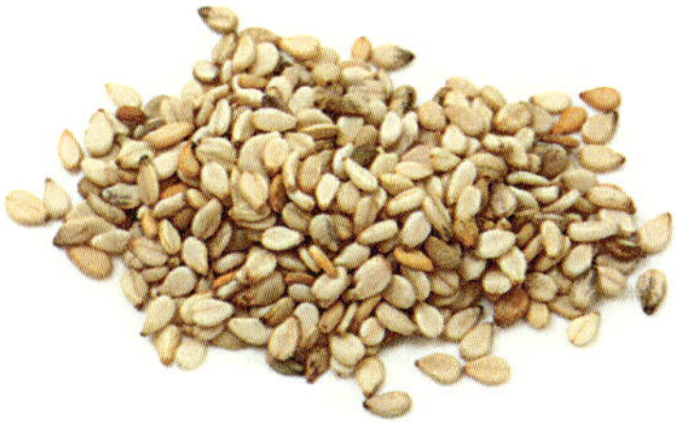

Contrairement aux croyances populaires, les épinards contiennent moins de fer que les haricots ou les lentilles. Par ailleurs, les aliments riches en vitamine C favorisent l'absorption du fer (brocoli, orange, citron, pamplemousse, kiwi…).

- Mangez des poissons gras pour protéger votre peau (voir p. 243), et avalez des capsules d'huile d'onagre, de bourrache ou de poisson.
- Enfin, n'oubliez pas de prendre du sélénium : fruits de mer, poissons et vitamines A (beurre), vitamine E (huile de germe de blé, amandes, et autres graines et fruits secs).

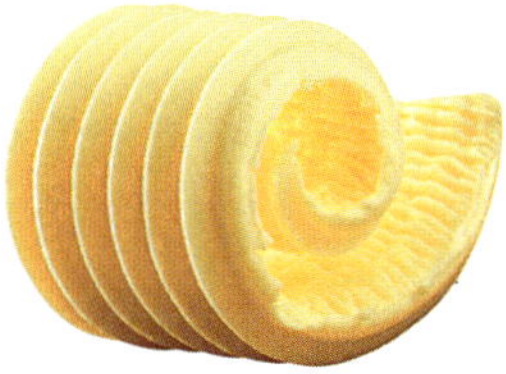

Recette de la sardine crue de mon grand-père

Voici comment manger les sardines crues telles que les préparait mon grand-père. Un régal des marins avec une bonne tartine de pain…

Prenez une sardine fraîche dont vous coupez la tête, videz-la et pelez-la. Le plus simple est de demander à votre poissonnier de vous le faire. Pour lever les filets, rien de plus simple : pincez chaque extrémité de la queue avec vos deux mains et faites faire un tour à la sardine autour de sa queue, tirez ensuite doucement sur la queue en écartant les mains, vos filets vont se détacher. À croquer directement avec une bouchée de pain, un délice…

Pour atténuer le goût de poisson trop prononcé, après avoir bien nettoyé vos sardines, placez-les sur une assiette en ayant pris soin de faire un caillebotis dans le fond du plat avec des petites barquettes de bois. Ainsi, la sardine n'est pas en contact direct avec l'assiette et le jus qui s'y dépose. Disposez vos sardines tête-bêche, puis si vous faites une deuxième couche, placez celle-ci perpendiculairement à la première. Recouvrez chaque couche avec du gros sel de mer gris, puis laissez reposer l'ensemble pendant 2 à 3 jours au réfrigérateur. C'est prêt, grattez bien la peau de vos sardines, et mangez-les directement sans autres fioritures.

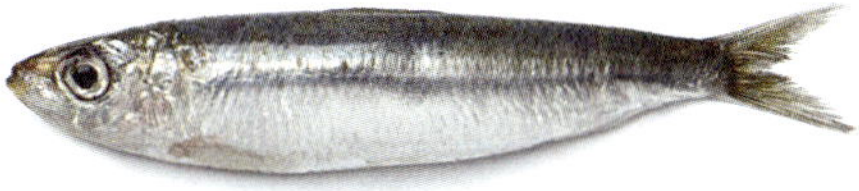

Pour une bonne circulation sanguine

Avoir une bonne circulation des doigts et des orteils (en distalité) vous protégera des dartres et gerçures.

Mon ordonnance naturelle pour une bonne circulation

Dans un 1/2 verre d'eau à boire matin et soir, mettez :

* 1 c. à soupe d'eau de fleur d'oranger (non indispensable)
* 25 gouttes de vigne rouge (*Vitis vinifera*) en bourgeons macérât glycériné première décimale homéopathique (1 DH)
* 25 gouttes de cornouiller (*Cornus sanguisorba*) en bourgeons macérât glycériné première décimale homéopathique (1 DH)

Si vous n'utilisez qu'une seule de ces 2 plantes, vous pouvez mettre 50 gouttes.

* 1 à 2 capsules de bourrache ou d'onagre matin et soir, et/ou manger fréquemment des poissons gras.

Pour tous les soins externes de la peau (voir p. 244), massez vos doigts avec de l'huile d'olive. Vous pouvez également appliquer du liniment oléocalcaire sur votre visage (à préparer de préférence pour cette zone du corps avec de l'huile d'amande douce et de l'eau de chaux en quantité égale). Le soir, en cas d'engelures aux orteils, appliquez généreusement du liniment oléocalcaire, auquel vous aurez mélangé préalablement quelques gouttes d'huiles essentielles de mandarine, de citron ou d'orange (douce ou amère). Enfilez ensuite des vieilles chaussettes en laine qui ne craignent pas les taches de gras.

Attention, lorsque les lèvres gercent, on a spontanément tendance à passer sa langue dessus pour les humidifier. Malheureusement cela accentue les gerçures, car l'humidité donne une plus grande emprise au froid. De plus, la salive contient des enzymes digestives qui profitent de la blessure de la lèvre pour digérer les tissus en profondeur et donc aggraver le mal. Seule l'application d'un film hydrolipidique crée une barrière de protection et permet à votre organisme de s'autoréparer sans subir d'agression supplémentaire. Vous utiliserez pour cela le beurre de karité, le baume indien, la *cold cream* lèvres ou simplement la vaseline.

Les saignements de nez

Le froid sec dehors et les appartements surchauffés favorisent la déshydratation des tissus. Les muqueuses nasales sont agressées et il n'est pas rare de saigner du nez à la montagne. Alors pensez à graisser votre nez et surtout humidifiez vos logements. Mouillez une serviette de toilette, essorez-la puis placez-la sur le dossier d'une chaise devant le radiateur. À faire surtout dans la chambre avant d'aller se coucher.

Mon ordonnance antisaignement de nez

Demandez à votre pharmacien de vous faire une préparation contenant :

* 1/6 de gomme arabique
* 2/6 d'huile de tournesol
* 3/6 d'eau distillée

Mettez 1 à 2 gouttes dans chaque narine pour lutter contre sa sécheresse.

Le mal des montagnes

Mais d'où vient ce trouble d'oxygénation de l'organisme ? La concentration en oxygène dans l'air est la même partout, que l'on soit au bord de la mer ou en altitude (soit environ 20 % des gaz composant l'air). Ce qui change, c'est ce qu'on appelle la pression partielle, qui rend les gaz plus ou moins disponibles pour l'organisme.

Ainsi, au bord de la mer, l'être humain est à 100 % de ses capacités d'oxygénation, alors qu'il n'est qu'à 70 % au sommet du mont Blanc, et 20 % au sommet de l'Everest (8 850 m). Du coup, si l'ascension est trop rapide, divers troubles peuvent apparaître.

L'altitude entraîne des modifications physiologiques pour compenser le manque d'oxygène qui rentre dans l'organisme. Dans un premier temps, la respiration s'accélère et on s'essouffle au moindre effort. De son côté, le cœur s'accélère également, augmentant ainsi la vitesse de circulation des globules rouges pour apporter suffisamment d'oxygène aux tissus et aux cellules. Enfin, les reins concentrent le sang en globules rouges, ce qui entraîne une augmentation du volume des urines. Les reins, percevant la baisse d'oxygène, vont fabriquer une hormone, l'érythropoïétine encore appelée EPO. À son tour, l'EPO stimule la moelle osseuse qui fabrique des globules rouges supplémentaires. Ainsi, au bout de 3 semaines, le nombre de globules rouges dans le sang augmente. C'est le principe même du dopage ! Attention, l'EPO de synthèse donné comme dopant lorsque l'organisme n'en a pas besoin entraîne des problèmes de santé : le sang devient plus épais et il coagule plus facilement, ce qui occasionne des accidents circulatoires.

En haute montagne, soyez attentifs aux signes cliniques qui doivent alerter : grande fatigue allant au-delà du simple épuisement lié à l'effort, nausées, maux de tête et parfois vomissements. Certaines personnes font même des insomnies complètes. Ces signes témoignent d'un début d'œdème cérébral, auquel peut s'associer un œdème du poumon, qui peuvent aboutir au final à la mort. Ces problèmes sont surtout présents en très hautes altitudes (Himalaya, cordillère des Andes). Si ces signes se manifestent, il est impératif d'entamer la descente, c'est le seul véritable traitement.

Comment prévenir le mal des montagnes ?

Certaines personnes ne souffriront jamais du mal des montagnes et d'autres auront des symptômes dès 2 000 m. Nous ne sommes donc pas tous égaux face à l'altitude. Les consignes de précaution sont simples : rester en groupe, surveiller le comportement de ses compagnons et, au moindre doute, redescendre en moindre altitude.

Buvez abondamment (3 à 4 l d'eau/jour), pour avoir des urines pratiquement incolores. Ajoutez dans l'eau des sels minéraux, avec par exemple des sachets de soluté de réhydratation orale (SRO de l'OMS). Rajoutez-y 3 c. à café d'extrait fluide glycériné miellé de cassis (*Ribes nigrum*) par litre d'eau bue afin de soutenir les surrénales dans leur travail adaptatif. Préférez cette forme galénique pour éviter l'apport d'alcool, qui pourrait être néfaste dans cette situation.

Méfiez-vous de la réverbération

En altitude, les rayons solaires sont beaucoup moins filtrés et donc d'autant plus agressifs. À cela s'ajoute la réverbération sur la neige et la glace l'hiver, ainsi que sur les lacs et glaciers l'été. C'est comme si vous vous trouviez posé au milieu d'un miroir.

Les yeux secs

Le faible taux d'humidité de l'air, la surchauffe des appartements, mais également le froid augmentent la déshydratation. Les yeux souffrent particulièrement des conditions hivernales de l'altitude, et la réverbération n'arrange rien.

Encore s'hydrater

Pour les protéger, veillez à une bonne hydratation interne en buvant suffisamment d'eau, la quantité variant avec l'altitude et les efforts fournis. Pour cela, il vous suffit de surveiller vos urines. Si elles sont foncées, il vous faut boire plus. L'apport doit être régulier tout au long de la journée. Donc, mieux vaut boire régulièrement de petites gorgées que des grandes quantités d'un coup.

Hydratation externe

À chaque fois que vous clignez des yeux, vous apportez des larmes sur l'œil et cela le protège. Les clignements sont un réflexe inconscient. Vos paupières doivent être bien souples et les moins congestionnées possible. Appliquez des pommades spécialement conçues pour les paupières. Attention, leur peau est extrêmement fragile, il ne faut pas appliquer n'importe quoi car vous risquez au contraire de créer une inflammation. Pour ma part, je préconise des spécialités fabriquées à l'aide d'eau thermale. Il est bien sûr indispensable de protéger vos yeux avec des verres traités aux UV. Mieux encore, mettez un masque qui protège les yeux de façon bien plus efficace.

Et le soir…

Appliquez une rondelle de concombre sur chaque œil pendant quelques minutes, vous verrez cela fait beaucoup de bien. Ou alors, optez pour un bain des yeux avec les eaux florales et humidifiez votre chambre.

Speedy Gonzales au ski : c'est l'accident ?

Le ski est une activité sportive que nous ne pratiquons le plus souvent qu'une semaine par an. Entre l'énervement du départ et la volonté de rentabiliser son séjour, voici toutes les conditions réunies pour l'accident. Entorse du genou, luxation de l'épaule, fracture de jambe, traumatisme crânien, et plein d'autres réjouissances sont au programme des médecins sauveteurs de montagne.

Prévenir la catastrophe

Préparez-vous quelques jours ou semaines avant les vacances. Pour cela, pratiquez un minimum d'activité physique (luttez contre la sédentarité et marchez, ou même courez, en montant les escaliers dès que possible). Donnez de l'élasticité et de la performance à vos ligaments et muscles. Au programme, 3 semaines avant le ski, prenez 2 g de poudre de prêle (*Equisetum arvense*) par jour (2 gélules de 0,5 g matin et soir) ou de la silice en suspension colloïdale.

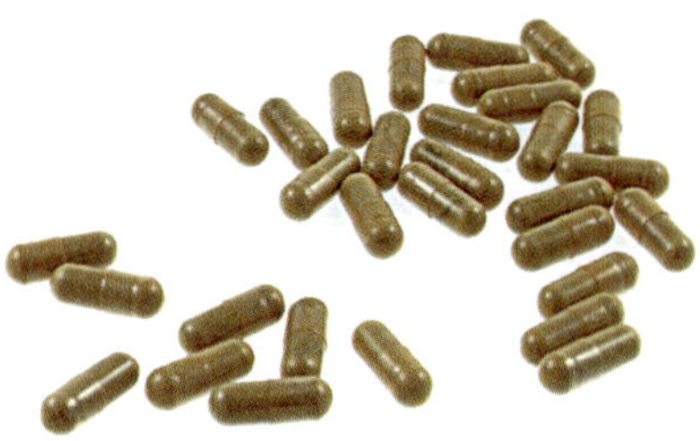

Comme chaque fois que l'on sollicite fortement l'activité adaptative, soutenez les surrénales. En jus, en tisane de feuilles, en teinture mère ou en bourgeons macérât glycériné première dilution décimale homéopathique (1 DH), ou autre forme galénique, le **cassis** (*Ribes nigrum*) est toujours le meilleur allié. On peut y associer ou le remplacer par du **gingembre** (*Zingiber officinalis*), en tisane ou en teinture mère, il agira comme anti-inflammatoire et stimulant gonadique. Soutenez le deuxième axe d'adaptation (l'axe thyréotrope, voir p. 215) en prenant par exemple de l'**avoine** (*Avena sativa*) au petit déjeuner (voir p. 171), ou en teinture mère (25 gouttes matin et soir). L'avoine est excellente pour la construction musculaire du fait de son apport en œstrogènes. Mangez riche en protéines et en graisses de qualité afin de compenser les pertes énergétiques liées au froid et de favoriser les réparations musculaires nécessaires à une activité physique intense.

Enfin, pour renforcer la construction des masses musculaires, consommez des graines de **fenugrec** (*Trigonella foenum-graecum*) à chaque repas.

Soigner et réparer

Face à un accident, il est indispensable de consulter un médecin pour qu'il fasse un diagnostic clair et pour mettre en place le traitement orthopédique adapté. N'attendez pas votre retour à la maison pour avoir des soins, consultez un ostéopathe pendant votre séjour.

En cas de claquage musculaire

Après un claquage, mangez des protéines et des graines de fenugrec, massez régulièrement la zone de claquage avec de l'huile d'arnica dans laquelle vous rajouterez quelques gouttes d'huiles essentielles de camomille (*Matricaria chamomilla*) pour favoriser la réparation associées à des huiles essentielles de cyprès (*Cupressus sempervirens*) pour une meilleure évacuation des toxines (2 à 4 gouttes de chaque dans le creux de la main rempli d'huile d'arnica). Accompagnez ce soin de tisanes de feuilles de cassis (*Ribes nigrum*) et de feuilles de ronce (*Rubus fruticosus*).

En cas d'entorse

Pour une entorse, le médecin vous indiquera sa gravité et adaptera le traitement orthopédique nécessaire. De votre côté, je vous invite à compléter ces soins en prenant 2 g de poudre de prêle (*Equisetum arvense*) chaque jour pendant 6 semaines minimum. Appliquez sur l'entorse une feuille de chou scarifiée et écrasée directement sur la peau que vous garderez toute la nuit (voir p. 54). Le jour, appliquez de l'huile végétale d'arnica montana additionnée d'huiles essentielles de gaulthérie (*Gaultheria procumbens*), de genièvre (*Juniperus communis*), de cyprès (*Cupressus sempervirens*) et de camomille (*Matricaria chamomilla*).

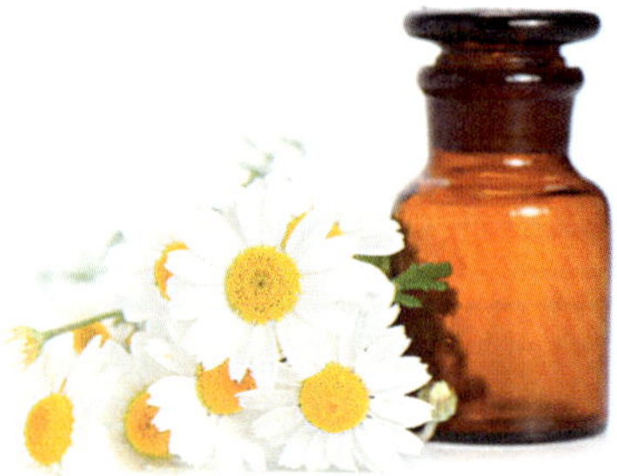

À cela, j'associe volontiers de la teinture mère de renouée des oiseaux (*Polygonum aviculare*) qui soutiendra la dynamique digestive pancréatique (permettant l'assimilation des éléments nécessaires à la cicatrisation des ligaments), de la ronce (*Rubus fruticosus*) pour les mêmes raisons, de la teinture mère de gingembre (*Zingiber officinalis*) anti-inflammatoire (par exemple 25 gouttes de chaque 3 fois/jour).

En cas de fracture

C'est également le médecin, ou le chirurgien orthopédique, qui mettra en place le traitement adapté. Pour aider la cicatrisation de l'os, prenez de la prêle (2 gélules de 0,5 g matin et soir), et/ou de la grande consoude (*Symphytum officinale*), et/ou de la renouée des oiseaux (*Polygonum aviculare*). Du varech (*Fucus vesiculosus*) aidera la thyroïde à fournir les matériaux nécessaires à la réparation. Enfin, pour soutenir les surrénales, prenez par exemple 25 gouttes de chacune de ces plantes en teinture mère, à l'exception de la prêle, 3 fois par jour.

L'après-ski douloureux

Aïe aïe, vous avez tellement de courbatures que vous n'arrivez même plus à monter les escaliers. Les muscles n'ont pas l'habitude de travailler de la sorte, ils sont chargés de toxines et le manque d'oxygénation n'arrange rien. Un seul conseil : buvez, buvez, buvez. Si vous ne pouvez pas préparer des tisanes facilement, le mieux c'est de boire du jus de bouleau dilué dans de l'eau. En revanche, si vous pouvez en faire, n'hésitez pas à associer des écorces de cannelle, avec des rondelles de gingembre, du jus de citron, du romarin.

Recette contre les courbatures

Buvez 250 ml d'eau tiède additionnée d'1 c. à café de miel et de 2 de vinaigre de cidre à votre retour du sport. Vous pouvez également en boire 250 ml de plus tout au long de la journée si vous l'emportez dans une gourde avec vous.

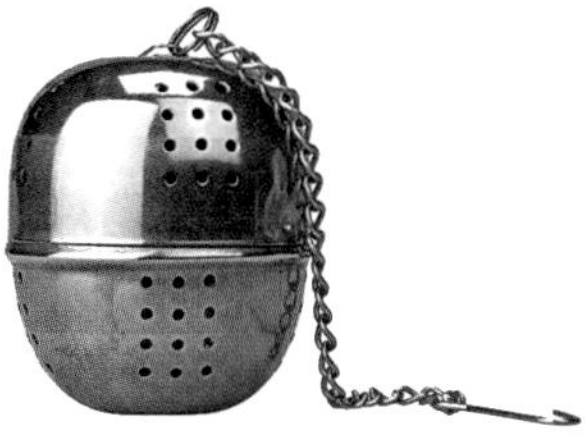

Les apports nutritionnels

Abusez des bananes aux collations et aux repas. Enfin, et ce n'est pas pour vous pousser au vice, mais 50 cl de bière pour les adultes, et pas plus, peuvent vous soulager, car cette boisson est diurétique et aide à l'élimination des toxines. Le médecin vous dira de la prendre sans alcool. Riche en silice, elle aide à la réparation des « tissus élastiques » du corps, mais aussi des hormones de type œstrogénique favorables à la restauration musculaire. Enfin, elle est légèrement sédative, ce qui vous permettra de vous coucher plus tôt pour mieux récupérer. Évidemment, une consommation alcoolisée supérieure à 2 fois 50 cl par jour vous ferait perdre tous ces bénéfices.

Comme lorsqu'on est en convalescence, la gelée royale est tout indiquée en l'absence de la contre-indication majeure que représente le terrain cancéreux (à prendre en cure d'1 à 3 semaines).

Un sauna apaisant ou un bon bain

Si vous avez accès à un sauna, profitez-en, cela accélérera l'évacuation des toxines. Sinon, prenez un bon bain chaud avec des huiles essentielles de lavande, genièvre, camomille ou eucalyptus. Diluez 3 à 5 gouttes de chaque dans un dispersant (verre de bain moussant par exemple) ou dans un verre de lait demi-écrémé ou entier (à remuer fortement), cela vous fera le plus grand bien. Si vous n'avez rien de tout cela, ajoutez 250 ml de vinaigre de cidre dans l'eau du bain, ou 1 l d'infusion de fleurs de camomille (1 poignée pour 1 l, temps d'infusion 15 min), ou encore 1 poignée de gros sel de mer gris pour faire votre thalasso, associée éventuellement à des sachets d'algues pour le bain que vous trouverez en pharmacie. Et si vous n'avez pas de baignoire, prenez une douche chaude en accentuant, si possible, le choc de l'eau sur les muscles endoloris en vous frictionnant avec du vinaigre de cidre ou du vinaigre des quatre voleurs (voir p. 166).

Le massage nirvanesque

Vous avez tout prévu et deux mains charitables sont prêtes à s'occuper de votre corps endolori ? Après le sauna, le bain ou la douche, quand le corps est bien chaud et bien réhydraté (très important), alors vous pouvez vous faire masser doucement, ce qui vous relaxera au plus haut point.

Un massage réussi

Sans connaissance anatomique, ne vous amusez pas à tirer sur des articulations ou à appuyer fortement sur des muscles, ces gestes sont réservés aux professionnels. Évitez que le corps ne se refroidisse pendant le massage : pour cela surchauffez la pièce ou bien posez une serviette chauffée par un radiateur sur la personne massée. Les pieds se refroidissant très vite chez certaines personnes, pensez à les réchauffer avec une serviette chaude.

Débutez le massage en allongeant la personne sur le ventre, puis elle se retournera sur le dos, avant de se retourner à nouveau sur le ventre. Enfin terminez par un temps de repos. Le massage peut se faire assis, toutefois cela demande plus d'effort pour le masseur.

Un massage doit être symétrique, si on s'occupe d'un membre, alors on fera la même chose de l'autre côté. Il se fait à pleine main, les avant-bras pouvant aider au massage. Pour les membres, partez des orteils ou des doigts et remontez jusqu'à la racine. N'oubliez pas de masser les fesses car ce sont les muscles les plus importants (en volume et en effort) du corps, extrêmement sollicités par le ski ou les raquettes. Pour le dos, commencez par le bas et remontez jusqu'à la nuque et aux trapèzes.

Le mouvement doit être répétitif et l'on doit malaxer en douceur la peau comme on le ferait avec une pâte à tarte travaillée à la main. Essayez progressivement de décoller la peau des tissus profonds et faites un palper rouler. Cela consiste à plier la peau entre le pouce et les autres doigts puis de la faire rouler en remontant tout le long du trajet que l'on vient de décrire (voir p. 42).

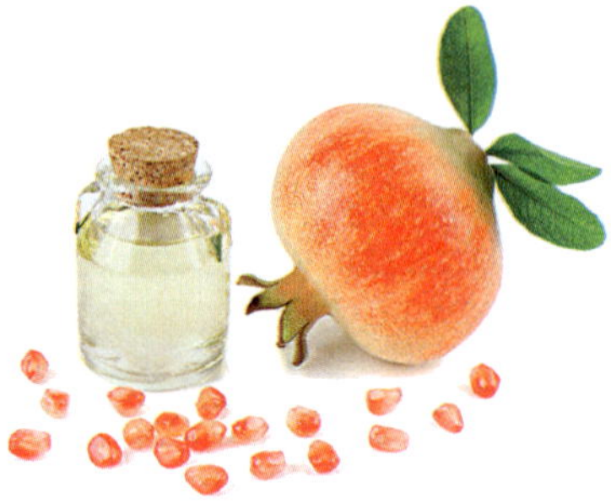

L'huile de massage

Pour faire un bon massage, utilisez une huile. Après le ski, l'idéal c'est l'huile végétale d'arnica montana. Pour les peaux qui prennent de l'âge et qui ont été agressées par le froid, l'huile de massage à la grenade est excellente. Si votre peau jeune souffre des variations de température, alors préférez les huiles de massage au calendula pour leur effet anti-inflammatoire. J'affectionne également l'huile de pâquerette (*Bellis perennis*) très agréable à l'usage et qui a des propriétés anti-inflammatoires et antiecchymotiques. En fonction de ce que vous avez emporté en vacances et de vos douleurs, vous pourrez enrichir votre huile de massage avec des huiles essentielles sans en dépasser 10 % d'apport.

Si c'est vous qui massez ?

Un petit plus, à la fin de la séance de massage, demandez à la personne de se remettre sur le ventre, confortablement installée et appliquez-lui, tout au long de la colonne vertébrale et sur les masses musculaires les plus douloureuses, des galets que vous aurez dès le début du massage plongés dans l'eau bouillante. Ces pierres ainsi chauffées renforceront l'effet de votre massage. Recouvrez enfin la personne d'une serviette chaude.

À vous de jouer pour le massage nirvanesque !

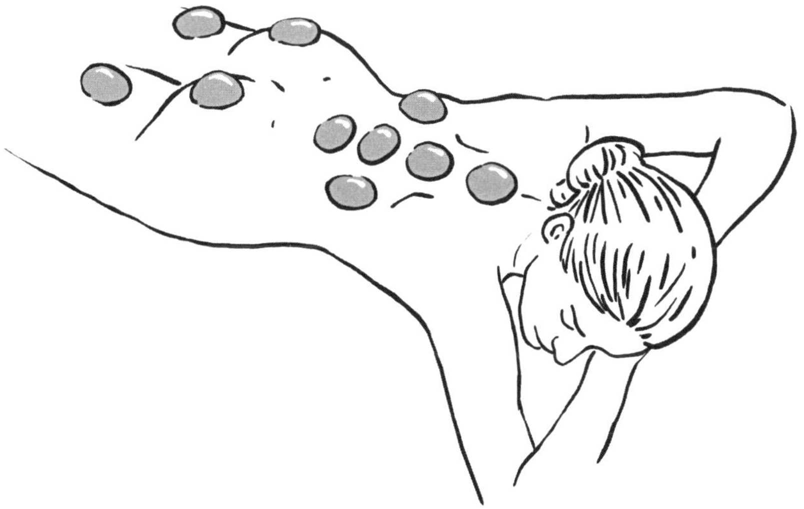

pierres chaudes en fin de massage

Pour un massage, j'ai retenu pour vous essentiellement

- La lavande (*Lavandula officinalis*) pour assouplir les muscles contractés et engorgés de toxines ;
- la camomille romaine (*Matricaria chamomilla*) décontracturante et réparatrice ;
- le romarin (*Rosmarinus officinalis*) pour lutter contre les inflammations articulaires et le métabolisme oxydatif destructeur qui l'accompagne ;
- le genièvre (*Juniperus communis*) pour la douleur, l'inflammation et les rhumatismes ;
- l'eucalyptus (*Eucalyptus globulus*) soulage les articulations douloureuses et protège les poumons fragiles ;
- l'aiguille de pin (*Pinus montana*) soutient les surrénales et la reconstruction osseuse, et dégage les poumons ;

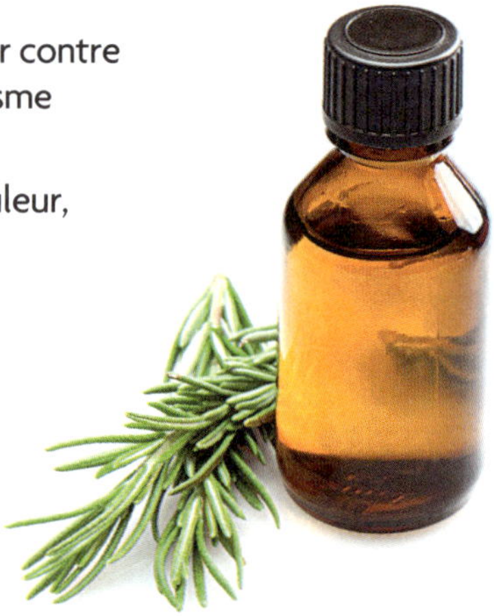

- le cajeput (*Melaleuca leucadendron*) pour ses propriétés sur les douleurs névralgiques, mais aussi pour un bon drainage des toxines et relaxant musculaire. C'est un antirhumatismal qui apporte des œstrogènes utiles pour la restructuration des muscles ;
- l'immortelle (*Helichrysum italicum*) pour son action anticoagulante utile pour les coups, les bosses et les bleus, à associer dans ce cas essentiellement avec l'huile d'arnica ;
- l'origan (*Origanum vulgare*) lutte contre les douleurs musculaires et neurologiques ;
- la gaulthérie (*Gaultheria procumbens*) anesthésiante et antalgique, de façon locale sur des douleurs vives, telles que l'entorse ou les traumatismes plus anodins. Déconseillée sur l'ensemble du corps ;
- le gingembre (*Zingiber officinalis*) anti-inflammatoire, mais attention il peut réchauffer les sens et donner une autre tournure à votre massage ;
- il en est de même avec l'ylang-ylang (*Unona odoratissima*), à choisir pour tonifier l'organisme fatigué et lutter contre des douleurs névralgiques ;
- les différents citrus (citron, oranger, mandarine) aident à améliorer la microcirculation périphérique et donnent une fraîcheur apaisante et tonique à la fois.

Les bonnes habitudes alimentaires de l'hiver

La meilleure façon de se réchauffer est de boire chaud, des tisanes diverses, des soupes et des potages, même à midi. Votre alimentation doit être plus riche afin d'affronter le froid. Évitez toutefois les graisses saturées, les fritures, les charcuteries grasses et les excès de viande. L'idéal est de privilégier des aliments riches comme les châtaignes, les pommes de terre, les haricots, les fèves, les poissons gras.

Petites recettes pour passer l'hiver en forme

Pour les soupes du midi, mettez en plus des légumes habituels, des pommes de terre, des fèves, des haricots, mais aussi des pâtes ou autre tapioca. En revanche, évitez de les mettre dans la soupe du dîner. Le soir, les courgettes donneront un aspect velouté sans pour autant vous faire grossir.

Soupe au pistou pour se réchauffer

Ingrédients pour 6

- 450 g de haricots blancs très frais
- 2 pommes de terre
- 1 carotte
- 200 g de haricots mange-tout
- 80 g de coquillettes

Pour le pistou :

- 10 grandes feuilles de basilic
- 1 gousse d'ail
- 1 tomate
- 6 cl d'huile d'olive
- 50 g de gruyère râpé
- sel, poivre

Préparation

Écossez les haricots blancs. Épluchez les pommes de terre et la carotte. Effilez les haricots mange-tout. Lavez ces légumes, puis coupez-les en dés. Dans 1,5 l d'eau portée à ébullition, mettez les haricots blancs et la carotte. Couvrez et laissez cuire 40 min. Plongez les mange-tout et les pommes de terre dans le faitout. Salez, poivrez, et laissez cuire 25 min. Versez les coquillettes

... /...

et prolongez la cuisson 10 min à découvert. Pelez l'ail et pilez-le dans un mortier avec les feuilles de basilic. Plongez la tomate quelques secondes dans l'eau bouillante, pelez-la, épépinez-la et concassez-la. Mettez-la dans le mortier et continuez à piler jusqu'à l'obtention d'une pâte homogène. Incorporez alternativement le gruyère râpé et l'huile d'olive.

Mettez la pâte obtenue dans une soupière. Versez petit à petit la soupe bouillante pour bien délayer la pâte. Laissez infuser 5 min, goûtez et rectifiez l'assaisonnement si nécessaire. Servez.

Et pour garder une bonne vision, avec l'âge, mangez des citrouilles ou des potirons en hiver. Les éléments que ces légumes contiennent protègent de la dégénérescence de la rétine. Alors profitez-en pour en faire des soupes !

Soupe de potiron contre la dégénérescence de la rétine

Ingrédients pour 6

- 1,5 kg de potiron
- 1 blanc de poireau
- 3 carottes
- 2 pommes de terre moyennes (sans la peau)
- 1 petit bouquet de persil
- 1 oignon coupé fin
- de l'huile d'olive
- 30 g de beurre bio ou crème fraîche bio
- 1 c. à soupe de curry doux ou 4 pincées de noix de muscade râpée
- sel

Préparation

Épluchez le potiron et coupez la chair en cubes. Hachez le persil. Mettez l'oignon à dorer dans de l'huile d'olive puis le potiron et les pommes de terre, les carottes et le blanc de poireau en rondelles dans un faitout. Arrosez de 30 cl d'eau (avec si possible un cube de bouillon) jusqu'à couvrir les légumes, puis faites cuire à grand feu. Au premier gros bouillon, baissez le feu et laissez mijoter à feu doux environ 35 à 40 min. S'il reste trop d'eau au-dessus du potiron, faites-la évaporer rapidement à grand feu. Passer au mixer. Saupoudrez de curry ou de noix de muscade et salez. Rectifiez l'assaisonnement si nécessaire. Versez la soupe de potiron dans une soupière et parsemez de persil, d'une noisette de beurre ou de crème fraîche.

Un petit truc : certains potirons dégorgent plus d'eau que d'autres. Terminez la cuisson à feu vif selon la quantité d'eau à éliminer pour que la purée de potiron ne soit pas trop liquide.

Les tisanes de l'hiver

De nombreuses tisanes vous aideront à traverser l'hiver en bonne santé. Elles sont faciles à préparer et vous protégeront pendant cette saison.

Les feuilles de thym (*Thymus vulgaris*) sont très efficaces pour lutter contre les infections, mais aussi pour vous booster le matin. Je les déconseille toutefois en cas d'hypertension ou de glaucome.

Les feuilles de romarin (*Rosmarinus officinalis*) sont parfaites pour vous protéger des agressions et des infections de l'hiver. Prises le soir, elles favorisent l'endormissement.

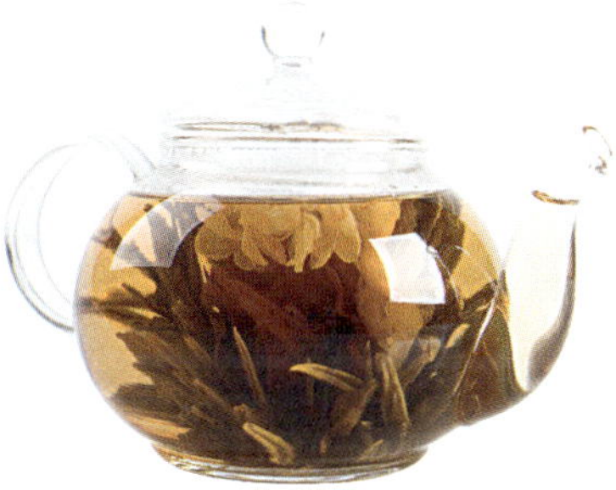

Les feuilles ou fleurs d'aigremoine (*Agrimonia eupatoria*) protègent de la grippe grâce à leurs propriétés antivirales.

Les feuilles de ronce (*Rubus fruticosus*) sont indiquées pour toutes les infections ORL et pulmonaires.

Les fleurs de primevère (*Primula officinalis*) sont recommandées si vous souffrez des sinus. Dans ce cas, pensez également à consommer du radis noir.

La racine de gingembre (*Zingiber officinalis*), tonique et stimulante, réveille votre corps et le tonifie ainsi que votre libido. Ayez chez vous de la racine fraîche et découpez des petits morceaux, que vous mettrez dans vos infusions.

Le citron (*Citrus limonum*) en décoction : coupez le fruit en 2 et cuisez-le avec son écorce pour en extraire ses huiles essentielles.

La cannelle (*Cinnamomum zeylanicum*), excellent tonique général, antibactérien, antiviral et même antiparasitaire et fongique, vous protège des infections hivernales.

Le clou de girofle (*Eugenia caryophyllata*), puissant anti-inflammatoire et antalgique, atténue les courbatures liées aux virus et calme les gorges douloureuses. Fébrifuge, il aide l'organisme à lutter contre la fièvre sans en atténuer ses effets bénéfiques.

Les fruits secs sont nos amis

Les fruits secs en hiver sont un concentré d'énergie et de vitalité et permettent d'avoir sa ration de vitamines à une époque de l'année pauvre en fruits frais variés.

Il existe deux types de fruits secs, les fruits à coque et les fruits séchés.

Les fruits à coque (noix, noix de cajou, noix du Brésil, noix de macadamia, noisettes, amandes, cacahuètes, pignons, pistaches, graines de tournesol, etc.) sont très riches en corps gras insaturés (environ 50 % de leur masse) et excellents pour la santé. Ils aident à combattre la déprime, le vieillissement cérébral mais aussi l'encrassement des artères, les déséquilibres du cholestérol, les calculs biliaires, le diabète gras (type 2), certains cancers du côlon... En revanche, ils favorisent la fabrication de calculs urinaires à oxalate. Fortement nutritifs, ils sont donc adaptés pour un organisme confronté aux rigueurs du froid de l'hiver.

L'amande est le fruit sec le plus récolté dans le monde. Très utile pour lutter contre l'acidité gastrique, il suffit d'en mâcher longuement une dizaine pour faire disparaître l'inconfort gastrique. La moitié de ses lipides est constituée d'acides gras mono-insaturés. En plus des vitamines et oligoéléments communs avec la noix et la noisette, l'amande est une source importante de calcium, c'est l'une des raisons qui nous fait privilégier le lait d'amande chez les patients à qui on a supprimé le lait de vache.

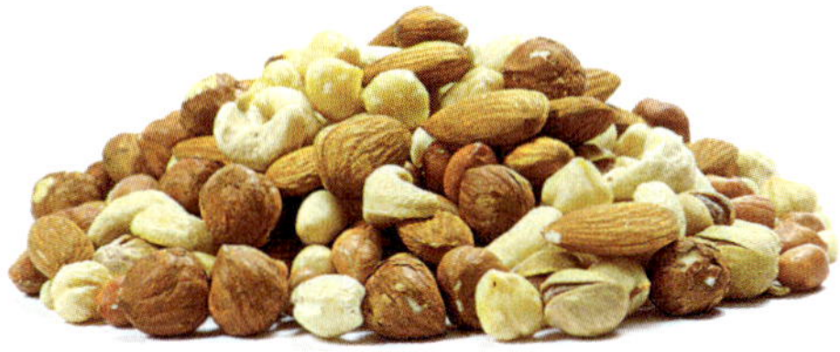

Les fruits séchés sont des fruits déshydratés (permettant une plus longue conservation). Contrairement aux idées reçues, le fruit séché ne contient pas plus de sucre que le fruit frais. Toutefois, du fait de sa déshydratation, son goût paraît plus sucré. Les fruits séchés apportent beaucoup d'énergie dans un faible volume, ils permettent également des apports en vitamines à distance des récoltes. Riches en fibres, ils favorisent le transit et les protections contre les troubles métaboliques (cholestérol et diabète). Ils sont particulièrement recommandés pour les efforts physiques, ainsi qu'aux sportifs d'endurance ou qui pratiquent des activités dans le froid.

Par exemple, l'abricot sec apporte principalement de la vitamine A, mais également du fer et du cuivre. Séché, il perd sa vitamine C, il ne permet donc pas l'assimilation du fer qu'il contient. Riche en vitamines B3, B5 et K, il apporte des oligoéléments de magnésium, phosphore et potassium. On préfèrera les abricots séchés bio, beaucoup moins appétissants car marron, mais au moins, ils n'ont pas subi de traitements particuliers pour les rendre orange « fluo ».

Au menu : des légumes secs aussi

Lentilles, pois cassés, pois chiches, haricots secs blancs ou rouges, fèves sont de vieux légumes que l'on a un peu délaissés. Ce sont aussi des légumes qui se conservent bien.

Ils ont la mauvaise réputation de provoquer des flatulences. Pour éviter cela, voici 3 astuces :

- avant la cuisson, hydratez vos légumes secs pendant 2 à 3 jours dans un grand volume d'eau que vous changerez au moins 2 fois. Vous remarquerez qu'à partir du 3e jour, les lentilles commencent à germer, elles gagnent alors en digestibilité ;
- ensuite, versez du bicarbonate dans l'eau de cuisson à la place du sel et pour un volume égal ;
- enfin, en ajoutant une carotte, celle-ci absorbera une grande partie des molécules donnant les gaz. Pour que cela soit efficace, il faut jeter la carotte après la cuisson.

Quand je l'ai expliqué à une de mes patientes, son visage s'est illuminé. Elle venait enfin de comprendre pourquoi son chien parfumait autant la maison. Grande consommatrice de légumineuses, elle les faisait cuire avec une carotte qu'elle retirait du plat après la cuisson, mais qu'elle donnait... à son chien.

Ces légumes secs sont très nutritifs et apportent beaucoup de protéines, ils peuvent donc, dans le cadre d'un repas, remplacer une protéine animale. Je conseille toutefois de les manger surtout le midi afin d'éviter la prise de poids qu'on favoriserait en les consommant le soir.

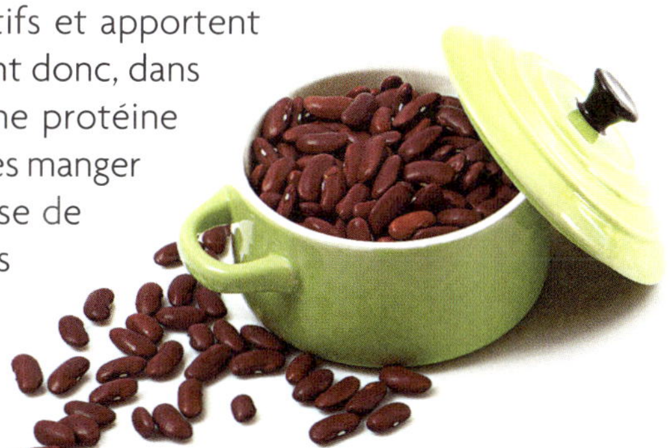

Ma pharmacie naturelle en hiver

Les jours raccourcissent, le soleil se fait rare, ce qui nous donne envie de rester à l'abri sous nos couettes ! Comment hiberner au mieux ? Voici les quelques indispensables à garder dans votre armoire à pharmacie pour agir au plus vite.

En hiver, les indispensables :

- ✔ les **oligoéléments de chrome** (sous forme colloïdale) pour maîtriser plus facilement son poids en diminuant l'envie de sucre ;
- ✔ les **oligoéléments cuivre, or, argent** (sous forme colloïdale) en pleine épidémie pour se protéger ;
- ✔ le **spray nasal** avec de l'eau de mer ou à base d'oligoéléments d'argent à instiller dans le nez ;
- ✔ le **suc aqueux de radis noir** pour la sinusite (en ampoules) ;
- ✔ les **clous de girofle** (pour accompagner le citron chaud-cannelle) dès que vous vous sentez fébrile ;
- ✔ les sachets de **chlorure de magnésium** à diluer dans de l'eau en cas de fièvre ou de début d'infection virale ;
- ✔ les **oligoéléments de bismuth** pour le mal de gorge ;
- ✔ les **feuilles de ronce** (en infusion) pour l'angine ;
- ✔ le spray ou les pastilles de **propolis** pour l'angine ;
- ✔ la **tisane des 7 fleurs** (voir p. 231) pour apaiser la toux et libérer les bronches ;
- ✔ les **feuilles de cassis** en infusion ou teinture mère pour leur soutien adaptatif surrénalien ;
- ✔ les feuilles ou fleurs d'**aigremoine** comme tisane antipyrétique et antivirale. C'est aussi un antidiarrhéique ;
- ✔ l'**argile verte** ultra-ventilée pour la gastro ;
- ✔ le **gingembre** en morceaux ou en gélules pour la nausée (en cas de gastro) ;

- la poudre de **prêle** (en cure : 2 gélules de 500 mg matin et soir) pour son apport en silice qui donne son élasticité à la peau, la rigidité aux ongles, la solidité aux cheveux et combat les rides tout en protégeant vos articulations ;
- l'**eau florale de rose** qui lutte contre le vieillissement accéléré de la peau ;
- les **oligoéléments** d'ampoules de **fer** pour les anémiés ou pour préparer le séjour en altitude.

Petite aromathèque de l'hiver

- **Huile essentielle de lavande** antiseptique des voies ORL.
- **Huile essentielle d'eucalyptus**, antiseptique idéal pour assainir la chambre d'un malade.
- **Huile essentielle de thym** pour stimuler l'immunité.
- **Huile essentielle de pin** pour purifier les bronches.
- **Huile essentielle de ravintsara**, à inhaler sur un mouchoir, par exemple, quand l'écoulement devient jaunâtre, mais aussi pour la protection antivirale (grippale).
- **Spécialités d'huiles essentielles** déjà préparées en capsules ou en unidoses à avaler sans eau (mélange d'huiles essentielles de lavande, avoine, cannelle de Ceylan, eucalyptus, sarriette) ou plus simplement en flacon compte-gouttes (il existe des formulations spécifiquement adaptées à l'hiver).
- **Huile essentielle d'arnica montana** pour un massage après-ski ou après avoir glissé sur une plaque de glace.

Ma cure de l'hiver

Profitez des pommes

La cure de pommes n'est pas un régime, elle permet un nettoyage de l'organisme, vous aidera à maintenir votre poids en hiver (ce qui n'est pas simple) et à limiter les dégâts dus aux excès de gourmandise.

Intérêt de la cure de pommes

Cette cure est d'autant plus efficace qu'elle est faite au moment de la nouvelle lune (fin janvier, début ou fin février, ou début mars). Réalisée après la période des fêtes, elle va « dégraisser » l'organisme, en particulier le foie. Elle régule le cholestérol et permet une mise au repos au sein de l'organisme des personnes en hypercholestérolémie. Pour les autres, cette cure mobilise les graisses pour préparer le printemps et régule la glycémie. Elle est particulièrement indiquée aux diabétiques ou aux patients qui risquent de développer un diabète gras (type 2). Elle permet également de retarder la mise en place d'une thérapeutique médicamenteuse, ou la date de mise sous insuline.

Riche en pectine, la cure de pommes améliore la qualité du transit, l'équilibre de la flore digestive et facilite la digestion. Le fait de ne manger que des pommes pendant 5 jours amplifie ces effets. C'est une des raisons pour laquelle, après la cure de pommes, de nombreux patients observent un bon équilibre de leur cholestérol ou de leur glycémie.

La pomme, le fruit de toutes les qualités

« One apple a day, keeps the doctor away » (Une pomme par jour éloigne le docteur) : ce célèbre adage se vérifie quand on sait que la pomme est un fruit riche en fructose (sucre assimilable sans sécrétion d'insuline), en fibres (2,5 g pour 100 g), et notamment en pectine. Celle-ci permet une libération lente du fructose et des autres glucides qu'elle contient, favorisant ainsi une distribution progressive de l'énergie, ce qui en fait un fruit idéal pour les activités sportives. Cette pectine crée un gel (utilisé en cuisine pour gélifier des confitures) qui emprisonne le cholestérol de l'alimentation et limite son assimilation. Elle lutte contre la diarrhée et permet de protéger, voire de cicatriser la muqueuse digestive, et d'éviter des dégénérescences telles que le cancer du côlon. Pour cette raison, la pomme est conseillée râpée en cas d'inflammation du côlon.

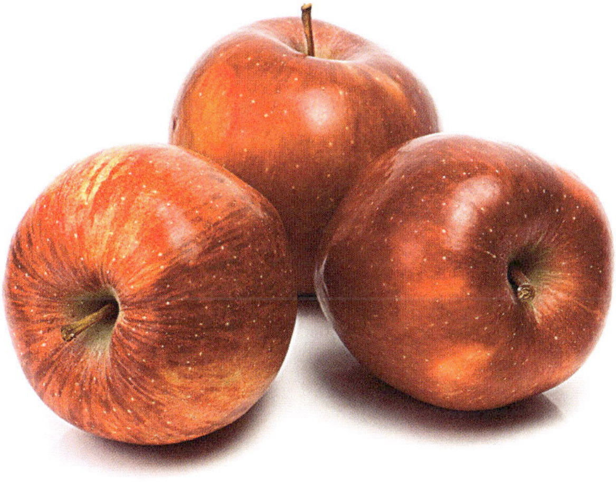

Les autres fibres de la pomme sont dites insolubles : elles améliorent le transit et luttent contre la constipation. L'eau de la pomme réhydrate facilement l'organisme et sa vitamine C apporte un bon soutien aux surrénales. Cette vitamine C étant très concentrée à la périphérie, sous la peau, il convient de manger ce fruit avec sa peau. Pour cela, choisissez impérativement des pommes bio. La pomme apporte d'autres vitamines qui contribuent à la bonne santé, autant cutanée, musculaire que neurologique (B1, B2, B5, B6, B9, PP, E et provitamine A).

Les pommes sont riches en polyphénols et flavonoïdes qui ont un effet anti-inflammatoire et permettent d'améliorer les terrains asthmatiques. Enfin, en phytothérapie on utilise le pommier (*Malus communis*) pour ses propriétés hormonales anti-œstrogènes, et favorable à la progestérone.

Le jus de pomme peut être indiqué dans ce cas et sera bénéfique pour accompagner la prise orale des médicaments des patients porteur d'un cancer lié aux oestrogènes.

Choisir son jus de pomme

Évitez les jus recomposés, faits avec du jus concentré et réhydraté, car même sans sucre ajouté, ils ont perdu toute leur « intelligence » de vie. Parmi les jus non reconstitués, préférez les jus de pomme non filtrés. La filtration retire au jus ses principales propriétés thérapeutiques. Donc, comme pour l'huile d'olive, achetez du jus de pomme de qualité biologique non filtré.

Modalité de la cure

La cure se fait de préférence à partir de la nouvelle lune, entre fin janvier et début mars. Les modalités sont proches de celle de la cure de raisin, toutefois elle est moins longue.

MODE D'EMPLOI

1er jour : céréales
2e jour : légumes
3e jour : fruits
les 5 jours suivants : ne manger que des pommes, à raison d'1 portion au moins, toutes les heures ou heures et demie et ne boire que de l'eau ou du jus de pomme
9e jour : fruits
10e jour : légumes
11e jour : céréales
12e jour : fruits et légumes
13e jour : fruits et céréales
14e jour : légumes et céréales
15e jour : fruits, légumes et céréales
Reprendre ensuite une alimentation normale

Tordre le cou aux idées reçues

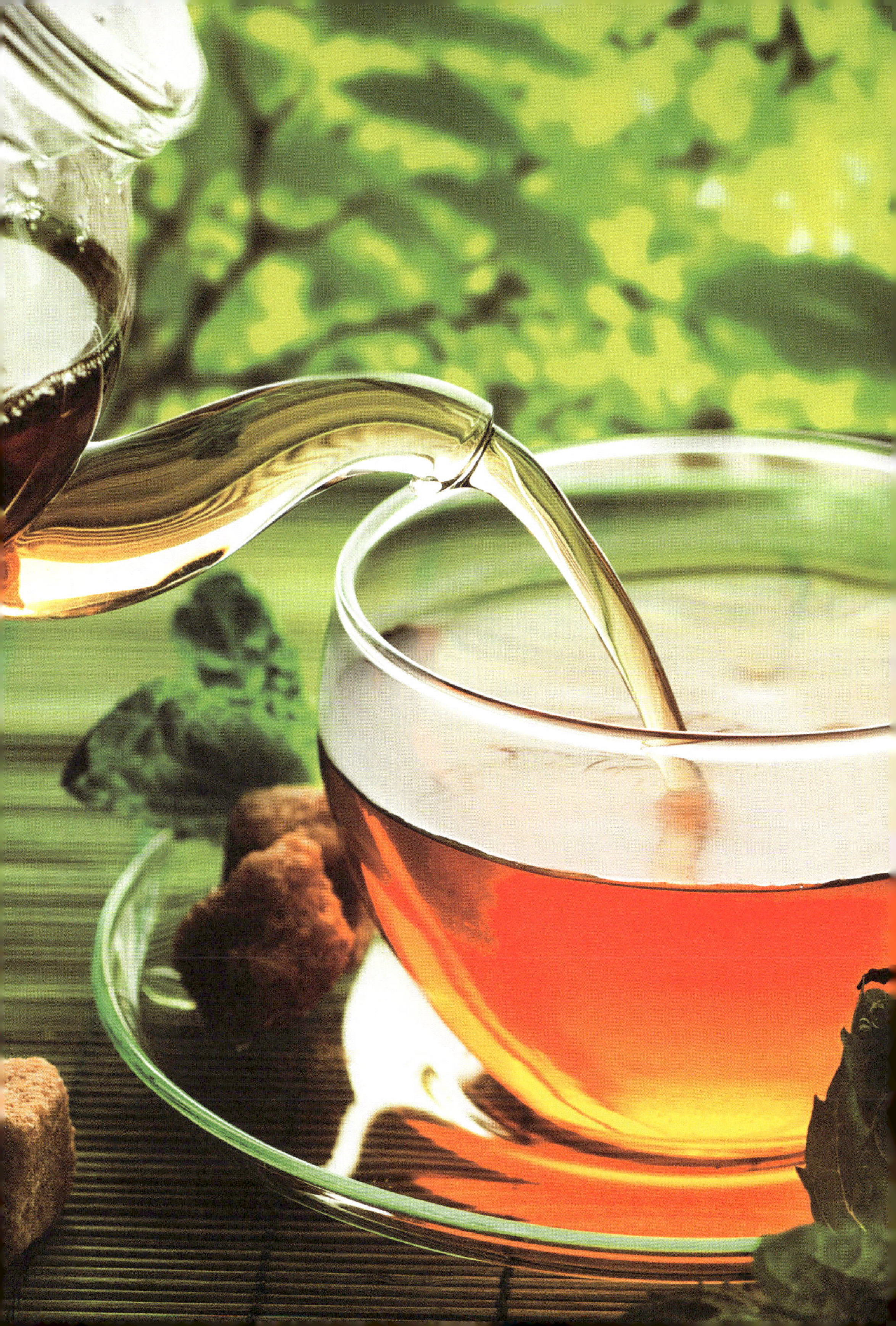

L'alimentation : quelques conseils pour reconnaître le vrai du faux

« Nous sommes ce que nous mangeons ! » Si cet adage qui nous vient d'Hippocrate est vrai, alors voici quelques conseils importants pour veiller au contenu de nos assiettes. Inondés de produits de toutes sortes et sans cesse harponnés par une publicité qui nous vante les mérites de tel ou tel aliment (faux sucres, compléments alimentaires, produits laitiers), comment s'y retrouver et distinguer ce qui est bon pour notre santé ?

Faut-il se méfier des compléments alimentaires ?

Tout d'abord, qu'est ce qu'un complément alimentaire ? Légalement le complément alimentaire est régi par la directive européenne 2002/46/CE transposée en France par le décret n° 2006-352 du 20 mars 2006. Dans ce cadre légal, leur fabrication passe par de nombreux contrôles de qualité garantissant une protection. C'est la moindre des choses, me diriez-vous. Pourtant cela n'était pas évident avant la publication de ces textes de lois. Il y a eu de nombreux abus de sociétés guidées par le seul intérêt financier, n'hésitant pas à incorporer dans leurs formules des molécules chimiques de médicaments afin de donner à leurs compléments alimentaires une plus grande efficacité apparente incitant ainsi le consommateur à en racheter. Par exemple, vous pouviez vous procurer dans le commerce des produits associant des plantes sédatives, et vendus comme tels, alors qu'au sein de la formule et à l'insu du client se trouvait caché un somnifère de synthèse. Soyez rassuré, du fait de la législation, ceci est interdit aujourd'hui. Méfiez-vous toutefois dès que vous sortez des réseaux de distributions officiels classiques ! Évitez les achats sur Internet. En un seul clic, sur des sites marchands non européens, vous pouvez acquérir des produits frauduleux ou encore des copies qui n'ont que l'emballage et le nom conformes au vrai produit.

Grâce au décret de 2006, il existe une liste de produits autorisés – des plantes, des minéraux, des vitamines ou d'autres substances. Le complément alimentaire étant en vente libre, vous ne trouverez dans sa composition que des plantes dites libérées (accessibles sans prescription médicale). Vous êtes alors assuré que ces suppléments ne contiennent pas de plantes toxiques ou fortement thérapeutiques.

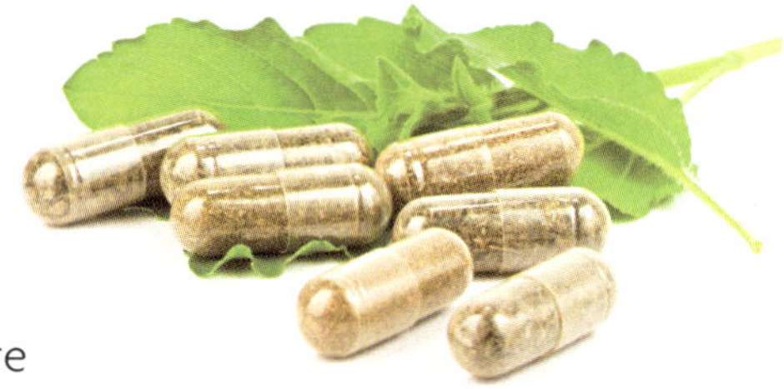

En dehors du problème de la qualité, ces produits sont, par définition, un complément à l'alimentation et ne doivent donc en aucun cas remplacer une alimentation saine et équilibrée. Si celle-ci correspond à vos besoins fondamentaux, est adaptée à votre rythme de vie, à votre sexe et à votre âge, vous n'avez alors nullement besoin de compléments alimentaires. En revanche, si vos apports alimentaires ne correspondent pas à vos besoins, que vous ne consommez que des aliments industriels, à des rythmes totalement farfelus, que vous vivez en permanence en vase clos sans voir le soleil, ni la pluie, que vous êtes dans un état de stress permanent, peut-être un tel complément vous sera bénéfique. Alors, êtes-vous toujours sûrs d'en avoir besoin ?

Soyez judicieux dans vos choix et gardez la tête froide en résistant aux sirènes du marketing qui vous assaillent dès que vous rentrez dans une pharmacie.

La sagesse du médecin vous invite à adopter une hygiène de vie de qualité. Si malgré cela vous présentez des déficiences (déterminées par une prise de sang ou un diagnostic clair posé par un médecin) pouvant être améliorées par un complément alimentaire, demandez conseil à un professionnel. Cela peut être votre médecin généraliste, un médecin nutritionniste (souvent le plus expert en la matière), mais aussi les diététiciens (qui ne sont pas médecin, mais qui ont une formation officielle dans le domaine de l'alimentation). Enfin le pharmacien, s'il fait abstraction de son seul intérêt commercial, peut aussi être de très bon conseil.

Vous éviterez ainsi l'achat inutile de produits coûteux, qui parfois se surajoutent pouvant provoquer des problèmes de santé s'ils sont utilisés à mauvais escient.

Un simple exemple, de nombreux compléments alimentaires contiennent du zinc. En général, un seul complément pris à la posologie marquée sur sa boîte vous apporte 100 % des AJR (apports journaliers recommandés). Si vous prenez deux compléments alimentaires différents dans la même journée, vous aurez 200 % des AJR de zinc, si vous en prenez trois, 300 % des AJR, et cela commence à faire beaucoup !

J'ai pu voir des patients cancéreux qui prenaient de leur propre chef des compléments alimentaires pour récupérer de la fatigue induite par leur traitement lourd de chimiothérapie. Certains se retrouvaient avec 400 à 500 % des AJR de zinc. Or, le zinc favorise la multiplication cellulaire – et le cancer est une multiplication anarchique de cellules en permanence –, il est donc important de se poser la question de l'intérêt d'une prise aussi importante de zinc !

Les régimes à la mode, une bonne tendance ?

Il faut se méfier de l'effet mode ! Il y a des régimes qui marchent très bien pour certaines personnes et qui peuvent être catastrophiques pour d'autres.

À chacun son terrain et donc son régime spécifique. C'est une aberration de croire qu'il peut y avoir une approche standardisée, bénéfique pour tous. Le mieux que vous puissiez faire est de consulter un diététicien ou un nutritionniste qui vous éduquera à l'alimentation qui vous convient le mieux et qui vous indiquera vos erreurs. Vous pourrez ainsi suivre un régime sur mesure qui vous correspondra et répondra à vos attentes et besoins (maigrir, détoxifier votre organisme, faire baisser le cholestérol).

Le soja est-il bon pour ma santé ?

Le soja est une plante permettant un apport de protéine important, sans ajout de graisse, et donc de cholestérol. Par ailleurs, il est riche en isoflavones, des molécules ayant un effet œstrogénique qui favorise la production de protéines par l'organisme. En ce sens, le soja est particulièrement nutritif avec un apport calorique faible.

Néanmoins, cette plante a un effet hormonal, œstrogénique, c'est-à-dire qu'elle apporte une information de type « féminin » dans l'organisme. Mais qu'on ne se trompe pas, que l'on soit un homme ou une femme, nous avons tous besoin d'hormones féminines (les œstrogènes) et masculines (les androgènes) pour fonctionner. Pourtant, un excès d'apport d'hormones féminines chez l'homme n'est pas

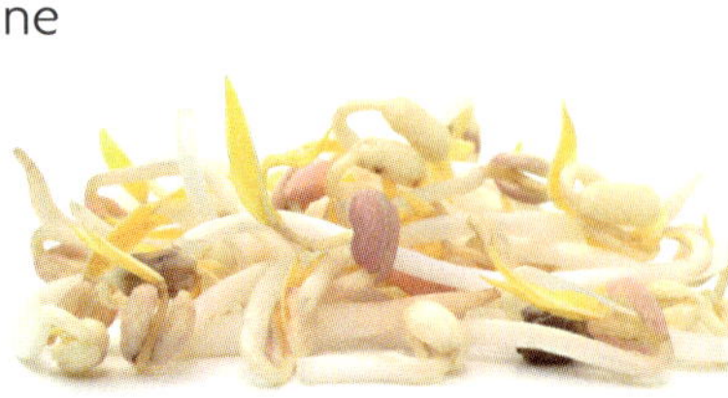

toujours recommandé et peut entraîner une certaine fatigabilité. Chez la femme, cet apport est particulièrement adapté surtout en cas de carences en œstrogènes comme à la puberté avec l'acné ou à la ménopause avec l'apparition de la pilosité.

Certains disent que le soja est bon pour tout le monde, mais vous comprendrez, avec ce que je viens de vous expliquer, qu'il faut mettre un bémol à cette affirmation. D'autres pensent qu'il est mauvais pour la santé. Cela n'est pas vrai non plus. S'il faut reconnaître que le soja peut être parfois difficile à digérer, entraînant des gaz intestinaux et des douleurs digestives, il n'en reste pas moins une excellente source de protéines. Il convient surtout d'être prudent, notamment en cas de consommation très régulière. Du fait de sa richesse en information œstrogénique, il est à déconseiller dans les pathologies cancériniques et notamment chez la femme (cancer du sein, des ovaires). Le paradoxe du soja, c'est qu'il aurait une action protectrice contre l'apparition des cancers dépendants des œstrogènes, mais qu'une fois le cancer apparu il aurait un effet nutritif des cellules cancéreuses. Cela s'explique par le fait que les œstrogènes du soja se comportent comme des petits œstrogènes (ayant un effet œstrogénique cellulaire faible) entrant en compétition avec les gros œstrogènes de l'organisme (ayant un effet œstrogénique cellulaire fort) au niveau des récepteurs cellulaires (seins, ovaires).

Finalement, retenez que le soja peut être consommé tous les jours, voire plusieurs fois par jour, chez une femme sans cancer, mais qu'il lui sera interdit en cas de cancer déclaré. Pour l'homme, il est plus sage de le consommer avec modération (pas plus d'une fois/jour, 3 fois/semaine).

Cru ou cuit : un combat pertinent ?

Vous êtes crudivore ou vous tentez de le devenir ? La presse en parle, les livres sur le sujet pullulent et des nutritionnistes médiatiques préconisent de manger cru, affirmant qu'ainsi nous resterions plus proches de notre fonctionnement naturel et que cela nous permettrait de vivre plus vieux. Mon avis de médecin généraliste est plus modéré. Je ne suis pas certain que ce soit une bonne idée d'appliquer cette règle du « tout cru » pour tous les aliments que nous absorbons.

Il existe plusieurs types de « crudivorisme ». On peut ne manger que des fruits (frugivore), que des graines (granivore), que des liquides, ou même ne s'alimenter qu'en fonction de son instinct (instinctivore) ou simplement comme une action écologique (manger de tout : végétaux, viandes et insectes).

Concernant l'alimentation à l'instinct, je reste très sceptique. Pour suivre cette approche, il est impératif de bien connaître le fonctionnement de son organisme. En effet, comment être sûr que c'est le sain équilibre de votre organisme qui vous pousse à manger tel aliment et non pas, justement, le déséquilibre d'une maladie qui vous conduit vers une consommation impulsive, et de ce fait l'aggrave ? Le diabétique est instinctivement attiré par le sucre, comme le malade cancéreux. Or, cela ne peut que nuire à ces malades.

Il est certain que lorsque l'on mange cru, l'aliment contient des molécules volatiles qui stimulent directement les centres hypothalamiques de la satiété. Ces molécules sont détruites par la chaleur, et donc par la cuisson. Ainsi, on est plus vite rassasié si l'on mange cru que cuit.

En mangeant crus les fruits, les légumes et les graines germées, on conserve de nombreux nutriments et vitamines. D'autres aliments seront plus digestes consommés crus. Par ailleurs, cette alimentation est en général plus alcalinisante qu'une alimentation cuite, qui serait plus acidifiante. Or, dans les pathologies rhumatismales, par exemple, il est le plus souvent nécessaire de lutter contre l'acidité du terrain.

Néanmoins, concernant les viandes et les poissons, la cuisson « à point » a l'avantage de détruire les parasites qu'ils peuvent contenir. Donc avant de manger cru, informez-vous sur la qualité des aliments et soyez exigeant sur la fraîcheur des produits que vous mangez, surtout pour les produits issus des animaux.

Les produits laitiers sont-ils nos amis ?

Vous avez certainement en tête cette petite chanson publicitaire : « Les produits laitiers sont nos amis pour la vie ! »

Vous avez tous lu qu'il faut consommer avant, pendant et après la ménopause, au moins 3 produits laitiers par jour pour prévenir l'ostéoporose… C'est ce qu'on appelle un message marketing qui marche du tonnerre ! Si bien que l'on peut croire que l'on ne peut pas vivre sans produit laitier. Certes, le message n'est pas faux, mais il ne faut pas pour autant lui accorder plus d'importance qu'il n'en mérite. En tant que médecin généraliste, je conseille dans certains cas la suppression des produits laitiers, surtout si vous avez une pathologie inflammatoire chronique. Cette éviction doit également se faire temporairement en cas de pathologie inflammatoire aiguë, quelle qu'elle soit, et tant que celle-ci n'est pas totalement rentrée dans l'ordre.

Le lait en lui-même ne pose pas de vrai problème tant qu'il est consommé modérément. Il reste un apport en protéines peu coûteux en période de crise (comme, par exemple, lors des deux dernières guerres). Mais de nos jours, en France, on consomme les produits laitiers en trop grande quantité. Faites-en l'expérience vous-même lors de vos prochaines courses. Munissez-vous d'un mètre de couturière et rendez-vous dans votre grande surface habituelle. Mesurez en mètres linéaires ce que l'on vous propose comme produits laitiers de toutes sortes, puis allez mesurer ce que l'achalandage offre en fruits et légumes. Alors ?

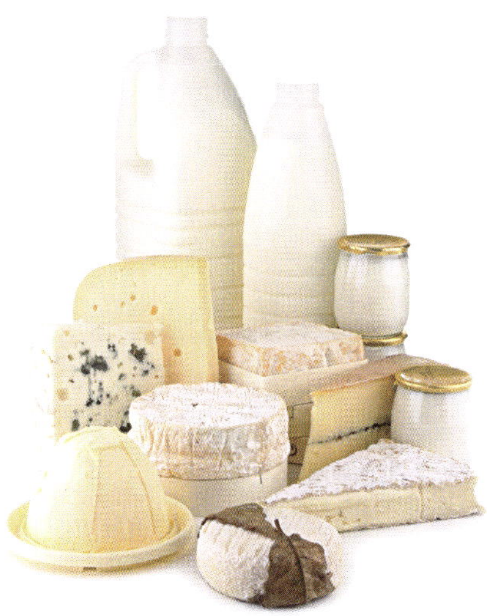

Comme vous l'avez compris à la lecture de cet ouvrage, c'est la répétition de prises alimentaires d'un produit qui peut apporter son effet bénéfique ou négatif. Concernant le lait sous toutes ses formes, il apporte une protéine très difficile à digérer pour le pancréas. Ce dernier est une glande mixte qui fabrique et libère dans le sang de l'insuline pour réguler le taux de glucose sanguin (cela est bien connu), mais on oublie souvent qu'il fabrique également des enzymes qui sont déversées dans le tube digestif (dans le duodénum, partie haute de l'intestin grêle). Quand on consomme en quantité et de façon régulière du lait (lait entier, demi-écrémé ou écrémé ; yaourts ; fromages ; etc.), on sollicite beaucoup le pancréas pour qu'il fabrique toutes les enzymes nécessaires à cette digestion. Cette augmentation d'activité pancréatique se fait grâce à une montée en puissance du parasympathique (voir p. 27). Or, celui-ci a pour particularité d'augmenter l'état congestif qui est nécessaire à la pérennisation de l'inflammation. Ainsi, manger un produit comme le lait, qui sursollicite le pancréas exocrine, contribue à entretenir ou à aggraver un état inflammatoire préexistant. Il en est de même pour les graisses cuites que vous devez supprimer également de votre alimentation. Ainsi, si vous évitez la consommation répétitive au quotidien de produits laitiers, vous pouvez faire sans remords une exception avec le plateau de fromage auquel vous ne résistez pas lorsque vous êtes invité. Cette incartade n'apporte pas la même information à l'organisme et, au contraire, le met en réactivité ce qui ne peut que lui être bénéfique ! Alors faites vous plaisir avec des produits de qualité, mais à une fréquence raisonnable. Par exemple, quand vous êtes en forme, je préconise de ne pas consommer plus d'un produit laitier par jour, 3 à 5 jours sur 7.

Le faux sucre est-il un faux ami ?

Pour répondre à cette question il faut d'abord bien comprendre à quoi sert fondamentalement le sucre dans l'organisme. Quel que soit l'aliment que vous consommez, il se transformera forcément en glucose (ou saccharose, mot synonyme), car le glucose est, avec l'oxygène, la principale source d'énergie pour chacune des cellules de notre organisme. De même que l'oxygène, le glucose est transporté dans le sang et acheminé vers chacune de nos cellules. Pour qu'il puisse entrer dans la cellule, l'insuline, une hormone sécrétée par le pancréas, est nécessaire. Celle-ci gère le taux de sucre dans le sang, c'est ce qu'on appelle la glycémie.

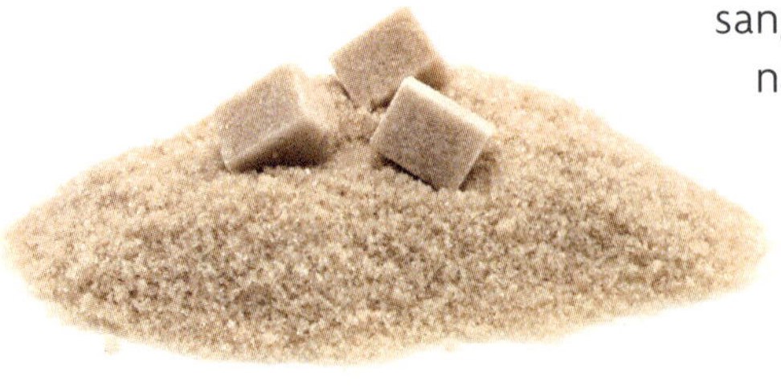

Seuls deux types de cellules n'ont pas besoin d'insuline, ce sont les globules (ils baignent dans le sang et se nourrissent par imbibition – la nature va toujours au plus simple) et les cellules nerveuses (notre cerveau). La glycémie est donc régulée par l'insuline de façon à rester dans un taux cohérent pour les besoins des cellules nerveuses, car, quand l'insuline est sécrétée, elle déplace le sucre du sang vers les cellules de l'organisme (autres que les cellules nerveuses et les globules) et diminue ainsi le taux de sucre dans le sang. Donc, quand la glycémie est basse, le cerveau manque d'énergie, mais quand elle est trop élevée, celui-ci a trop d'énergie à disposition ce qui lui est toxique. L'organisme n'a alors pas d'autre solution que de sécréter de l'insuline pour faire baisser le taux de sucre dans le sang et permettre, en nourrissant toutes les autres cellules, de protéger le cerveau.

En revanche, quand la glycémie est basse, on risque l'hypoglycémie et son malaise. L'organisme a le choix entre manger du sucre ou en fabriquer en mobilisant les stocks existant et, grâce au foie, synthétiser du glucose. C'est ce que l'on appelle la néoglucogenèse. Vous réalisez que toute cette gestion mise en place pour permettre un juste équilibre reste complexe, et pourtant ce mécanisme est ici simplifié à l'extrême.

Alors que se passe-t-il lorsque vous mangez du faux sucre (quel qu'il soit, naturel ou chimique), c'est-à-dire lorsque vous apportez sur la langue l'information du sucré, mais qu'il n'y a pas d'apport de glucose dans le même temps. Vous utilisez ce que l'on appelle un leurre. Le pancréas est induit en erreur, il se trompe et réagit comme s'il y avait un véritable apport en sucre. De fait, tout le métabolisme est perturbé ce qui, finalement, favorise la prise de poids. En effet, lorsque vous êtes en manque de sucre et que vous risquez le malaise hypoglycémique, cela signifie que votre organisme est prêt à arrêter une partie de son fonctionnement pour permettre au cerveau d'avoir sa dose de sucre. Si dans ce cas vous apportez une fausse information à l'organisme, dans un premier temps, il va se croire rassuré et va libérer ses stocks de sécurité, mais il se met en danger. Donc, si ce type de fausse information se répète, il va changer de stratégie d'adaptation et ne va plus libérer ses stocks de sécurité. Cela favorisera la prise de poids et perturbera aussi, dans certains terrains, l'ensemble des régulations énergétiques de l'organisme pouvant favoriser l'apparition ou la pérennisation de maladies graves.

Vous l'aurez compris, mieux vaut que vous mangiez du vrai sucre sans excès plutôt que de risquer de vous rendre malade en voulant garder la ligne avec un leurre qui, dans le temps, entretiendra votre surpoids !

Et qu'en est-il du faux beurre ?

Les margarines sont des huiles émulsionnées dans l'eau de façon à obtenir une pâte qui s'apparente au beurre. Le problème : le plus souvent, ces huiles sont hydrogénées et donc fortement oxydées, ce qui leur confère une activité peu favorable pour l'organisme.

Certaines de ces margarines sont enrichies en phytostérols dont l'objectif est de fixer les graisses de l'alimentation et de faire en sorte qu'elles ne soient pas assimilées par le tube digestif. C'est un moyen de contribuer à la baisse du taux de cholestérol dans le sang. Mais la vraie question à se poser est : « Faut-il baisser absolument le taux de cholestérol dans le sang ? » En effet, l'objectif avoué est d'éviter l'encrassement des artères selon une règle simple qui énonce que le taux élevé de cholestérol circulant, correspond forcément à un encrassement des artères. Cette règle n'est que partiellement vraie. En effet, le cholestérol ne sert pas qu'à boucher les artères, il est aussi fondamental pour le fonctionnement de l'organisme, comme la production de la plupart de nos hormones, la bonne régénérescence des cellules de notre cerveau, la « souplesse » de la membrane cellulaire facilitant les échanges entre les cellules et leur milieu nutritif extra-cellulaire. Le cholestérol n'est donc pas toujours un ennemi à abattre, mais contribue aussi à un meilleur fonctionnement de notre organisme.

Alors quel beurre choisir ? Je vous conseillerais de vous faire plaisir en choisissant un bon beurre cru de qualité biologique en petite quantité (10 g maxi) tous les jours. Vous aurez ainsi un bon apport en vitamine A, utile pour lutter contre le vieillissement de vos yeux. Évitez tous ces faux beurres industrialisés dont l'effet recherché ne vous correspond peut-être pas.

La bonne santé de nos artères passe-t-elle par notre assiette ?

Oui, et c'est fondamental pour notre cœur de bien choisir ses aliments. N'oubliez pas que l'on est construit de ce que l'on mange. Évitez les mauvaises graisses, c'est-à-dire les graisses cuites, et surtout en trop grande quantité. Fuyez l'alimentation industrialisée, car elle est trop riche en sel (ce qui durcit nos artères) et en graisses saturées.

Voici quelques conseils pour garder un bon cœur et des artères flambant neuves. Consommez régulièrement de l'ail pour son effet protecteur sur l'endothélium (paroi interne de l'artère), ce qui évite le dépôt de cholestérol à ce niveau. Donc, même si l'ail ne fait pas baisser directement le taux de cholestérol sanguin, il a un fort effet préventif de l'athérosclérose. Il est primordial de garder une bonne souplesse de nos artères, alors que les médicaments prescrits contre le cholestérol ont tendance à détruire la musculature des artères et à les rendre plus rigides, donc beaucoup moins adaptables.

Pensez au régime méditerranéen et consommez régulièrement de l'huile d'olive (2 à 3 c. à soupe par jour) dans vos salades comme dans votre poêle pour faire cuire vos légumes ou poissons. En effet, l'huile d'olive est le jus du fruit de l'olivier qu'on a privé de son eau après extraction. Ce jus, comme les olives, ou les feuilles d'olivier, ont un pouvoir coronarodilatateur (qui dilate les artères du cœur) et luttent donc contre la sclérose des artères, tout en permettant une bonne nutrition du muscle cardiaque. Ils ont également un rôle de drainage du foie et, par ce biais, aident cet organe à détruire les mauvaises graisses qui polluent notre organisme.

Abusez des légumes verts (salade, haricots verts, brocolis, et essayez le pourpier). Ces légumes riches en flavonoïdes, des molécules protectrices contre le vieillissement des artères, sont à manger sans retenue.

Enfin, n'oubliez pas les poissons gras (sardine, maquereau, hareng, anguille, anchois, flétan, saumon sauvage) qui apportent ce que l'on nomme « le bon cholestérol », c'est-à-dire un cholestérol qui n'agresse pas les parois artérielles.

Évitez par ailleurs les graisses cuites, les plats en sauce, les charcuteries, les abats, les jaunes d'œufs de poule de batterie, les fromages gras et les plats industriels.

Les coquilles d'œufs consolident-elles nos os ?

Vous avez les ongles cassants, les cheveux ternes et fragiles... Savez-vous qu'il est facile de reminéraliser votre organisme de façon peu coûteuse et sans prendre de compléments alimentaires ?

Il suffit pour cela de piler 1 à 3 coquilles d'œufs non cuits et de rajouter par-dessus 21 c. à café de vinaigre de cidre ou de jus de citron. Laisser l'ensemble reposer 1 à 3 jours, et vous obtenez une solution prête pour une semaine. Prenez 3 c. à café par jour de cette préparation pendant au moins 3 mois.

Si vous avez un terrain plutôt acide, préférez le jus de citron qui est un alcalinisant pour l'organisme. Au contraire, en cas de terrain trop alcalin, c'est le vinaigre de cidre qu'il faudra choisir.

Du bio sinon rien ?

Il serait trop simpliste d'apporter une réponse dogmatique et culpabilisante. Je vous dirais simplement qu'il faut faire au mieux, en fonction de vos moyens et de ce que l'on vous propose sur le marché. Effectivement, l'idéal serait de cultiver soi-même ses légumes, d'élever ses lapins, ses volailles et de produire ses œufs. Mais nous n'avons pas tous la chance (et l'envie) d'habiter à la campagne et si l'on peut planter ses fines herbes sur son balcon en ville, il est plus difficile d'y avoir ses clapiers à lapins ou son poulailler !

Si c'est possible, le meilleur choix, c'est d'acheter et de manger bio. En effet, le plus souvent les produits bio sont issus des circuits courts de distribution : vous consommez un aliment dont la production a eu un faible impact sur l'environnement et vous donnez à votre organisme un produit qui ne contient pas de produits chimiques associés.

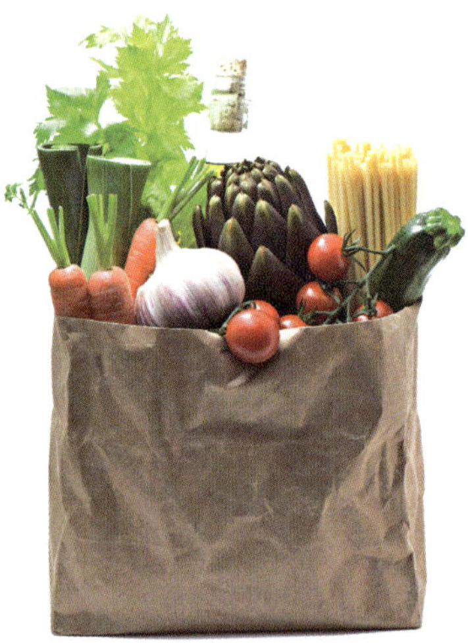

Malheureusement, même si vous en avez envie, il est possible que l'offre ne soit pas disponible près de chez vous. Dans ce cas, voici quelques règles simples à respecter pour éviter les perturbateurs endocriniens contenus dans les pesticides ou produits chimiques variés. Pour les fruits et les légumes, il convient de bien les laver et éventuellement de les éplucher. Attention, pour les agrumes, si vous souhaitez utiliser les zestes, il est indispensable qu'ils soient de qualité biologique, car la mention « non traité après récolte » ne veut pas dire qu'ils n'ont pas été traités avant. Or, les essences comprises dans les zestes ont un fort pouvoir de captation des produits chimiques. Sur le marché, ne choisissez pas les beaux produits lisses, uniformes et brillants. Il est évident que ce sont justement ceux-là qui ont été le plus « travaillés » pour être appétissant et qu'ils sont gorgés de produits chimiques divers et variés. Comme la pomme empoisonnée de Blanche-Neige !

Mais c'est sur les produits d'origine animale qu'il faut être le plus vigilant. Un effet de concentration s'opère et amplifie la nocivité, car l'animal est (comme l'être humain) construit des végétaux et autres aliments qu'il ingurgite. Soyez particulièrement exigeant pour le lait que vous choisirez toujours bio, quelle que soit sa transformation (yaourt, fromage, beurre...), les œufs et les viandes (surtout le porc).

En revanche, certaines viandes ne sont pas de qualité biologique, mais sont issues d'animaux vivant en prairie, ce qui est déjà un gage de qualité. En effet, l'important est que l'animal que vous consommerez ait été nourri d'herbe et non pas de tourteaux de soja, que la poule ait mangé des vers de terre, des feuilles et pas seulement des graines.

On retiendra les viandes labélisées « bleu, blanc, cœur ». Il s'agit de viandes issues d'animaux qui ont reçu une alimentation équilibrée, dont les graisses sont de bonne qualité et qui protègent nos artères.

Certaines viandes ou cultures, qui ne sont pas bio, sont dites « raisonnables » ou « raisonnées ». C'est un mode de culture qui préserve les écosystèmes et qui utilise les produits chimiques de façon modeste et raisonnable. C'est un bon compromis quand on ne peut pas faire autrement. Faites marcher votre bon sens dans vos choix et surtout acceptez d'avoir un ver dans un fruit plutôt qu'un fruit trop ciré et brillant, bref douteux.

Certaines personnes disent que les produits bio sont moins sains car pas suffisamment traités et qu'ils peuvent apporter des bactéries porteuses de maladies. Ceci est faux ! En France, tous les aliments mis sur le marché doivent être de qualité salubre, et la répression des fraudes y veille. Il peut y avoir des produits bio qui ne sont pas hygiéniques, comme des produits non bio. Heureusement, il existe un système d'alerte qui permet d'informer les populations par voie de presse en cas de risque alimentaire d'un produit quel qu'il soit, bio, non bio, de culture artisanale comme industrielle. Vous avez peut-être encore en mémoire les pousses de soja bio allemandes, mais aussi les rillettes industrielles contaminées qui ont défrayé la chronique. Le débat sur la qualité salubre des aliments n'est pas le débat sur la qualité biologique. Malheureusement, certains aiment mélanger les genres pour défendre leurs propres intérêts. Je vous recommande donc de garder votre bon sens en alerte devant toute information !

Et pour le poisson ?

Si vous achetez du poisson bio, c'est que vous avez choisi un poisson d'élevage. Ceci est judicieux pour un poisson de rivière, comme la truite, c'est plus discutable pour un poisson d'eau de mer, comme le saumon. En effet, le saumon est un grand nageur, et même si les enclos d'élevage sont vastes, ils le sont beaucoup moins que l'ensemble de l'océan. Pour prendre une image simpliste, disons que si vous prenez un grand sportif et que vous le mettez en cage avec un régime alimentaire identique à sa vie d'athlète ou plus riche, vous obtenez un sumo. Il a les qualités du sportif, mais il a l'inconvénient des graisses qu'il fabrique. Alors mieux vaut un saumon d'élevage bio que non bio certes, mais cela n'égale en rien le saumon sauvage.

La plupart des poissons sont sauvages. Malheureusement, ce n'est pas non plus une garantie de qualité, car les océans sont tellement pollués que l'on retrouve des métaux lourds dans la chair des grands prédateurs (comme le thon). Avec le tsunami au Japon touchant la centrale nucléaire de Fukushima, dont on sait que les déchets se sont déversés dans l'océan Pacifique, on est en droit de se poser des questions sur la teneur en radioactivité des poissons du Pacifique Nord.

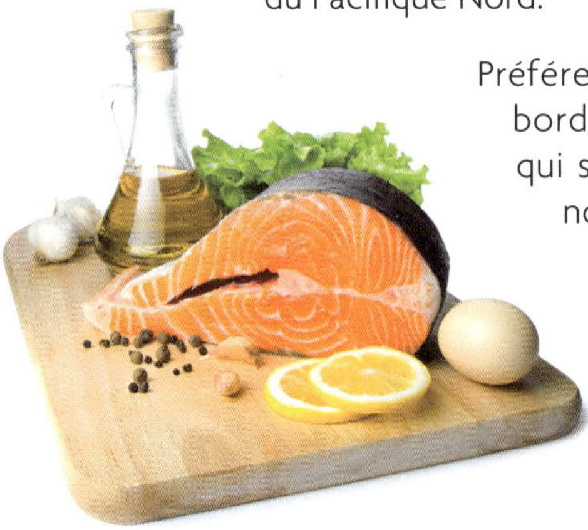

Préférez donc des poissons sauvages de nos bords de côte (de préférence Atlantique) qui sont en début de chaîne alimentaire, se nourrissant d'algues, de planctons ou de petits crustacés, comme le font les sardines, les maquereaux, les anchois, etc., et tachez d'éviter les poissons de fin de chaîne alimentaire comme le thon, la raie, le requin (aussi appelé veau de mer, peau bleue ou renard), l'espadon ou le marlin.

Le thé vert, à boire sans modération ?

Beaucoup de personnes consomment du thé vert, car cette boisson serait riche en activité antiradicalaire et que, de ce fait, elle serait bonne pour la santé. C'est pourtant une vision restrictive de la plante qui n'est perçue qu'à travers une de ses propriétés bénéfiques et non pas le « tout » qu'elle représente. En effet, le thé vert reste avant tout du thé, et le thé est une boisson qui « chélate » le fer, c'est-à-dire qui diminue l'absorption du fer par l'organisme. Il faut donc faire attention à une consommation en excès, particulièrement pour certaines femmes grandes consommatrices de thé (vert ou non) et qui présentent des règles hémorragiques. En buvant du thé vert ou noir, l'absorption de fer n'est pas suffisante pour compenser la perte liée aux règles abondantes. Or, le fer aide à fabriquer des globules rouges efficaces pour transporter l'oxygène dans l'organisme.

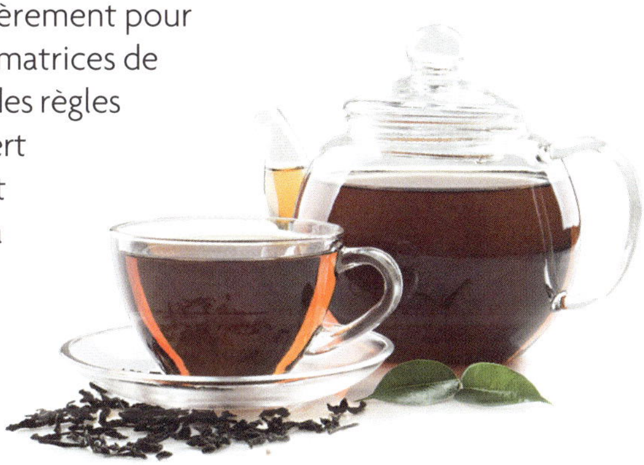

L'autre problème est que le thé est une plante alphasympaticotonique et, selon le terrain spécifique de la personne qui le boit (colérique, grand stressé, présentant un trouble du rythme cardiaque, endobiogénie particulière), il n'est pas forcément utile de stimuler cette action.

Enfin, le thé vert se distingue des autres thés par le fait qu'il n'a pas subi de fermentation, d'où son nom « thé vert ». Or, si les anciens faisaient fermenter les feuilles de thé avant de les sécher, c'était surtout pour modifier la composition des feuilles en transformant, par la fermentation, des molécules toxiques pour le foie en molécule non toxiques. Certes, la fermentation fait diminuer l'activité antiradicalaire, mais elle augmente la protection du foie. Il est donc clair qu'en consommant du thé vert, on a une certaine activité toxique sur le foie qui est compensée par l'activité antiradicalaire. Au final, cette activité antiradicalaire est donc « brûlée » pour la protection hépatique et n'est pas utilisée pour la protection du reste de l'organisme.

Si vous êtes consommateur de thé : mieux vaut ne pas consommer de thé vert en grande quantité ! Gardez-le pour les plaisirs occasionnels, avec pour seule recherche celle du plaisir du goût.

Et pour ceux qui recherchent vraiment un effet antiradicalaire et donc, par conséquent, antivieillissement, tout en gardant une tonalité de goût similaire à celle du thé, préférez le rooibos, encore appelé thé rouge, plante qui provient d'Afrique du sud. Cette plante équitable qui ne pousse que sur des terres arides, après une période de jachère de plusieurs années, permet à celui qui la cultive d'avoir un revenu, sans pour autant se priver des terres agricoles vivrières (contrairement à la culture du cacao ou du café). Une étude sur les populations qui consomment régulièrement cette boisson a révélé que celles-ci bénéficiaient d'une protection contre les méfaits du diabète, alors que la plante n'est pas antidiabétique. Cela démontre que ce thé rouge protège du vieillissement de l'organisme, en particulier au niveau de la microcirculation et des fibres nerveuses. Mais pour profiter de ses qualités, il convient de consommer du rooibos quotidiennement et au long cours. Contrairement au thé, le rooibos prend tout son avantage à être infusé plus longtemps. Par ailleurs, il en existe plusieurs variétés parfumées ou non, car la feuille du rooibos se travaille de la même façon que la feuille du théier. Alors, bonne dégustation !

Le café est-il un plaisir risqué ?

Le café est un ami pervers ! En effet, sa composition et la chronologie d'action des différentes molécules qui le composent le rendent rapidement indispensable, et on devient addict. Dès son absorption, le café apporte un véritable bien-être, d'où son succès. En revanche, dans les 3 heures qui suivent, il remet en tension ce qu'il avait libéré auparavant (digestion difficile, migraine, fatigue...) et, avec le temps, il renforce ce déséquilibre. C'est là la perversité de cette boisson : elle nous rend dépendant, car nous avons conscience du bien-être qu'elle nous apporte, et, compte tenu du délai d'action, nous ne faisons pas le lien avec le mal-être qu'elle entretient à plus long terme. Ainsi, le café peut soigner une crise de migraine aiguë, mais il entretiendra le fond migraineux ; il accélère, sur le moment, la vidange gastrique et celle de la vésicule biliaire, mais il aggrave voire génère l'ulcère de l'estomac et les troubles digestifs spasmodiques ; il aide à lutter contre la fatigue, mais favorise l'installation de l'hypertension artérielle.

Alors, une fois encore, de façon occasionnelle, le café est le bienvenu. Mais attention que ne s'installe pas une consommation quotidienne et excessive (1 à 5 tasses par jour, tous les jours). À vous de voir si les bénéfices immédiats en valent la peine !

Si vous aimez le goût du café, il existe une boisson assez proche, la chicorée. Certes, elle a mauvaise presse car associée à la guerre et surnommée « le café du pauvre ». C'est aussi une boisson que pouvaient nous faire boire nos grand-mères avec du lait quand nous étions enfants. Les enfants n'aimant pas l'amertume, ils n'apprécient pas plus la chicorée que le café. D'où ce mauvais *a priori*. Pourtant, la chicorée apporte souvent les mêmes bienfaits digestifs que le café, sans ses inconvénients. Beaucoup de mes patients ont eu du mal à passer de l'un à l'autre, mais je peux vous assurer que ceux qui ont réussi me disent merci à chaque fois que je les vois !

Quand les restaurateurs nous proposeront-ils une chicorée de qualité pour clore nos repas ?

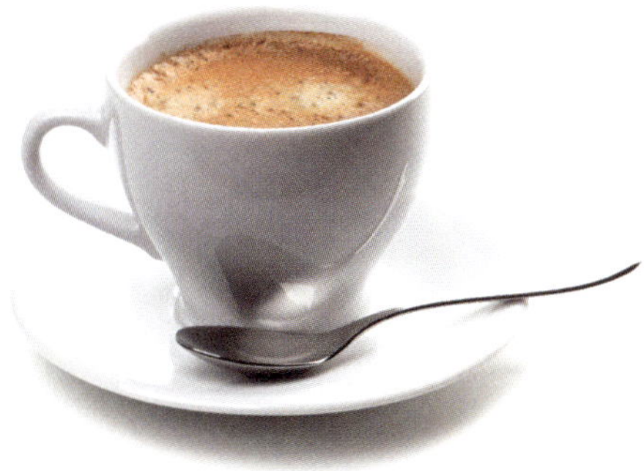

Faut-il se méfier des produits du quotidien ?

Comment résister à tous les avantages des nouvelles technologies et du progrès qu'elles nous offrent au quotidien ? Mais attention, il faut apprendre à vivre avec ces appareils qui peuvent gâcher notre santé. N'abusez donc pas des ondes et mettez-vous à l'abri de leurs risques potentiels grâce à quelques conseils de sécurité.

Les ondes du Wi-Fi en tête

Le Wi-Fi, c'est si pratique et tout le monde s'y met ! En plus, si vous vivez dans un appartement, difficile d'y échapper. Alors n'oubliez pas ceci : c'est la proximité avec la box (ou modem) qui peut éventuellement poser un problème. Évitez donc de mettre votre Wi-Fi à proximité de la tête de votre lit – vous y passez quand même à peu près 8 heures, si ce n'est plus. Même une borne Wi-Fi, placée de l'autre côté de la cloison, juste derrière la tête de lit, peut perturber vos nuits et votre cerveau !

Les téléphones portables, un forfait limité

Peut-on se passer de téléphone portable aujourd'hui ? Impossible, me direz-vous ! Pourtant, les dernières études publiées à ce sujet laissent présager des risques importants pour la santé. Alors, tout d'abord, utilisez votre téléphone portable (mais aussi le téléphone sans fil de la maison) uniquement lorsque cela est strictement nécessaire.

Pensez également à privilégier les oreillettes et le micro fournis avec l'appareil afin que le téléphone ne soit pas à proximité de votre tête. Et pour de longues conversations, préférez, si possible, le téléphone à l'ancienne avec son fil. Au-delà des ondes courtes et de tous les débats qui se font autour, raisonnons simplement. Le téléphone portable en mode communication chauffe beaucoup et cet excès de chaleur à proximité de l'oreille peut entraîner des perturbations sur cet organe. N'oubliez pas que les protéines humaines coagulent de façon irréversible à partir de 42 °C. Alors, quand vous laissez longtemps votre portable collé à l'oreille, aïe le cerveau !

Enfin, il est également fortement déconseillé de conserver son téléphone dans la poche sur le cœur. Certains de mes patients m'ont raconté avoir ressenti des palpitations ou un mal-être cardiaque qui s'est amélioré dès qu'ils ont changé cette habitude !

Le micro-ondes, des ondes bien gardées

Il se dit beaucoup de chose sur le four à micro-ondes. Quoi qu'il en soit, une chose est sûre, c'est que les micro-ondes doivent être étanches aux ondes qu'ils émettent. Ainsi, quand votre four est en marche, les ondes ne doivent pas en sortir. Malheureusement quand il est vétuste, ces joints deviennent moins efficaces et certaines ondes peuvent s'échapper. Comment se rendre compte que son four n'est plus étanche ? Voici une astuce facile à mettre en application. Par principe, si les ondes ne peuvent pas sortir de la caisse du four, alors elles ne peuvent pas non plus y rentrer. Faites donc une expérimentation simple : placez votre téléphone portable (ou celui sans fil de la maison) dans le four. Bien sûr, n'allumez pas votre four ! À l'aide d'un autre téléphone, appelez celui qui est dans le four. Si ce dernier ne sonne pas, alors votre four est bien étanche. Dans le cas contraire, votre four est poreux aux ondes. Faites-le alors réviser ou changez-le.

Par ailleurs, évitez de faire chauffer vos aliments dans des récipients en plastique, car ces derniers peuvent potentiellement rejeter des composants toxiques dans les aliments du simple fait de la chaleur. Certains de ces composants sont suspectés d'entraîner des risques de cancer, mais aussi de stérilité. Préférez les récipients en verre, par exemple.

Enfin, n'utilisez ce genre d'appareil, que pour faire réchauffer les plats et non pour faire de la cuisine. Et pensez à placer un petit récipient en verre plein d'eau à côté de votre plat afin de limiter le dessèchement des aliments.

Ça chauffe pour votre ordinateur portable

Comme c'est pratique d'avoir son ordinateur sur les genoux ! Oui, mais cela chauffe. Alors attention à la phlébite ou, pour les hommes, sachez qu'un excès de chaleur près des testicules perturbe la spermatogénèse (la fabrication des spermatozoïdes). Pour écarter ces risques, placez un coussin entre l'ordinateur et vos cuisses. Mieux encore, il existe des coussins sur lesquels est positionnée une tablette rigide antidérapante. C'est l'idéal pour travailler de façon décontractée sans s'échauffer !

Discerner le vrai du faux sur des thèmes majeurs pour notre santé

Ménopause, rhumatisme, dégénérescences articulaires… Quelles solutions la médecine nous propose-t-elle aujourd'hui ? Sommes-nous condamnés à prendre au long cours des traitements chimiques ? Il existe des solutions naturelles pour prévenir, accompagner ou guérir de pathologies qui peuvent nous handicaper quotidiennement ! Voici quelques propositions de thérapeutiques naturelles efficaces et respectueuses de notre organisme.

À la ménopause : une alternative naturelle au traitement hormonal de substitution (THS) ?

Bouffées de chaleur, modification du comportement, insomnie, anxiété, pilosité, irritabilité... Chaque femme peut vivre de façon plus ou moins facile ce tournant de la cinquantaine. Les modifications hormonales qui se mettent en place bouleversent le métabolisme global de la femme. La médecine actuelle propose des traitements hormonaux de substitution. Ces doses fortes substitutives d'hormones de synthèse apportent aux femmes un semblant de jeunesse, mais peuvent, dans certains cas, avoir de graves effets secondaires, voire leur coûter la vie (risques démontrés de phlébite ou d'embolie pulmonaire, cancer du sein...). Depuis les résultats d'une étude américaine WHI (Whomen's Health Initiative), puis ceux de travaux européens, les autorités de santé en France incitent à la prudence et à la non-systématisation de ces THS. De plus, en lui administrant des THS, on confisque au corps sa capacité d'adaptation aux changements hormonaux liés à cette tranche d'âge. Il sera ensuite d'autant plus difficile pour l'organisme de trouver son bon niveau de fonctionnement à l'arrêt du traitement. De nombreuses études prouvent que le risque de cancer augmente fortement après 5 ans de THS, il faudra donc raisonnablement arrêter le traitement passé ce délai. Mais alors, quelle alternative peut-on proposer aux femmes pour accompagner de la façon la moins toxique possible ce passage délicat ? Il existe des moyens thérapeutiques régulateurs (plantes médicinales) qui corrigent subtilement les nouvelles données hormonales.

Les plantes à œstrogènes régulent les bouffées de chaleur en faisant croire à l'hypophyse qu'il y a suffisamment d'œstrogènes dans l'organisme même si ce n'est plus le cas. La sauge ou l'angélique sont des plantes clés. Mais attention, elles sont contre-indiquées dans les cas de terrains cancéreux. Parallèlement, l'avoine soutiendra une thyroïde qui s'épuise à réguler les bouffées de chaleur.

Le soja, à dose alimentaire et quotidienne, contribue à un apport d'œstrogènes non négligeable, accompagné de protéines, qui sont mises à mal avec la ménopause. En parallèle, il est important de réguler l'hypophyse, ce qui permet la modération des bouffées de chaleur. Pour cela, le gattilier (en teinture mère, à la dose de 25 gouttes, 2 à 3 fois/jour) a un effet calmant sur l'hypophyse et agit dans le sens inverse de la dynamique cancéreuse.

Pour augmenter la performance sur le corps de cet ensemble d'actions subtiles par les plantes, vous pourrez ajouter une plante calmante comme l'aubépine, la passiflore ou la mélisse. Le cassis (en tisane) peut améliorer l'adaptation au changement de fonctionnement de l'organisme. Pour la sécheresse vaginale, fréquente au cours de cette période de la ménopause, prenez des capsules d'huile d'onagre (1 capsule par voie orale, matin et soir, et 1 capsule par voie vaginale, 3 fois/semaine). Pour lutter contre les bourrelets qui s'installent très rapidement à cette période, pensez à faire la cure d'ananas-champignons ou la cure de melon (voir pages 96 et 144).

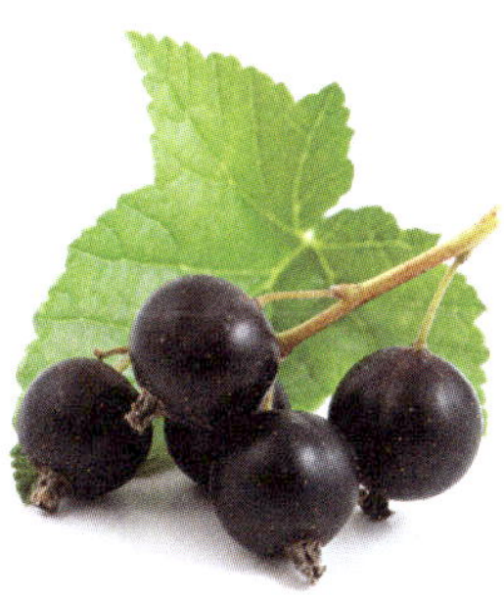

Enfin, pour garder une belle peau, une alimentation plus œstrogénique est recommandée (sauf dans les terrains cancéreux) : tofu, soja, sauge (en tisane), anis, fenouil, avoine (en flocons au petit déjeuner), luzerne (graines germées), angélique (en tisane), cerfeuil, coriandre, safran, houblon (bière de préférence sans alcool ou tisane)...

Pour l'hydratation, prenez régulièrement de l'huile d'onagre (1 à 2 capsules/jour), sauf si vous avez une peau à tendance acnéique. Dans ce cas, préférez l'huile de bourrache.

Le seul bémol à cette médecine naturelle : la patience. En effet, il faut compter environ 2 ans de traitement continu avec les plantes pour obtenir le résultat quasi immédiat de la THS sur la peau ou la libido. Mais l'avantage c'est que le changement est ensuite installé sur le long terme, sans les effets secondaires de la THS. À vous de choisir !

La baisse de la libido à la ménopause, une fatalité ?

Beaucoup de femmes le savent : ménopause et libido ne font pas bon ménage !

Symboliquement d'abord, c'est une période pendant laquelle une femme sait qu'elle ne pourra plus enfanter. Physiquement, la ménopause se manifeste par une baisse du taux des hormones génitales. Il faut donc agir au niveau psychologique (travailler sur l'estime de soi, le droit au plaisir sans finalité, l'acceptation de l'arrivée de l'âge plus mûr) et stimuler par les plantes cette dynamique physiologique pour revoir apparaître sa libido.

L'idéal est de faire une cure de damiana, pendant 3 mois, à raison de 25 gouttes de teinture mère, 1 à 2 fois/jour. Les feuilles de damiana, plante mexicaine, ont été utilisées comme aphrodisiaque chez les peuples autochtones du Mexique et les Indiens mayas.

Vous pouvez également essayer la sauge. Si elle est efficace c'est que vous avez une carence en œstrogènes. Le houblon ou l'aunée peuvent aussi vous donner un coup de pouce et leurs bienfaits seront révélateurs d'une insuffisance de l'hypophyse. La dose de type standard est de 25 gouttes de teinture mère, 1 à 2 fois/jour. La seule contre indication à la prise de ces plantes est une maladie cancéreuse, car vous risqueriez de nourrir la maladie. Le risque est de toute façon moindre qu'en suivant des traitements hormonaux substitutifs. Il convient d'éviter des prises continues au long cours.

Pensez aussi à faire des massages dans le creux des reins avec l'huile essentielle d'ylang-ylang diluée à 10 % dans une huile de massage.

Des traitements naturels pour calmer les douleurs des rhumatismes ?

Avant d'utiliser les traitements classiques, efficaces mais lourds, vous pouvez essayer ces conseils de soins naturels qui peuvent stopper, enrayer, ou bien faire régresser cette maladie.

Surveillez votre alimentation

Au cours des poussées inflammatoires, il est important de respecter une hygiène de vie plus stricte. Supprimez momentanément tous les aliments qui peuvent nourrir l'inflammation (le lait, les produits laitiers, la farine de blé...). Pensez à faire des cures alimentaires : la cure de citron au printemps et à l'automne (voir page 94) à laquelle vous associerez dans le même temps la cure de jus de bouleau (voir page 59). Pour les femmes qui souffrent de poussées inflammatoires au printemps, la cure d'ananas-champignons est recommandée (voir page 96).

Dans votre alimentation, privilégiez l'ail, le chou, le maïs, le millet. Pour reminéraliser, drainer les articulations et lutter contre l'inflammation, mettez dans vos assiettes de l'ortie, du cresson, du pissenlit, du persil, de l'oignon, de la chicorée, du céleri, des poireaux, des radis et des tomates. Consommez des fruits au quotidien comme le cassis, le citron, les fruits rouges, les pommes et les poires...

Les thérapeutiques naturelles

Des thérapeutiques naturelles ont fait leurs preuves pour prévenir et soigner les rhumatismes. C'est le cas notamment de l'argile par voie interne en cure de 3 semaines. Buvez tous les matins 1 verre de surnageant (voir page 108). On peut ensuite faire une pause de 3 semaines et recommencer une nouvelle cure. Cela sera un apport essentiel en oligoéléments.

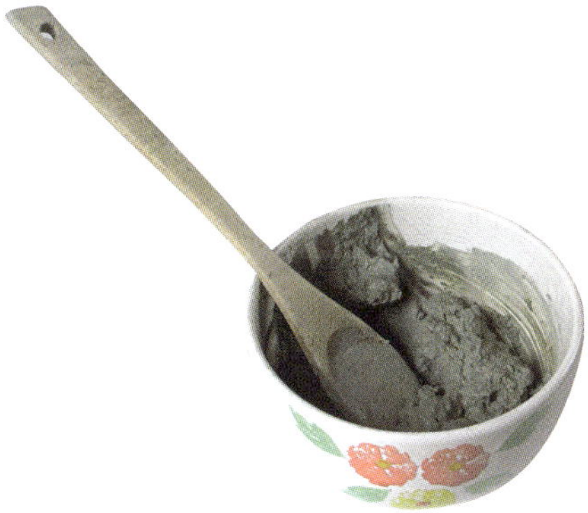

Par voie externe, vous pouvez appliquer des cataplasmes d'argile (voir page 177) sur les grosses articulations rouges, chaudes et souffrant d'inflammation. Ce cataplasme doit être gardé en place au moins 20 min, sans laisser sécher, et renouvelé jusqu'à 3 fois/jour.

Pour lutter contre les douleurs, des enveloppements d'algues (vous trouverez des sachets d'algues en pharmacie ou boutiques bio) permettent d'amplifier l'effet reminéralisant. Ils peuvent être complétés par des bains à base d'huile essentielle de lavande pour améliorer la relaxation musculaire. Vous pouvez aussi alterner ou compléter avec des huiles essentielles de genévrier, d'eucalyptus, d'aiguille de pin, de romarin ou de camomille.

En cas de forte inflammation, prenez du cassis sous forme de bourgeons macérât glycériné, en première dilution décimale homéopathique (demandez à votre pharmacien). Prendre 25 à 50 gouttes, 3 fois/jour, renforce vos surrénales. Ainsi, votre organisme pourra produire seul les corticoïdes dont il a besoin.

Pour augmenter l'effet anti-inflammatoire et lutter contre les radicaux libres et leur impact sur la cicatrisation des tissus, complétez votre traitement par du romarin. L'addition de bouleau ou de peuplier permet d'augmenter le drainage articulaire et l'élimination des toxines en y associant ses propriétés antalgiques. Il ne faut pas oublier de stimuler les éléments de la reconstruction osseuse en prenant de la prêle en poudre, sous forme de gélules à la dose de 0,5 g pour une gélule, 4 fois/jour. Une cure de membrane coquillière de l'œuf (voir page 242) ou de cartilages de raie ou de requin, sous forme de compléments alimentaires, aidera à la réparation de votre cartilage ou au moins à son maintien en l'état.

Bien que les plantes soient déjà riches en oligoéléments, il peut être utile de compléter vos soins. Par exemple, vous pouvez associer le cuivre, l'or et l'argent, en prenant une dose de chaque ou une préparation mélangeant les trois, tous les jours en cure au long cours, en attendant que les signes cliniques s'améliorent. Le cuivre favorise la régénérescence du collagène et de l'élastine responsable de la solidité du cartilage, des os, des cheveux et des vaisseaux. L'or permet de lutter contre la dégénérescence des tissus et l'état de sclérose. Il permet de stimuler les défenses. L'argent est un anti-infectieux et anti-inflammatoire efficace sur les rhumatismes chauds.

En cas d'atteinte du cartilage, prenez 1 jour sur 2 du magnésium en alternance avec une synergie or et soufre (les bienfaits du soufre pour les rhumatismes sont connus à travers le thermalisme) et une ampoule 1 fois/semaine de sélénium.

La glucosamine efficace contre la dégénérescence des articulations ?

Substance naturelle, la glucosamine est sans doute le traitement le plus puissant que l'on connaisse actuellement pour combattre la cause sous-jacente de la dégénérescence des articulations : la destruction du cartilage articulaire. Cette substance est présente dans les carapaces des crevettes, homards, crabes et autres crustacés, et se révèle être extrêmement efficace. Vous pouvez le prendre sous forme de gélules, à raison de 500 mg, 3 fois/jour, et vous ressentirez les premiers effets après 6 à 8 semaines, car c'est le temps nécessaire à un début de restructuration du cartilage articulaire.

Petit bémol : la glucosamine n'a aucun effet anti-inflammatoire et ne participe pas au renforcement de la structure de l'os lui-même. Pour ceux qui suivent des traitements anticoagulants, attention aux risques d'interactions.

Index

B

C

E

F

G

H

N

O

P

R

T

U

V

W - Y

Z

Nom des remèdes en latin : table de conversion

La dénomination commune internationale (DCI) de certains remèdes est exprimée en latin. Cette table de conversion vous permettra de relier le nom latin des plantes médicinales à leur nom français.

Agrimonia eupatoria	aigremoine
Aloe vera	aloès
Althaea officinalis	guimauve
Angelica archangelica	angélique
Anthemis nobilis	camomille romaine
Arctium lappa	bardane
Arnica montana	arnica
Artemisia dracunculus	estragon
Asperula odorata	aspérule odorante
Avena sativa	avoine
Bellis perenis	pâquerette
Borago officinalis	bourache
Capsella bursa-pastoris	bourse-à-pasteur
Chrysantellum americanum	chrysantelle
Cinnamomum camphora	ravintsara
Cinnamomum zeylanicum	cannelle
Citrus aurantium	oranger
Citrus bergamia	bergamote
Citrus deliciosa	mandarine
Citrus limonum	citron
Combretum raimbaultii	combretum
Cornus sanguisorba	cornouiller
Crataegus oxyacantha	aubépine
Cupressus sempervirens	cyprès
Cynara scolymus	artichaut
Eleutherococcus senticosus	éleuthérocoque
Equisetum arvense	prêle
Eucalyptus globulus	eucalyptus

Eugenia caryophyllata	girofle
Euphrasia officinalis	euphraise
Fucus vesiculosus	varech
Fumaria officinalis	fumeterre
Gaultheria procumbens	gaulthérie
Gelsemium sempervirens	jasmin jaune de Caroline
Ginseng panax	ginseng
Gnaphalium dioicum	pied de chat
Griffonia simplicifolia	griffonia
Grindelia robusta	grindélia
Helichrysum italicum	immortelle
Hypericum perforatum	millepertuis
Juglans regia	noyer
Juniperus communis	genièvre
Laminaria flexicaulis	laminaire
Lavandula officinalis	lavande
Lavandula vera	lavande
Malpighia punicifolia	acérola
Malus communis	pommier
Malva sylvestris	mauve
Matricaria chamomilla	camomille allemande
Melaleuca leucadendron	cajeput
Melissa officinalis	mélisse
Mentha piperita	menthe poivrée
Origanum vulgare	origan
Papaver rhoeas	coquelicot
Passiflora incarnata	passiflore
Pelargonium roseum	géranium
Pimenta dioica	piment de la Jamaïque
Pimpinella anisum	anis vert
Pinus sylvestris	pin sylvestre
Plantago major	plantain majeur
Polygonum aviculare	renouée des oiseaux
Polygonum bistorta	bistorte

Primula officinalis	primevère
Raphanus niger	radis noir
Ribes nigrum	cassis
Rosmarinus officinalis	romarin
Rubus fruticosus	ronce
Rumex patientia	patience
Salix alba	saule blanc
Salvia officinalis	sauge officinale
Salvia sclarea	sauge sclarée
Sambucus nigra	sureau noir
Serenoa repens	palmier de Floride
Silybum marianum	chardon-Marie
Spiraea ulmaria	reine-des-prés
Symphytum officinale	grande consoude
Taraxacum dens leonis	pissenlit
Thymus vulgaris	thym
Tilia sylvestris	tilleul
Trigonella foenum-graecum	fenugrec
Tropaeolum malus	capucine
Turnera aphrodisiaca	damiana
Tussilago farfara	tussilage
Unona odoratissima	ylang-ylang
Urtica urens	ortie
Vaccinium myrtillus	myrtille
Valeriana officinalis	valériane
Verbascum thapsus	bouillon-blanc
Veronica officinalis	véronique
Viola tricolor	pensée sauvage
Vitis vinifera	vigne rouge
Zingiber officinale	gingembre

Bibliographie

Articles publiés dans la revue *Les bonnes feuilles* de l'Association des usagers de la phytothérapie clinique : Phyto2000.

BERTRAND Bernard, *L'Herbier érotique, histoires et légendes des plantes aphrodisiaques*, Plume de carotte, 2005.

CIEUR-TRANQUARD Christine, *La Pharmacie familiale au naturel*, Édisud, 2009.

Collectif d'auteurs dirigé par VILLIERAS Frédéric, *Argiles, histoire d'avenir*, Actes sud et Les recréateurs, 2009.

Collectif d'auteurs, *Encyclopédie des plantes médicinales*, Larousse, 2007.

Collectif d'auteurs, *Guide familial des urgences*, Sélection du Reader's Digest, 1992.

DEBRÉ Patrice, *Louis Pasteur*, Flammarion, 2010.

DORVAULT François-Laurent-Marie, *L'Officine. Répertoire général de pharmacie pratique*, Vigot Frères, 1945, 18e éd.

DURAFFOURD Christian, LAPRAZ Jean-Claude, VALNET Jean, *ABC de phytothérapie dans les maladies infectieuses*, Grancher, 1998.

DURAFFOURD Christian, LAPRAZ Jean-Claude, *Cahiers de phytothérapie clinique n° 1 à 5*, Masson, 1982 à 1998.

DURAFFOURD Christian, D'HERVICOURT Laure, LAPRAZ Jean-Claude, *Propriétés et indications en oligothérapie unitaire*, Laboratoire des Granions, 1988.

DURAFFOURD Christian, LAPRAZ Jean-Claude, *Traité de phytothérapie clinique. Endobiogénie et médecine*, Masson, 2002.

DURAFFOURD Christian, LAPRAZ Jean-Claude, CHEMLI Rachid, *La Plante médicinale, de la tradition à la science*, Grancher, 1997.

RAUTUREAU Michel et al., *Argile et Santé*, Lavoisier, 2010.

VALNET Jean, *Phytothérapie*, Vigot, 2001, 6e éd.

VALNET Jean, *Aromathérapie*, Vigot, 2001, 11e éd.

Bibliographie des auteurs

CHARRIÉ Jean-Christophe, *ABC de l'argile*, Grancher, 2007.

LAPRAZ Jean-Claude et DE CLERMONT-TONNERRE Marie-Laure, *La Médecine personnalisée. Retrouver et garder la santé*, Odile Jacob, 2012.

Sites à découvrir

www.phyto2000.org, site de l'Association des usagers de la plante médicinale Phyto2000.

www.simepi.info, site du groupe de médecins auquel appartient le docteur Charrié.

https://sites.google.com/site/someficac, site du groupe de médecins mexicains avec qui travaille le docteur Charrié.

Les auteurs

Le docteur Jean-Christophe Charrié est médecin généraliste installé depuis 1998 à La Rochelle. Prix national des thèses de Médecine générale en 1998, il s'est formé à la phytothérapie clinique dès 1997 à la Faculté de pharmacie de Monastir (Tunisie) en collaboration avec la Société française d'endobiogénie et médecine (SFEM). Membre de la SFEM de 1998 à 2008, il en a suivi l'enseignement interne et y a été également formateur.

Depuis 2008, il enseigne la phytothérapie clinique dans le cadre de la Société internationale de médecine endobiogénique et de physiologie intégrative (SIMEPI) en France et à l'étranger.

Sa dernière action a été de former les médecins de santé publique de la ville de Mexico, dans le cadre d'une convention de leur ministère de la Santé, permettant l'introduction obligatoire depuis 2009 de la plante médicinale dans le système de santé publique et gratuit du district fédéral de Mexico. Il enseigne également à des médecins et des pharmaciens en France, dans le cadre d'un partenariat entre la SIMEPI et l'Association des usagers de la plante médicinale Phyto2000.

Marie-Laure de Clermont-Tonnerre est diplômée de Sciences-Po Paris et titulaire d'un DEA de Droit des affaires et de l'économie (Assas-Panthéon Sorbonne). Directrice littéraire pour des maisons de production télévisuelle, elle est journaliste et collabore avec différents magazines de société.

Elle est co-auteur avec le docteur Jean-Claude Lapraz de *La Médecine personnalisée. Retrouver et garder la santé*, paru en mars 2012 aux Éditions Odile Jacob.

Remerciements du docteur Jean-Christophe Charrié

Je tiens à remercier toutes les personnes sans qui ce livre n'aurait pas existé.

En premier lieu, tous les membres de ma famille qui, de ma naissance à ce jour, me donnent leur confiance et leur amour, et particulièrement à Anne-Marie, moitié de moi-même, et à nos trois filles. Elles supportent le temps que je passe devant mon ordinateur pour vous écrire cela, et surtout la frustration de ne pas pouvoir s'en servir.

Tous les patients, c'est à vous qu'appartient votre santé, et c'est aux médecins de vous accompagner pour la garder. Ce livre est pour vous, il s'est construit de toutes les questions que vous m'avez posées un jour et auxquelles j'ai fait en sorte de vous apporter une explication cohérente.

Tous les médecins et autres professionnels de santé rencontrés avant, puis tout au long de ma formation, ainsi que dans ma vie professionnelle, et qui m'ont enseigné, parfois sans le savoir, le respect du malade et la recherche de son bien-être tout en gardant l'objectif de sa guérison, dans la considération de son individualité et de son environnement, ce que je m'efforce de mettre en pratique au quotidien.

Les détracteurs de la médecine que je pratique, et il y en a beaucoup. Parce qu'ils font des amalgames dans lesquels ils se perdent, je me contrains à chaque instant de rester dans la logique et la rigueur scientifique afin de pouvoir les convaincre un jour peut-être et modifier enfin la vision médicale qu'on nous offre.

Mylène et son équipe qui organisent mes journées, ce sont mes « drôles de dames » et je suis leur Charly.

François Bellin, guide de montagne à Chamonix, son aide m'a été précieuse pour atteindre les sommets et vous les expliquer.

Marie-Laure qui m'a accompagné dans cet ouvrage écrit à quatre mains. Elle m'a permis d'aborder tous les points choisis en commun avec un travail de simplification du discours afin de rester accessible à vous tous.

À l'équipe des Éditions Prat – ce sont des filles formidables – qui m'ont convaincu, malgré mes réticences, de la nécessité d'écrire ce livre pour le bienfait de tous. Je les remercie mille fois car j'ai pris un immense plaisir à accomplir ce travail.

Remerciements de Marie-Laure de Clermont-Tonnerre

Je remercie le docteur Jean-Claude Lapraz qui m'a fait découvrir cette façon unique d'être soigné et qui m'a présenté les membres de son groupe de médecins et surtout Jean-Christophe Charrié.

Je remercie mon mari, Jean-François, pour avoir toujours été mon supporter.

J'ai été très heureuse d'être au côté du docteur Jean-Christophe Charrié pour la rédaction de cet ouvrage qui m'a permis de découvrir tous ces secrets de médecin appliqués à la phytothérapie, que j'ai eu envie de transmettre au lecteur.

Je remercie Isabelle Rodière-Schmit et Anne-Laure Marie pour leur gentillesse, leur disponibilité et leur enthousiasme.

Crédits iconographiques

Page 1 : © Ian O'Leary - Getty Images
Pages 3, 162 : © Maria Brzostowska - Fotolia.com
Page 4 : © Paipai - Fotolia.com
Page 6 : © Mike Kiev - Fotolia.com
Page 7 : © matka_Wariatka - Fotolia.com
Page 8 : © nito - Fotolia.com
Pages 10, 174 : © Yahia Loukkal - Fotolia.com
Page 12 : © ExQuisine - Fotolia.com
Page 14 : © Marco Mayer - Fotolia.com
Pages 15, 100 : © tsach - Fotolia.com
Page 17 : © Jiri Hera - Fotolia.com
Page 24 : © Frédéric Prochasson - Fotolia.com
Page 30 : © Le Do - Fotolia.com
Page 32 : © Igor Dutina - Fotolia.com
Page 40 : © delkoo - Fotolia.com
Page 43 : © khudoliy - Fotolia.com
Page 47 : © Amy Eckert - Getty Images
Page 49 : © lantapix - Fotolia.com
Page 50 : © RM1 - Fotolia.com
Pages 52, 254 : © perceptionfilter - Fotolia.com
Page 54 : © monticellllo - Fotolia.com
Pages 57, 163 : © Brad Pict - Fotolia.com
Page 58 : © Tomboy2290 - Fotolia.com
Page 62 : © robynmac - Fotolia.com
Pages 64, 243 : © Alex White - Fotolia.com
Page 68 : © lefebvre_jonathan - Fotolia.com
Pages 70, 175 : © The Paris Frog - Fotolia.com
Page 72 : © Anke van Wyk - Fotolia.com
Page 73 : © picsfive - Fotolia.com
Page 75 : © Ekaterina Cheresova - Fotolia.com
Page 78 : © scis65 - Fotolia.com
Page 79 : © Studio DER - Fotolia.com
Page 82 (g.) : © sever180 - Fotolia.com
Page 82 (d.) : © margo555 - Fotolia.com
Page 84 : © Maksim Shebeko - Fotolia.com
Page 85 : © martine wagner - Fotolia.com
Page 86 : © Alekss - Fotolia.com
Pages 88, 165 (b.), 286 : © photocrew - Fotolia.com
Page 90 : © marilyn barbone - Fotolia.com
Page 94 : © dinostock - Fotolia.com
Page 97 (g.) : © Malyshchyts Viktar - Fotolia.com
Page 97 (d.) : © Kristian Peetz - Fotolia.com
Page 103 : © Science PR - Getty Images
Page 105 : © Radial M - Fotolia.com
Pages 107, 189 : © Christian Pedant - Fotolia.com
Page 111 (h.) : © Henrik Larsson - Fotolia.com
Page 111 (b.) : © Schlierner - Fotolia.com
Page 112 : © ilposeidone - Fotolia.com
Page 114 : © blondi15 - Fotolia.com
Page 116 : © LianeM - Fotolia.com
Page 118 : © nilsfoto - Fotolia.com
Page 120 : © womue - Fotolia.com
Page 123 : © William Wang - Fotolia.com
Pages 125, 146 : © Marco Mayer - Fotolia.com
Page 127 : © Stéphane Le Blan - Fotolia.com
Page 128 : © Leonid Nyshko - Fotolia.com
Page 130 : © Roman Ivaschenko - Fotolia.com
Pages 133, 305 : © Michel Bazin - Fotolia.com
Pages 39, 135, 149, 180, 212, 226 (h.), 228, 255 (h.), 264 : © Unclesam - Fotolia.com
Page 137 : © grimplet - Fotolia.com
Page 139 : © mico_images - Fotolia.com
Page 143 : © thieury - Fotolia.com
Pages 61, 145, 250, 258 : © Elena Schweitzer - Fotolia.com
Page 147 : © Olena Svechkova - Fotolia.com
Page 148 (h.) : © Lorenzo Buttitta - Fotolia.com
Page 148 (b.) : © style786 - Fotolia.com
Page 151 : © Leonie Lambert - Getty Images
Page 154 (h.) : © Maxim Lavrov - Fotolia.com
Pages 154 (b.), 238 : © Norman Chan - Fotolia.com
Page 156 : © Yannick Saint-André - Fotolia.com
Page 158 : © Werg - Fotolia.com
Page 160 : © Pierre Brillot - Fotolia.com
Page 161 : © Brilt - Fotolia.com
Page 165 (h.) : © Gabrieldome - Fotolia.com
Page 166 : © Firma V - Fotolia.com
Pages 168, 178 : © monamakela.com - Fotolia.com
Page 170 : © luigi giordano - Fotolia.com
Page 171 : © Shariff Che'Lah - Fotolia.com
Page 182 : © fusolino - Fotolia.com
Page 185 : © Teamarbeit - Fotolia.com
Page 191 (g.) : © studiophotopro - Fotolia.com
Page 191 (c.) : © jojjik - Fotolia.com
Pages 191 (d.), 193 : © Antonio Gravante - Fotolia.com
Page 195 : © wibaimages - Fotolia.com
Pages 11, 173, 196 : © volff - Fotolia.com
Page 200 : © Nastasia Froloff - Fotolia.com
Page 201 : © Studio Gi - Fotolia.com
Page 203 : © L. Bouvier - Fotolia.com
Page 204 : © Africa Studio - Fotolia.com
Page 205 : © Frédéric T. - Fotolia.com
Page 207 : © Maria Kallin - Getty Images
Page 213 : © Louella Folsom - Fotolia.com
Page 215 : © Miroslawa Drozdowski - Fotolia.com
Pages 217, 225 : © JPC-PROD - Fotolia.com
Page 219 : © Marén Wischnewski - Fotolia.com
Page 221 : © Stéphane Duchateau - Fotolia.com
Page 226 : © Schlierner - Fotolia.com
Page 231 : © Angel Simon - Fotolia.com
Page 232 : © Karola Warsinsky - Fotolia.com
Page 234 : © bit24 - Fotolia.com